麻醉教学案例讨论

主　编　陶建平　屈启才
副主编　欧阳杰　林　岚　周　臣　吕志勇
　　　　马　军　张　俊　张　明　杨　柳

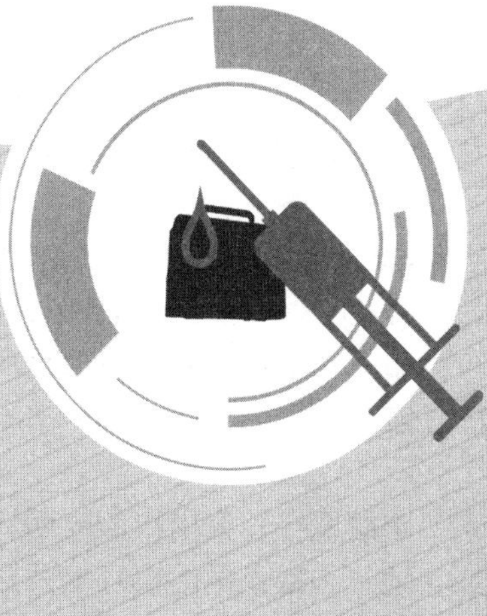

云南出版集团
YNK 云南科技出版社
·昆明·

图书在版编目（CIP）数据

麻醉教学案例讨论 / 陶建平，屈启才主编. -- 昆明：云南科技出版社，2021.8
ISBN 978-7-5587-3521-9

Ⅰ.①麻… Ⅱ.①陶… ②屈… Ⅲ.①麻醉—病案—分析 Ⅳ.①R614

中国版本图书馆CIP数据核字(2021)第150181号

麻醉教学案例讨论

MAZUI JIAOXUE ANLI TAOLUN

陶建平　屈启才　主编

责任编辑：李凌雁　杨志能
封面设计：长策文化
责任校对：张舒园
责任印制：蒋丽芬

书　　号：ISBN 978-7-5587-3521-9
印　　刷：三河市嵩川印刷有限公司
开　　本：787mm × 1092mm　1/16
印　　张：13.375
字　　数：325千字
版　　次：2021年8月第1版
印　　次：2021年8月第1次印刷
定　　价：70.00元

出版发行：云南出版集团　云南科技出版社
地　　址：昆明市环城西路609号
电　　话：0871-64190973

·编委会·

主　编　陶建平　屈启才

副主编　欧阳杰　林　岚　周　臣　吕志勇　马　军
张　俊　张　明　杨　柳

编　者

杜文康　云南省昆明市儿童医院
高秋瑾　昆明医科大学第二附属医院
黄瑞萍　昆明医科大学第二附属医院
林　岚　昆明医科大学第二附属医院
吕志勇　昆明医科大学第三附属医院
马　军　昆明医科大学第二附属医院
欧阳杰　昆明医科大学第二附属医院
彭　静　昆明医科大学第三附属医院
屈启才　昆明医科大学第二附属医院
邵建林　昆明医科大学第一附属医院
思永玉　昆明医科大学第二附属医院
陶建平　昆明医科大学第二附属医院
王忠慧　昆明医科大学第三附属医院
杨　柳　昆明医科大学第二附属医院
张　俊　昆明医科大学第二附属医院
张　明　云南省昆明市儿童医院
张宁丽　云南省中西医结合医院
张　淞　昆明医科大学第二附属医院
周　臣　昆明医科大学第二附属医院

·前　言·

麻醉医师被称为“手术病人的保护神”。麻醉医师不但要解决手术病人的疼痛问题，而且还要维持呼吸与循环的平稳，从而为手术创造最好的条件并使病人得到最快的康复。

医学是经验科学。麻醉技术的提高除了需拥有扎实的医学理论知识，还需具备丰富的临床麻醉实践能力，故开展临床麻醉讨论是总结麻醉经验教训和培养临床思维的重要手段。

我们真诚地希望本书能拓宽年轻麻醉医师的临床视野，提高一定的麻醉思维。

谨向付出了艰辛劳动的全体编写人员致以衷心的感谢！

由于编者水平有限及编写时间仓促，故编撰过程中的不足之处在所难免，恳望同仁予以批评指正。

思永玉
昆明医科大学第二附属医院麻醉科主任

目　录
CONTENTS

第一章 困难气道

一、临床病例

【病例1】患者，男，45岁，163cm，61kg。因体检发现右肾结石入院，拟行右肾经皮肾镜钬激光碎石取石术。患者既往有强直性脊柱炎20余年，自述睡觉有打鼾。无高血压、糖尿病病史。查体：一般情况可，HR 72次/min，NBP 120/75mmHg，SpO_2 96%。张口度3cm，头颈部活动差，不能后仰，Mallampati气道分级Ⅱ级。麻醉选择了快诱导经口明视气管插管，诱导后面罩通气良好，置入可视喉镜时无法看到会厌及声门，插管两次不成功，面罩加压气道阻力大，给氧效果差，SpO_2逐渐下降，立即请求支援，上级医生到达后插入喉罩通气改善。等患者自主呼吸恢复、意识清醒后拔除喉罩，在表面麻醉慢诱导下经口用纤支镜顺利插管完成手术。

【病例2】患者，男，49岁，164cm，64kg。因"锯子切割致面部裂伤4h"入院，拟在全身麻醉下行急诊面部切割伤清创缝合术+皮瓣转移修复术。患者既往于2013年因车祸伤致肋骨骨折而在当地医院行内固定手术。平车入室，侧卧位，头垫高，呼吸急促，略躁动，神志清楚，接心电监护示：SpO_2 96%，NBP 160/80mmHg，HR 101次/min。插管条件评估：张口度小于一横指，上、下颌活动度差，有血凝块堵塞双侧鼻腔，因不断呕血颈部不能后仰。急诊头颅CT示：右侧颧骨、上、下颌骨骨折，右上牙槽骨骨折，部分牙齿脱落移位。

【病例3】患者，女，85岁，147cm，50kg。患者因"发现颈部肿块逐渐增大60年，仰卧位下呼吸困难10年"入院。患者60年前意外地触摸到颈部有一3 cm×2 cm的肿块，但未治疗；随着肿块的不断增大，患者于10年前出现体位性呼吸困难，呼吸困难在仰卧位时加重，侧卧位时减轻。既往有高血压病史20年，未正规治疗。查体：T 36.3℃，HR 103 次/min，NBP 144/88 mmHg。颈部B超检查示：肿块偏硬，光滑，边界不规则。颈部CT示：巨大甲状腺肿（大小约35cm×33cm），气管受压，气管上部狭窄。

问题：

1. 什么是困难气道？
2. 面罩通气困难的预测指征是什么？
3. 病例2麻醉前评估还需要补充什么内容？
4. 困难插管的危险因素有哪些？
5. 如何处理已预测到的面罩通气困难或困难气管插管？
6. 病例1中患者麻醉诱导的选择和实施有何不妥？
7. 病例3的患者气管插管选择什么体位最为合适？为什么？
8. 怎样处理未预料的困难气道？
9. 如果病例3在清醒插管过程中出现紧急气道时如何处理？
10. 如何确认气管插管成功？
11. 困难插管的患者术后如何拔管？

二、病例讨论

1. 什么是困难气道？

困难气道是指经过专业训练的有五年以上临床麻醉经验的麻醉科医师发生面罩通气困难或插管困难，或二者兼具的临床情况。

2. 面罩通气困难的预测指征是什么？

由于面罩封闭不严、大量气体泄露或者是通气存在巨大阻力，而使操作者无法给患者提供足够换气，这时就会发生面罩通气困难。面者通气困难的发生率为0.08%～5%，之所以有这么大的变化范围，大概是因为对面罩通气困难的定义存在争议。面罩通气困难的危险因素详见表1-1。发生面罩通气困难的很多因素有许多无法通过常规气道检查的方法来诊断。任何一个因素的出现都预示着可能发生面罩通气困难。同时出现的因素越多，发生困难的可能性也就越大。传统的面罩通气措施通常是安全有效的，当在一些罕见的病例中不能起效时，气管内插管可作为备选方案。虽然这样的措施在大多数情况下可以很好实施，但是依旧有大约15%的气管插管困难患者伴有面罩通气困难。

表1-1　面罩通气困难的预测指征

面罩通气困难的预测指征
肥胖
络腮胡
下颌短小
打鼾病史
阻塞性睡眠呼吸暂停病史

续表1-1

面罩通气困难的预测指征
敏感性皮肤（烧伤、大疱性表皮松解症、新移植皮肤）
下颌宽大
下颌肌肉肥厚
年龄55岁以上
舌体大
寰枕关节伸展差
咽部病理性改变
舌扁桃体肥大
舌扁桃体脓肿
舌甲状腺
舌状舌管囊肿
面部异常
面部敷料包裹
颜面部烧伤
面部畸形

3. 病例 2 麻醉前评估还需要补充什么内容？

患者是急诊入院，进入手术室时头面部缠绕纱布，双侧鼻腔不通畅，张口度小于一横指，仅依靠嘴角的缝隙呼吸。由于病人创面包裹的纱布有活动性出血，解开纱布后可能发生大出血，麻醉医生不能解开纱布来缓解病人的呼吸困难，由于张口度小不能经口气管插管，加上鼻腔不通畅，此病人如果要建立气道，理论上应该要请耳鼻喉科先行气管切开。麻醉医生应询问急诊科医生初步接诊患者时（面部未包扎时）的呼吸道通畅情况，再考虑下一步处理措施。

4. 困难插管的危险因素有哪些？

困难气管插管是指无论存在或不存在气道病理改变，有经验的麻醉科医师气管插管均需要三次以上努力。困难插管的预测指征见表1-2。

表1-2　困难插管的预测指征

指征	提示困难插管的因素
既往史	困难插管史
上切牙的长度	相对较长
上下切牙间距	小于2指或小于3cm
覆合牙	上切牙覆盖下切牙
颞下关节活动度	下切牙不能向前伸展到上切牙前方

续表1-2

指征	提示困难插管的因素
下颌空间	小、坚硬、肿物侵入
颈椎活动范围	颏部不能触到胸部或不能伸展颈部
颏甲距离	小于3指（小于6cm）
Mallampati/Samsoon分级	Mallampati/Samsoon分级Ⅳ级，舌体相对较大，不能看到悬雍垂
颈部	短、粗
腭部外形	高尖形、很狭窄

5. 怎样处理已预测到的面罩通气困难或困难插管？

对于已证实的困难插管或怀疑面罩通气困难的患者，最安全的处理方法是让患者清醒并保留自主呼吸。目前在清醒插管使用最多的气道工具是支气管软镜和视频喉镜，两者的成功率基本相当（均为98%）。两者间的选择取决于患者因素、操作技能和设备可获得性。例如，对于张口受限、舌体较大或颈部屈曲畸形固定的患者，支气管软镜可能更合适；相反，气道出血患者可能更适合视频喉镜技术。如果已选用的清醒插管技术失败，则操作者应考虑替代方法（例如，如果视频喉镜插管不成功，则使用支气管软镜，反之亦然）。有文献报道在复杂的临床情况下可以考虑同时使用视频喉镜和支气管软镜的清醒插管组合方法。也有文献报道在气道表面麻醉效果良好的患者中，可以通过声门上气道进行纤支镜清醒插管，这种方法可能更利于维持气道通畅。昆明医科大学第二附属医院麻醉科清醒状态下纤支镜插管流程详见表1-3：

表1-3　昆明医科大学第二附属医院麻醉科清醒状态下纤支镜插管流程

流程	清醒插管前提条件：对正常气道解剖非常熟悉；至少20例正常全麻诱导后经纤支镜（或软镜）操作的经验，熟悉纤支镜（或软镜）的正规使用。具体操作
01术前访视	评估气道，向患者解释为什么要行清醒气管插管以及简要的操作步骤，包括选择口咽/鼻咽表麻、纤支镜表麻及插管时如何配合等，取得病人的同意及合作。
02入室准备	核对患者、常规监护，必要时监测有创动脉血压。常规检查麻醉机，准备驼人表麻管、纤支镜、6.5#/7.0#加强管、阿托品（0.5mg/mL）、右美托咪定（200μg/50mL）、去氧肾上腺素（浓度为0.25%）、2%利多卡因5mL/10mL各1支、10mL达克罗宁胶浆2支，急救药及镇静镇痛肌松药。
03镇静及干燥气道	舒芬太尼0.1μg/kg 静脉注射+右美托咪定0.5～1μg/kg，10min泵完。阿托品0.01mg/kg。
04口咽表麻	10mL达克罗宁胶浆口咽含服5～10min，之后吐出或咽入均可。或者让病人张大嘴后用表麻管予2%利多卡因2～3mL于口咽部喷洒，喷洒结束嘱咳嗽2次。
05鼻咽表麻	选择适合的一侧鼻孔，0.25%去氧肾上腺素或3%麻黄碱1～2滴滴鼻，并用达克罗宁胶浆润滑表麻管后予2%利多卡因2～3mL于鼻腔内喷洒

续表1-3

06声门上、下表麻	将硬膜外导管插入经达克罗宁润滑的纤支镜的侧孔。进纤支镜时镜体不能碰到呼吸道黏膜以免出血影响操作视野。当在纤支镜下看到会厌后方的声门上周围结构时予2%利多卡因2～3mL经硬膜外导管接头用力喷洒。等待1～2min询问病人咽部是否有麻的感觉后，镜体穿过声门下再次予2%利多卡因2～3mL用力喷洒。两次喷洒后均让病人咳嗽2次。声门下表麻不建议做环甲膜穿刺。
07纤支镜插管	纤支镜镜体及抽瘪的导管套囊处均用达克罗宁润滑后，将加强导管套入纤支镜。经选择的一侧鼻孔置入纤支镜，操作要轻柔、镜体不能碰到呼吸道黏膜以免出血。纤支镜进入气管并看到隆突后，保持镜体绷直，顺着纤支镜置入加强管，退出纤支镜。如置入过程中有阻力，嘱病人缓慢呼吸（不要让其屏气，否则声门关闭）同时轻微旋转导管置入气管内。禁忌暴力操作。
08确认导管位置	置入气管导管后接呼吸末二氧化碳监测，如能见到正常二氧化碳波形或接麻醉回路后见呼吸囊随呼吸张缩，确定导管在气管内后给予静脉麻醉诱导，固定好气管导管

6. 病例 1 中患者麻醉诱导的选择和实施有何不妥?

此例患者术前评估时已发现是明显的困难气道，指征包括头颈活动度差，头颈不能后仰。麻醉诱导采用清醒插管最为可靠。麻醉医生对纤支镜使用不熟练，且认为病人的张口度有3cm，Mallampati气道分级Ⅱ级，使用快诱导在可视喉镜下可以完成插管，殊不知无论是普通喉镜还是可视喉镜，均需要患者头部有一定的活动度。颈部活动度小无法做出嗅物位，不能使口、咽、喉三条轴线重叠在一条直线上，且上提会厌困难，不易暴露声门，导致插管失败。

7. 病例 3 的患者气管插管选择什么体位最为合适? 为什么?

由于患者术前是在侧卧时呼吸困难减轻，平卧位时加重，这是因为在平卧位时包块压迫气管所致。因此，在行气管插管时，应选择患者平时睡眠时最容易呼吸的体位进行气管插管，以提高患者的舒适性及插管成功率。其次，因患者的颈部包块太大及太重，故在清醒插管过程中应该让一位助手始终抬着包块以减轻包块对气管的压迫而保持呼吸道通畅。

8. 怎样处理未预料的困难气道?

（1）面罩通气良好但无法用普通喉镜插管的处理

对患者进行了全麻诱导后发现困难插管，这时急需保持氧合和通气，而这可通过面罩和吸入纯氧实现。替代传统喉镜插管的方法就是选择非急症气道的工具，待充分通气和达到最佳氧合时才能插管。具体的替代方法见表1-4：

表1-4　处理困难气道替代设备和技术：非紧急途径

设备和技术
简单的插管助手（弹性橡胶探条、引导探条、新型光杖、视频喉镜）
盲探气管内插管（很大程度上已被纤维支气管镜插管取代）
喉罩技术（挽救通气、指导插管、终极通气设备）
纤维支气管镜技术（软镜或者硬镜）
经气管技术（逆行插管或环甲膜穿刺术）

（2）面罩通气不行及无法插管的处理

既不能插管也不能通气，虽然很少发生，但可导致悲惨结果。有一些处理措施可供选择，多种经口或环状软骨穿刺的办法可以解决这些困难。对于全麻诱导后遇到的困难通气，应立即寻求其他医生帮助。同时努力在最短时间内解决通气问题，如采用口咽/鼻咽通气道、紧扣面罩、托起下颌、双人加压通气等。使用喉罩解决通气困难是全世界应用最广泛的经口技术。如喉罩都不行，可采用其他的有创技术，包括经环甲膜穿刺气管通气、硬质支气管镜、紧急气管造口等办法。详见表1-5：

表1-5　处理“不能通气+不能插管”的设备和技术：紧急途径

设备和技术
口咽/鼻咽通气道、喉罩设备和技术
经气管喷射通气
硬质支气管镜
经气管技术（环甲膜穿刺、气管切开术）

9. 如果病例 3 在清醒插管过程中出现紧急气道时如何处理?

在进行清醒气管插管的过程中喷洒的局麻药以及患者分泌物增加可能将气管狭窄处堵死导致严重的气道梗阻时，颈前部巨大的包块又根本无法行紧急颈前气道处理。对于此类特殊情况，是否可紧急使用体外膜肺或体外循环以解决患者的氧合问题？如果气管受压的部位非常狭窄，术前测量后甚至连纤支镜都无法通过，是否直接在体外循环下进行手术？需要根据具体的情况做出最优决策。

10. 如何确认气管插管成功?

确认气管插管成功最确切的方法有以下三种：①看到气管导管通过声门进入到气管；②将纤支镜插入到气管导管，从而确认气管软骨环及看到气管隆突；③监测呼气末二氧化碳浓度，可以是定性或者定量，通常可以通过监护仪看到二氧化碳波形及数值。

11. 困难插管的患者术后如何拔管?

拔管时需要评估气道的水肿程度，在插管和手术过程中反复操作都会造成舌根和喉部的肿胀。气道水肿在呼吸道阻塞时达到高峰。有水肿风险的患者最好延长气管导管放置时间或采用气管造口术。一旦水肿消除，就可以考虑拔除气管导管或气管套管。气囊漏气试验可以用来评估气道是否存在水肿，此试验是在拔管前将气管导管套囊放气，可以观察到从管子周围溢出的气体。临床上若无气囊漏气试验则不能保证安全拔管。

三、病例总结

（1）面罩通气困难的预测指征包括肥胖、络腮胡、下颌短小、打鼾病史、阻塞性睡眠呼吸暂停病史、敏感性皮肤、下颌宽大、下颌肌肉肥厚、年龄大于55岁、舌体大、寰枕关节伸展差、咽部病理性改变、面部异常等因素。

（2）困难插管的预测指征有困难插管史、上切牙前突、上下切牙间距小于2指或小于3cm、覆合牙、下切牙不能向前伸展到上切牙前方、下颌空间小、颏部不能触到胸部或不能伸展颈部、颏甲距离小于6cm、Mallampati/Samsoon分级Ⅳ级、颈部短粗、腭部狭窄等因素。

（3）对于已证实的困难插管或怀疑面罩通气困难的患者，最安全的处理方法是让患者清醒并保留自主呼吸。

（4）在复杂的临床情况下可以考虑同时使用视频喉镜和支气管软镜的清醒插管组合方法。

（5）清醒插管流程主要包括镇静、表面麻醉、纤支镜/视频喉镜插管以及确认导管位置。

（6）确认气管插管成功最确切的方法：主要依据看到气管导管通过声门进入到气管、将纤支镜插入到气管导管后看到气管软骨环及隆突以及在监护仪上看到二氧化碳波形及数值。

（7）出现“既不能插管也不能通气”的情况是非常危险的，急救措施途径包括使用口咽/鼻咽通气道、喉罩、经气管喷射通气、使用硬质支气管镜以及经气管技术。

（8）困难气道拔管时需要评估气道的水肿程度。气囊漏气试验可以用来评估气道是否存在水肿。

四、病例考核

1. 以下哪些指证提示面罩通气困难？（多选题）ABCD

A. 烧伤、大疱性表皮松解症、新移植皮肤　　B. 阻塞性睡眠呼吸暂停病史
C. 络腮胡　　D. 面部敷料包裹

2. 以下哪项不属于困难插管的危险因素？（单选题）A

A. 上下切牙间距大于3cm　　B. 下切牙不能向前伸展到上切牙前方
C. 颏甲距离小于6cm　　D. 颏部不能触到胸部或不能伸展颈部

3. 以下哪项不是“不能通气+不能插管”的紧急处理技术？（单选题）B

A. 口咽/鼻咽通气道、喉罩　　B. 纤维支气管镜技术
C. 经气管喷射通气　　D. 环甲膜穿刺术

（屈启才）

第二章
慢性阻塞性肺疾病患者非肺部手术的麻醉

一、临床病例：

【病例1】男，79岁。因“右下腹疼痛一天”入院。诊断为急性阑尾炎，拟行腹腔镜阑尾切除术。15年前开始患者每年入冬时好发感冒、咳嗽、咳痰、气短，数月难愈。目前一般体力活动即感胸闷、气促，只能缓慢爬一层楼梯。查体：桶状胸，双肺呼吸音低，可闻及散在湿啰音。胸部CT：慢性支气管炎，肺气肿；主动脉增宽、硬化，二尖瓣钙化，左冠状动脉硬化。心电图：右室高电压，完全性右束支传导阻滞。动脉血气分析：pH值7.42，PaO_2 56mmHg，$PaCO_2$ 40mmHg。

【病例2】男，75岁，因“进行性排尿困难2年，加重1月余”入院，MRI示：前列腺癌可能。拟行前列腺癌根治术。既往有慢性阻塞性肺病10余年。吸空气下血氧饱和度89%～90%，家庭间断氧疗，爬一层楼有喘息症状。心电图：窦性心律，频发房早、二联律，P-R间期达高值。麻醉方法选择全身麻醉，依次给予舒芬太尼20μg，丙泊酚80mg，罗库溴铵30mg诱导插管。术中静吸复合维持麻醉。术毕停药后，患者突然出现呛咳，气道压增加至40mmHg，改手控通气，听诊双肺哮鸣音，血氧饱和度下降至75%，同时心率加快、血压下降。立即给予七氟烷吸入，给予甲泼尼龙40mg，吸入沙丁胺醇、异丙托溴铵等，同时给予升压药维持循环。气道压逐渐恢复至术中水平，术毕带管至SICU继续治疗。

问题：

1. 慢性阻塞性肺疾病的定义及流行病学是什么？
2. 慢性阻塞性肺疾病的病因及病理生理特点是什么？
3. 慢性阻塞性肺疾病的诊断标准及分级是什么？

4. 如何进行慢性阻塞性肺疾病的术前评估、术前准备与围术期风险评估？
5. 如何管理慢性阻塞性肺疾病患者的麻醉？

二、病例讨论

1. 慢性阻塞性肺疾病的定义及流行病学是什么？

慢性阻塞性肺疾病（chronic obstructive pulmonary disease，COPD）是一种常见、可预防和可治疗的疾病。其特征在于持续的呼吸道症状和气流受限，这是因气道和/或肺泡异常所致，通常由于大量暴露于有毒颗粒或气体并受到宿主因素的影响（包括肺部发育异常）。COPD的慢性气流受限，是由小气道病变（如阻塞性细支气管炎）和肺实质破坏（肺气肿）共同导致，两者所起的相对作用因人而异。重大合并症可能会影响发病率和死亡率。

COPD由于患者数量多，死亡率高，社会经济负担重，已经成为一个重要的公共卫生问题。据WHO统计，2015年有317万人死于COPD，占2015年死亡人数的5%，超过90%的死亡病例来源于中低收入国家。国内外研究COPD的患病率为10%～20%。不同区域人群的COPD患病率有明显差别。同时城乡居民的COPD患病率有明显差别，城市居民COPD患病率约为8.4%,而乡村居民则达到15.4%。男性患病率明显高于女性。COPD的好发年龄是40岁以上，随着年龄的增长，患病率逐渐增高，65岁以上的患病风险是40岁以下人群的五倍。慢性阻塞性肺疾病合并心血管危险因素的人群患病率较高，为14.5%。

2. 慢性阻塞性肺疾病的病因及病理生理特点是什么？

病因：COPD病因复杂，是遗传、个体环境暴露和危险因素之间相互作用的结果。多种因素可影响慢阻肺的发生及进展，包括年龄、颗粒物暴露、社会经济地位、哮喘和气道高反应以及慢性支气管炎等，其中肺发育与慢阻肺的相关性近年受到众多关注。

炎症是慢阻肺疾病进展的核心机制，将引起肺结构性变化，小气道狭窄和肺实质破坏，最终导致肺泡与小气道的附着受到破坏，降低肺弹性回缩能力。COPD的病理生理改变包括气道和肺实质慢性炎症所致黏液分泌增多、气流受限和过度充气、气体交换异常、肺动脉高压和肺心病以及全身不良反应。

慢性阻塞性肺疾病的病理生理与临床表现的关系：

（1）黏液分泌增多和纤毛功能失调导致慢性咳嗽、咳痰。

（2）小气道炎症、纤维化和管腔分泌物增加引起第一秒用力呼气量（forced expiratory volume in one second，FEV_1）和FEV_1占用力肺活量（forced vital capacity，FVC）比值（FEV_1/FVC）降低。

（3）小气道阻塞后出现气道陷闭，可导致肺泡过度充气；过度充气使功能残气量增加、吸气量下降，引起呼吸困难和运动能力受限。过度充气在疾病早期即可出现，是引起活动后气促的主要原因。

（4）随着疾病进展，气道阻塞、肺实质和肺血管床的破坏加重，使肺通气和换气能力进一步下降，V/Q失调产生不同程度的低氧血症，而如果并存肺泡换气不足，则进一步产生高碳酸血症。

（5）长期慢性缺氧可引起肺血管广泛收缩和肺动脉高压，肺血管内膜增生、纤维化和闭塞造成肺循环重构。COPD后期出现肺动脉高压，进而发生慢性肺源性心脏病及右心功能不全。

慢性炎症反应的影响不仅局限于肺部，亦产生全身不良效应。COPD患者发生骨质疏松、抑郁、慢性贫血、代谢综合征及心血管疾病的风险增加。这些合并症均可影响COPD患者的围术期及预后，应进行评估和恰当治疗。

3. 慢性阻塞性肺疾病的诊断标准及分级是什么？

（1）临床表现

①主要症状：慢性咳嗽：a.通常为首发症状，初起咳嗽呈间歇性，早晨较重，以后早晚或整日均有咳嗽，但夜间咳嗽并不显著。少数病例咳嗽不伴咳痰。也有部分病例虽有明显气流受限但无咳嗽症状。b.咳痰：咳嗽后通常咳少量黏液性痰，部分患者在清晨痰量较多，合并感染时痰量增多，常有脓性痰。c.气短或呼吸困难：这是COPD的标志性症状，是使患者焦虑不安的主要原因。早期仅于劳力时出现，后逐渐加重，以致日常活动甚至休息时也感气短。d.喘息和胸闷：不是特异性症状，部分患者特别是重症患者有喘息；胸闷通常于劳力后发生，与呼吸费力、肋间肌等容性收缩有关。e.全身性症状：在疾病的临床过程中，特别是在病情较重患者可能会发生全身性症状，如体重下降、食欲减退、外周肌肉萎缩和功能障碍、精神抑郁或者焦虑等。

COPD患者常有气急症状，早期多在活动后，如登楼或快步行走时感气急，慢性发展到走平路时亦感气急；如果在静息时气急提示肺气肿相当严重，急性发作期并发呼吸衰竭可有心衰竭，出现相应症状；肺气肿患者出现头疼，提示可能存在CO_2潴留，应进一步做动脉血气分析。

②体征：早期体征不明显，随疾病进展常有以下体征：a.视诊及触诊：胸廓形态异常，包括胸部过度膨胀、前后径增大、剑突下胸骨下角增宽及腹部膨凸等；常见呼吸变浅、频率增快、辅助呼吸肌参与呼吸运动，重症可见胸腹矛盾运动；呼吸困难加重时常采取前倾坐位；低氧血症者可出现黏膜及皮肤发绀，伴右心衰竭者可见下肢水肿、肝脏增大。b.叩诊：由于肺过度充气时，心浊音界缩小，肺肝界降低，肺叩诊可呈过度清音。c.听诊：两肺呼吸音可降低，呼气相延长，平静呼吸时可闻及干性啰音，两肺底或其他肺野可闻及湿啰音；心音遥远，剑突部心音较清晰响亮。

（2）诊断标准

任何有呼吸困难、慢性咳嗽或咳痰，和（或）COPD危险因素暴露史的患者，都应考虑COPD诊断。对于确诊或疑似COPD的新患者，必须采集详细病史。确诊COPD要求进行肺功能检查，使用支气管扩张剂后测得$FEV_1/FVC<70\%$可确定存在持续性气流受限，结合具体相应症状和有害刺激物质暴露史可诊断COPD。

（3）气流受限严重程度分级

评估气流受限严重程度的肺功能检查应在给予至少一种足量的短效支气管扩张剂吸入后进行，以尽可能减少变异性（表2–1）。

表2-1 COPD气流受限严重程度分级（基于使用支气管扩张剂后的FEV_1值）

FEV1/FVC＜70%的患者		
GOLD1级	轻度	FEV_1≥80%预计值
GOLD2级	中度	50%预计值≤FEV_1＜80%预计值
GOLD3级	重度	30%预计值≤FEV_1＜50%预计值
GOLD4级	极重度	FEV_1＜30%预计值

注：GOLD–Global Initiative for Chronic Obstructive Lung Disease（慢性阻塞性肺疾病全球倡议）

4. 如何进行慢性阻塞性肺疾病的术前评估、术前准备与围术期风险评估?

（1）围术期风险评估

慢性阻塞性肺疾病患者术后并发症发生的风险显著增加。不同研究对围术期肺部并发症的界定和研究设计不同，发病率有所不同，已报告围术期肺部并发症的发生率为5%～10%，腹部手术患者为4%～22%。慢性阻塞性肺疾病(FEV≤1.2L和FEV_1/FVC＜75%)接受非心胸手术治疗的患者，有研究提出37%的发病率（不包括肺不张）和47%的2年病死率。

①对患有严重慢性阻塞性肺疾病的患者来说，可能发生的术后并发症包括：a. 死亡；b. 肺炎；c. 长时间插管；d. 难治的支气管痉挛；e. 延长重症监护病房的住院时间。

②围术期肺部并发症（PPC）的独立危险因素包括：a. 年龄增加；b. 原有的肺部疾病；c. 吸烟；d. 充血性心力衰竭；e. 功能性依赖（无法进行日常生活活动）；f. 手术体位；g. 胸腹部手术。而术中危险因素包括：a. ASA≥Ⅳ级；b. 急诊手术；c. 腹部切口麻醉时间超过两小时；d. 全身麻醉。

③慢性阻塞性肺疾病全球倡议（The Global Initiative for Chronic Obstructive Lung Disease，GOLD）指南强调患有COPD的老年患者同时并存肺和全身性炎症反应时，要认真评估合并症如体重减轻、营养不良、肌肉骨骼问题、心肌缺血、糖尿病和抑郁症。

④在慢性阻塞性肺疾病患者的危险分层中，定期进行ASA分级以及更全面的身体状况评估是预测术后肺炎发生率、病死率是否增加以及术后插管时间的重要指标。

表2-2 美国麻醉医师学会体格因素分类法

ASA分级	分类定义	围术期肺部并发症发生率（%）
Ⅰ	正常健康	1.2
Ⅱ	轻度全身性疾病	5.4
Ⅲ	系统性疾病，未丧失能力	11.4
Ⅳ	全身性疾病，丧失能力，危及生命	10.9
Ⅴ	危重患者，无论手术与否，期望存活＞24h	无统计数据

（2）术前评估

慢性阻塞性肺疾病的患者，往往心肺代偿功能不足，围术期发生并发症的概率高于常人，麻醉前应该充分了解病史、病理生理特点、未来事件发生风险的影响，并指导围术期治疗，有助于合理的选择麻醉方式，进行充分的术前准备，优化术中管理和术后治疗，减少围术期病死率，提高麻醉质量。

术前评估包括：①日常活动；②感染症状；③脓痰量；④过敏反应；⑤发作或加重的因素；⑥药物的使用和效果；⑦夜间症状；⑧对冷空气、粉尘、吸烟的反应；⑨既往手术麻醉史；⑩合并症：缺血性心脏病、肾衰竭、糖尿病、神经肌肉病、肥胖或睡眠呼吸暂停综合症。

①病史：术前应充分了解患者病史、疾病的治疗过程。特别注意以下几点：a. 咳痰：了解痰量的多少，颜色（白色泡沫痰、黄脓痰等），黏稠程度，是否容易咳出，改变体位是否对排痰有帮助，痰中是否带血，若有咯血，应了解咯血量多少。b. 呼吸困难：呼吸困难的性质（吸气性、呼吸性、混合性）；如果静息时有呼吸困难发生，提示通气储备功能差，对麻醉手术耐受严重下降，术后需要通气支持。c. 吸烟史：吸烟的患者，应了解每日吸烟量、吸烟年限、停止吸烟的时间。每日吸烟量＞10支，术后肺部并发症的发生率将增加3～6倍。吸烟已经成为围术期肺部并发症的重要危险因素，为了减少围术期肺部并发症，术前数周的戒烟是必须的。d. 疾病诱发、缓解因素，如冷空气、粉尘、特异致敏原等。e. 治疗史：抗生素、支气管扩张剂及糖皮质激素的应用，包括具体用药及患者对药物的反应。

②体格检查：a. 体型及外貌：肥胖、脊柱侧弯后凸可引起肺容积的减少，肺顺应性下降，易发生肺不张和低氧血症。营养不良、恶病质的患者呼吸肌力量下降，呼吸驱动力减弱，易合并感染。口唇、甲床发绀，可提示低氧血症，但不是可靠征象。b. 呼吸症状：呼吸频率＞25次/min，是呼吸窘迫最早的体征。c. 呼吸模式的改变：呼气费力明显提示有气道梗阻；辅助呼吸肌作用的增强，提示膈肌及肋间肌负荷加重；当膈肌麻痹或严重功能障碍时可能会出现反常呼吸；单侧支气管堵塞、创伤、气胸、胸膜渗出肺实变或单侧膈神经损伤，可导致胸壁不对称扩张。d. 听诊:胸部听诊具有重要意义，慢性阻塞性肺疾病患者呼吸相延长，痰液潴留时可闻及粗糙湿啰音，位置不固定，可在咳痰后消失；慢阻肺急性加重喘息者可闻及哮鸣音。e. 肺气肿：患者肺部叩诊呈过清音，叩诊呈浊音者提示有肺实变。f. 肺动脉高压是肺阻力升高的结果，颈静脉怒张肝、肝大、肝-颈静脉反流、周围水肿和第二心音分裂则提示可能存在肺心病右心功能不全。

③影像学及实验室检查：a. X线检查对诊断COPD的特异性不高，但在鉴别诊断以及确定有无其他合并症方面有重要作用，如呼吸系统合并症（肺纤维化、支气管扩张、胸膜疾病）、骨骼肌肉合并症（脊柱后凸）、心血管合并症（肺心病）等，围术期应常规检查。b. COPD的典型胸片改变包括肺膨胀过度、肺透亮度增加和血管影减弱。CT检查不作为COPD常规检查项目，但需对疑问病例进行鉴别诊断或对其他合并症进行确诊时有较高价值。此外，CT检查是肺减容和肺大疱切除等胸科手术必需的术前检查。c. 慢性呼吸系统疾病的患者血红蛋白超过160g/L,血细胞比容大于60%

时，提示存在慢性缺氧，白细胞计数及分类可反映有无感染。d. 明显肺功能障碍可导致心电图改变，肺的膨胀过度，可导致低电压和R波低平；心电图出现电轴右偏、肺性P波（Ⅱ导联P波高于2.5mm）、右心室肥厚（V_1导联R/S＞1）、右束支传导阻滞，则提示肺动脉高压及肺心病，应行超声心动图检查进一步了解心脏功能。e. 动脉血气分析，反映机体通气情况、酸碱平衡、氧合状况以及血红蛋白含量，是评价肺功能有价值的指标，也反映出患者肺部疾病的严重程度和病情急缓。严重低氧血症（PaO_2＜55mmHg）、慢性二氧化碳潴留（$PaCO_2$＞45mmHg）的患者，在静息状态下即可有明显的肺功能障碍，术后发生肺并发症的危险性显著。

（3）术前肺功能评估

肺功能检查有助于了解肺部疾病性质、程度以及病变是否可逆。年龄＞60岁、有肺部疾病、吸烟史以及行肺叶切除的患者，需常规行肺功能检查。

①简易肺功能试验：a. 屏气试验：正常人的屏气试验可持续30秒以上，持续20s以上者一般麻醉危险小，时间低于10s，则提示患者心肺功能储备能力很差，常不能耐受手术与麻醉；b. 吹火柴试验：患者安静深吸气，然后张口快速呼气，能将置于15cm远的火柴吹熄者，提示肺储备功能良好，否则提示储备下降；c. 吹气试验：患者尽力吸气后，能在3秒内全部呼出者，表示用力肺活量基本正常，如需要5秒以上才能完成全部呼气，提示有阻塞性通气功能障碍。

②肺功能测定：肺功能是判断气道阻塞和气流受限程度的主要客观指标，对明确COPD的诊断和严重程度、了解疾病进展状况、评估围术期风险、判断预后和对治疗的反应等都有重要意义。气道阻塞和气流受限是以使用支气管扩张剂后FEV_1占预计值百分比（FEV_1%预计值）和FEV_1/FVC的降低来确定的。FEV_1/FVC是COPD的一项敏感指标，可检出轻度气道受限。FEV_1%预计值是中、重度气道受限的良好指标。COPD患者早期即会出现气道陷闭；随着气道受限的持续进展，出现过度充气。肺功能检查表现为肺总量（total lung capacity，TLC）、功能残气量（functional residual capacity，FRC）和残气量（residual volume，RV）增加，肺活量（vital capacity，VC）降低，残气量/肺总量比值（RV/TLC）升高。肺实质和肺血管的破坏会影响气体交换。当临床症状与气道受限严重程度不符时，弥散功能（常用肺一氧化碳弥散量，DLCO）检查对于评估肺气肿的严重程度有一定价值。

③活动耐量：客观的活动耐量检查能反映呼吸系统和全身的功能状态，预测健康状态受损情况。其中6min步行试验（6-min walk test，6MWT）简便易行，广泛用于中、重度心肺疾病患者的功能状态评价、疗效比较和结局预测。6MWT结果表示为6min步行距离（6-min walking distance，6MWD），其正常参考值与年龄、性别、身高和体重相关。正常＞600m，中度＜300m，重度＜200m。10%的变化被认为有临床意义。但6MWT具有一定局限性，多数患者在试验中不能达到最大运动量，没有测定峰值耗氧量等客观生理指标，只能反映日常体力活动时的功能代偿水平。相比而言，心肺运动试验（cardiopulmonary exercise testing，CET）可以更客观全面地评价心肺功能，该试验可检测氧摄取量（VO_2）、无氧阈值（anaerobic threshold，AT）、代谢当量（metabolic equivalent，MET）等生理指标。其中最大运动负荷时所达到的MET是评估心肺功能受损的重要指标。MET＜4提示心肺功能储备不足。

④风险评估量表

a. 症状评估

临床症状的严重程度与COPD的急性加重、健康状况的恶化显著相关，也可预测死亡风险。临床上最常用的评分量表有改良的英国医学研究委员会（modified British Medical Research Council，mMRC）量表和COPD评估测试（COPD assessment test，CAT）问卷。以前认为，COPD是一种以呼吸困难为主要特点的疾病，使用mMRC量表对呼吸困难程度进行简单评分即可（表2-2）。目前认为，COPD对患者影响有多个方面，包括咳嗽、咳痰、胸闷、呼吸困难、活动受限、睡眠障碍、自信心下降和精力减退。COPD评估测试问卷评估上述八个方面的严重程度（图2-1）。根据指南建议，可将COPD评估测试≥10分作为决定治疗或判断预后的分界点。若采用mMRC评分，可以mMRC≥2分作为等效分界点。

表3 mMRC呼吸困难评分（modified British Medical Research Council）

级别	具体表现
mMRC0级	仅在费力运动时出现呼吸困难。具体表现
mMRC1级	在平地快走步行或步行爬小坡时出现气短
mMRC2级	由于气短，平地行走比同龄人慢或需要停下来休息
mMRC3级	在平地行走100m左右或几分钟后需要停下来喘气
mMRC4级	因严重呼吸困难不能离家或者在穿脱衣服时出现呼吸困难

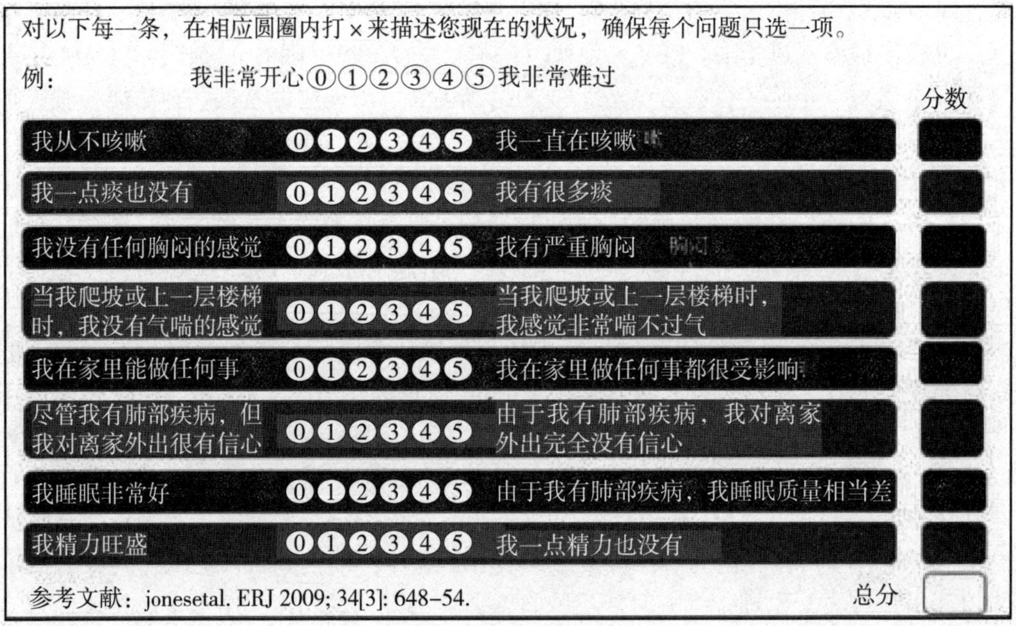
对以下每一条，在相应圆圈内打×来描述您现在的状况，确保每个问题只选一项。

例： 我非常开心⓪①②③④⑤我非常难过

			分数
我从不咳嗽	0 1 2 3 4 5	我一直在咳嗽	
我一点痰也没有	0 1 2 3 4 5	我有很多痰	
我没有任何胸闷的感觉	0 1 2 3 4 5	我有严重胸闷	
当我爬坡或上一层楼梯时，我没有气喘的感觉	0 1 2 3 4 5	当我爬坡或上一层楼梯时，我感觉非常喘不过气	
我在家里能做任何事	0 1 2 3 4 5	我在家里做任何事都很受影响	
尽管我有肺部疾病，但我对离家外出很有信心	0 1 2 3 4 5	由于我有肺部疾病，我对离家外出完全没有信心	
我睡眠非常好	0 1 2 3 4 5	由于我有肺部疾病，我睡眠质量相当差	
我精力旺盛	0 1 2 3 4 5	我一点精力也没有	

参考文献：jonesetal. ERJ 2009; 34[3]: 648-54. 总分

图2-1 CAT评估测试问卷

b. 综合评估

ABCD评估工具：2020年慢性阻塞性肺疾病全球倡议（GOLD）指南推荐使用更新

的ABCD评估工具对COPD患者进行综合评估。在该评估方案中，患者应先接受肺功能检查以明确气流受限的严重程度（肺功能GOLD分级），随后使用mMRC评估呼吸困难或使用CAT评估症状，并记录患者的急性加重病史（包括既往住院情况），最后根据图2-2得出所属的“ABCD”分组。完整的COPD综合评估应包含两方面：运用肺功能检查评估气道受限的严重程度，同时运用ABCD评估工具（图2-2）评估症状严重程度和急性加重风险。患者严重程度分级可表述为GOLD分级（表2-1）和“ABCD”分组，如GOLD 4级、D组。FEV_1是预测患者预后（如死亡率和住院时间）的重要指标，而ABCD评估工具在指导治疗方面有一定价值。在某些情况下，ABCD评估工具可帮助医师在无肺功能检查的情况下，评估患者COPD严重程度。

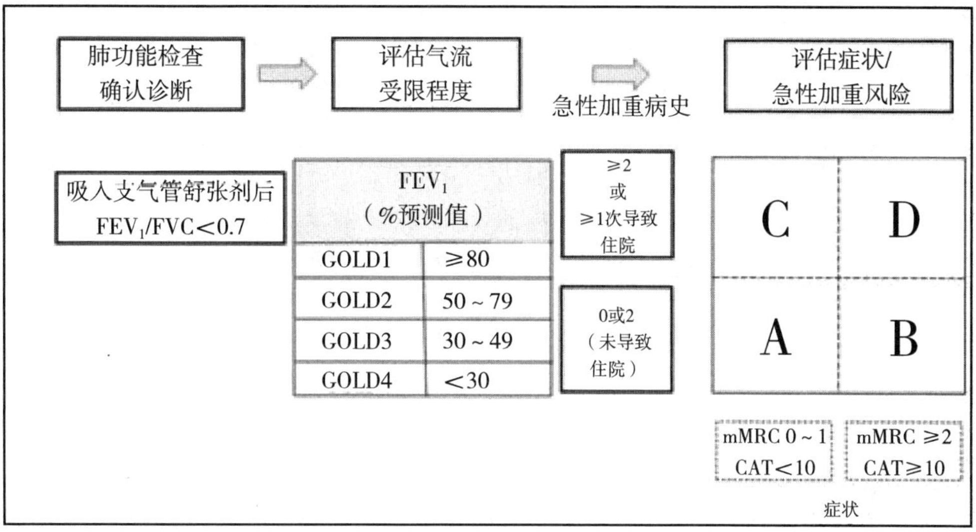

图2-2 细化的ABCD评估工具

BODE评分系统：也是评估COPD患者的预后和转归的一项重要工具。BODE评分系统基于4个指标：体重指数（B）、气道阻塞程度（O）、功能性呼吸困难（D）和用6min步行距离评估的活动耐量（E）（表2-3）。它综合性强、对死亡率的预测效力高且各项指标易于获得，非常适合临床使用。BODE评分高伴随死亡风险增加。

表2-4 BODE评分系统

参数	BODE指数评分			
	0分	1分	2分	3分
体重指数BMI（kg/m^2）	>21	≤21	/	/
FEV_1（%预测值）	≥65	50～64	36～49	≤35
mMRC呼吸困难评分	0～1	2	3	4
6min步行距离（m）	≥350	250～349	150～249	≤149

注：BODE评分每增加1分的全因死亡风险为HR 1.34 [95%CI 1.26～1.42]，因呼吸原因死亡的风险为HR 1.62 [95% CI 1.48～1.77]

（4）COPD患者术前准备

①戒烟：吸烟是诱发COPD的重要原因之一，也导致围术期并发症和死亡风险增加。戒烟会给COPD患者带来诸多益处，包括缓解临床症状、减轻炎症反应和降低心血管合并症风险。术前戒烟4周以上可降低术后肺部并发症发生率，戒烟3～4周可降低伤口愈合并发症发生率，但短时间戒烟对术后并发症的影响不明显。因此，推荐吸烟患者在手术前尽早开始戒烟。

②加强营养支持：COPD患者因呼吸困难而做功较多，约1/3的患者合并某种程度的营养不良。这些患者需要加强营养支持，维持体重指数在20～25kg/m^2。加强营养支持可以显著增加COPD患者的体重和肌力，提高生活质量。对于肌肉含量不足的COPD患者，在为期4个月的营养支持基础上辅以康复训练可明显改善下肢肌力和运动耐量。营养补充剂的选择应审议以下事项：a. 脂肪可以改善气体交换和呼吸熵；b. ω脂肪酸具有抗炎作用；c. 支链氨基酸为氨基酸组成的补充。

③康复训练：适用于中度以上COPD患者，包括：a. 教育患者进用正确的咳嗽、排痰方法和缩唇呼吸等；b. 心肺功能训练，包括伸曲训练、力量训练和有氧运动等。即使存在气短症状，也应鼓励患者进行康复训练。术前进行心肺功能训练可有效提高COPD患者的活动耐量、降低术后肺部并发症的发生率。

④支气管扩张药：包括拟交感神经药或β肾上腺素能激动药、副交感神经阻滞药（抗胆碱药），口服或静脉注射茶碱、氨茶碱。首选吸入治疗。短效制剂适合所有COPD患者，长效制剂适用于中度以上患者。术前给予支气管扩张剂治疗可减轻症状、改善肺功能。但需注意药物相关的副作用，例如，β_2受体激动剂可导致心动过速和血压波动；抗胆碱药物可能增加谵妄风险；氨茶碱的治疗窗很窄，药物过量易诱发恶性心律失常、发热和惊厥等，需要定期监测药物浓度。术前持续使用吸入支气管扩张剂的COPD患者推荐维持吸入至手术当日。

⑤祛痰药：COPD患者，只要有明确咳嗽、咳痰，伴有或不伴有咳痰相关呼吸困难均应长期应用祛痰药物；病史有咳嗽、咳痰，目前肺部CT有支气管扩张表现，且伴有COPD肺功能证据，应坚持应用祛痰药治疗；COPD肺功能在GOLD2级以上，且经常有咳痰者建议长期应用祛痰药。祛痰治疗可减轻症状，减少COPD急性加重，部分改善肺功能。术前祛痰治疗可以降低术后肺部并发症发生率。

⑥糖皮质激素：COPD急性加重的患者常在支气管扩张剂基础上加用糖皮质激素，可减轻气道炎症反应和应激反应；首选吸入治疗，也可全身给药。术前1周使用布地奈德并配合使用支气管扩张药可以显著改善肺功能并减轻症状，可能有助于降低术后肺部并发症的发生率。长期使用激素治疗需警惕潜在风险，如肺炎、骨折、肥胖和激素耐受等。

⑦氧疗：是COPD住院患者的基础性治疗。其目的是维持静息状态下动脉血氧分压≥60mmHg或SpO_2＞90%，但需要警惕高浓度吸氧可能会导致二氧化碳潴留的风险。

⑧抗生素：COPD患者出现呼吸困难增加、痰量增多、脓痰增多，或同时有两个症状出现即提示有急性加重。COPD急性加重常由细菌或病毒感染所致，其中半数以上

由细菌感染引起。除一般治疗外通常还需加用抗生素治疗。初步可给予经验性治疗，同时应进行痰液或其他肺部获取物培养，以鉴定病原菌的种类及药物敏感性。抗生素治疗的推荐时间为5～7天。

慢性阻塞性肺疾病的发展呈渐进性，通常呈不可逆性，因此术前管理涉及更广泛的综合治疗，如下表2–5。

表2–5　慢性阻塞性肺疾病的综合管理计划

COPD阶段	预防	支气管扩张剂	其他药物	其他措施
阶段Ⅰ FEV_1≥80%	教育 戒烟			
阶段Ⅱ FEV_1 60%～79%	同上	吸入型 短效β_2受体激动剂；单独用抗胆碱能支气管扩张剂；单独或联合口服茶碱		
阶段Ⅲ FEV_1 40%～59%	同上	规律使用吸入型短效或长效支气管扩张剂；单独或联合口服茶碱；需要2种或3种合用以提高效能；长效β_2受体激动剂包括福莫特罗和沙美特罗；长效抗胆碱能药噻托溴铵	FEV_1＜预计50%和发现客观有效时考虑口服或吸入皮质类固醇；或者患者有慢性阻塞性肺疾病发作频繁（每年3次或更多）	防止病情加重： 每年接种流感疫苗 规律使用支气管扩张剂（少数吸入皮质类固醇） 康复教育 锻炼计划 心理支持 营养支持
阶段Ⅳ FEV_1＜40%	同上	同上	同上	居家氧疗 肺心病治疗 并发症治疗

5. 如何管理慢性阻塞性肺疾病患者的麻醉?

（1）麻醉方式的选择

①全身麻醉与区域阻滞复合麻醉：对于合并COPD的患者，区域阻滞麻醉相比于全身麻醉，可降低术后并发症发生率和死亡率。对其他患者人群的研究也显示类似结果，区域阻滞麻醉在降低术后肺部并发症发生率和围术期死亡率方面优于全身麻醉。因此对于COPD的患者，条件允许时应尽量选择区域阻滞麻醉。由于膈神经阻滞可使肺功能降低50%，COPD患者应慎用或禁用颈丛阻滞和肌间沟臂丛阻滞。

②全身麻醉与硬膜外复合麻醉：对于接受胸腹部大手术的COPD患者，接受硬膜外全身复合麻醉和术后硬膜外镇痛者麻醉药消耗少、拔管早，术后镇痛效果好、肺功能恢复更快。对其他患者人群的研究也显示复合硬膜外麻醉（镇痛）具有优势，降低患者术后肺部并发症发生率和30天死亡率。对于必须采用全身麻醉的COPD患者，情况

允许时建议复合硬膜外麻醉。但是麻醉平面不宜高于T_6水平，否则一方面影响呼吸肌功能，一方面阻滞肺交感神经丛，易诱发哮喘。

③全身麻醉与外周神经阻滞复合麻醉：椎旁阻滞复合全身麻醉可用于腹部手术麻醉。腰骶丛或其他外周神经阻滞复合全身麻醉可用于下肢手术麻醉。外周神经阻滞复合全身麻醉也可减少麻醉药的需求、术毕恢复更快、术后镇痛效果更好，用于COPD患者具有优势。对于必须全身麻醉，但椎管内麻醉有禁忌或不适合的患者，建议复合外周神经阻滞。

（2）全身麻醉药物的选择

①吸入麻醉药：挥发性吸入麻醉药中异氟烷、七氟烷可扩张支气管，降低气道阻力；但地氟烷的支气管扩张作用并不明显，近期吸烟患者或高浓度（1.5MAC）吸入反而会增加气道阻力。氧化亚氮对呼吸道没有刺激性，不引起呼吸抑制，麻醉效能低，需要和其他吸入麻醉药合用。COPD患者接受氧化亚氮吸入时，可能会存在氧化亚氮排出延迟。

②静脉麻醉药：丙泊酚对呼吸轻微抑制，对喉反射有一定抑制，对支气管平滑肌有较弱松弛作用；同时丙泊酚有良好镇静作用，循环抑制轻微，较少引起心律失常，代谢迅速并可降低气道反应性，可用于COPD患者。硫喷妥钠麻醉时对交感神经的抑制明显，导致副交感神经占优势，会增加气道敏感性和支气管痉挛的风险。依托咪酯对降低气道反射无效。氯胺酮增加内源性儿茶酚胺，可使支气管扩张，适用于气道高反应性患者；但氯胺酮增加肺血管阻力，使肺动脉压升高，肺动脉高压者避免使用。

③镇静药：有研究报告，COPD患者全身麻醉期间使用右美托咪定可以提高氧合指数（P_aO_2/F_iO_2），降低死腔通气量，增加肺动态顺应性。对于术后把关的患者，常用镇静药苯二氮䓬类、右美托咪定和丙泊酚可通过抑制呼吸中枢的通气反应而增加COPD患者的风险。COPD患者麻醉期间慎用苯二氮䓬类药物；全麻苏醒期应注意药物的残留镇静作用。

④阿片类药物：瑞芬太尼是新型短效镇痛药，与超短效的丙泊酚合用，可充分发挥两药起效迅速、消除快、苏醒完全的优势，但要注意瑞芬太尼痛觉过敏的副作用。芬太尼有抗组胺作用，缓解支气管痉挛，可在术中应用。吗啡会引起组胺释放，同时可直接作用在平滑肌上引起支气管收缩；吗啡还抑制小支气管纤毛运动，所以支气管痉挛患者应避免运用。

⑤肌肉松弛药：全身麻醉术后的肌肉松弛药残余是导致肺部并发症增加的主要危险因素之一，建议对COPD患者使用短效肌松药且积极使用肌松拮抗剂。顺式阿曲库铵因其组胺释放少、肌松恢复时间稳定和不经肝肾代谢，具有一定优势。罗库溴铵和阿曲库铵等会诱发组胺释放，增加气道高反应性和支气管痉挛的风险，使用时应谨慎。

⑥局部麻醉药：雾化吸入利多卡因可以有效抑制COPD患者的咳嗽症状且没有明显的副作用。麻醉诱导前静脉注射小剂量利多卡因可以有效抑制气管插管引起的气道反应。

（3）气道管理

喉罩对于气道的刺激性小，可以减少支气管痉挛的发生。但COPD患者多数气道反应性增高，喉部或气管刺激容易诱发支气管痉挛。由于喉罩的封闭压较低，患者一旦出现支气管痉挛，处理比较被动。因此，气道高反应状态的COPD患者应谨慎选用喉罩控制气道。对于必须实施气管插管的COPD患者，术前吸入支气管扩张药和糖皮质激素治疗有助于降低气道的反应性。对于气管插管后发生支气管痉挛的患者，首选支气管扩张剂（β_2受体激动剂、抗胆碱药物）雾化吸入，也可静脉给予氨茶碱或β_2受体激动剂（肾上腺素、异丙肾上腺素）。严重支气管痉挛患者雾化吸入途径给药受限，可经气管插管滴入肾上腺素（0.1mg，氯化钠注射液稀释至10mL），或静脉给予肾上腺素（1～5μg静脉注射）；同时静脉给予糖皮质激素（甲泼尼龙1mg/kg或氢化可的松100mg）。挥发性吸入麻醉药（异氟烷、七氟烷）也有助于缓解严重支气管痉挛。

（4）机械通气参数设定及肺通气保护策略

①通气模式：COPD患者在机械通气时跨肺压增加，这会导致回心血量降低。压力控制通气（pressure controlled ventilation，PCV）模式通过限制气道压力和气体流速，可获得更低的气道峰压和更好的通气-血流比，在COPD患者机械通气中具有一定的优势。为防止发生气压伤，一般需限制气道压在30cmH_2O以下。

②潮气量：对于非POCD患者，保护性通气策略推荐小潮气量（6～8mL/kg）。但COPD患者小气道在呼气期提前关闭，本身存在气体潴留；为了避免肺过度膨胀，需要设置更小的潮气量。

③吸呼比：COPD患者的气道阻力增加且呼出气流速率降低，可以适当延长呼吸时间，如降低呼吸频率并调整吸呼比为1∶2～1∶3，以保障气体充分呼出。

④呼气末正压（PEEP）：COPD患者因小气道在呼气期提前关闭，导致气体潴留和内源性呼气末正压（positive end-expiratory pressure，PEEP）。给予适当的外源性PEEP可以推迟小气道关闭，改善肺动态顺应性。通常设置初始PEEP为5cmH_2O，过高的外源性PEEP会加重肺过度膨胀，影响血流动力学稳定和气体交换，所以要根据呼吸容量环等相关指标选择适宜的外源性PEEP。

⑤通气参数调节：COPD患者术前可合并高碳酸血症。过度通气可导致呼吸性碱中毒，抑制自主呼吸，延长拔管时间。同时，通气设置中低气道压、低潮气量、长吸呼比可能导致通气不足而加重高碳酸血症。所以，术中需根据脉搏血氧饱和度和动脉血气分析结果调整呼吸机参数。术中动脉血二氧化碳分压（$PaCO_2$）需维持在术前基线水平。严重气流受限的COPD患者，可以接受容许性高碳酸血症（pH值7.20～7.25）。COPD患者由于存在小气道阻塞，吸入氧浓度过高更容易发生肺不张。术中吸入氧浓度不应超过50%，一般为40%左右，动脉血氧分压维持在120mmHg水平以下。发生肺不张的患者，肺复张手法有助于恢复肺的膨胀，但需调节PEEP以避免再次发生肺萎陷。

（5）术中肺功能及其他监测

术中常规监测血压、脉搏、呼吸、心电图、血氧饱和度和呼气末二氧化碳外，必要时还需监测有创动脉压、CVP及PAWP,以随时了解手术、麻醉及体位对循环功能的影响。由于COPD患者呼吸道死腔容量增加，气管插管后应行动脉血气分析，以评价呼气末二氧化碳监测的准确性。有条件时应监测呼吸容量环，目前大多数呼吸参数监护设备均可监测静态或动态呼吸容量环（P-V曲线）。可以通过静态或动态P-V曲线获得内源性PEEP数值。动态P-V曲线在临床工作中容易获得，一般认为动态P-V曲线的低位拐点+0.196kPa（$2cmH_2O$）与静态曲线获得的数值较为接近，可作为选择外源性PEEP的参考。术中应根据患者和手术情况监测血流动力学指标和尿量，以指导循环和液体管理。建议行肌松监测，以指导肌松药的使用，减少术后肌松残留。长时间手术者应监测体温，以指导体温维护，避免低体温。

（6）液体管理

COPD患者常常合并心功能减退，围术期液体治疗的目标主要是避免容量超负荷。容量超负荷会增加围术期并发症发生率，而合理限制液体同时维持机体器官、微循环灌注治疗则可降低围术期并发症的发生率。大手术患者或危重患者建议采用目标导向液体治疗，可降低非心脏大手术患者围术期并发症的发生率。当患者出现心衰症状时，需要进行限制液体、强心、利尿等综合治疗。

（7）苏醒期管理

实施全身麻醉的COPD患者，如果决定在手术间拔管，拔管前应该避免或尽可能减少残余的麻醉镇静药物作用、阿片类药物作用和肌松药作用。术中首选吸入麻醉药或短效静脉麻醉药（如丙泊酚）。右美托咪定呼吸抑制作用轻微，可安全用于COPD患者，但需注意在术毕前0.5～1h停药，否则深镇静仍可能抑制患者对缺氧的反应性。苯二氮䓬类药物应慎用。术中首选短效阿片类药物（如瑞芬太尼）。术毕前应该给予足够的镇痛衔接，以避免爆发性疼痛导致呼吸、循环系统的应激反应。镇痛衔接首选区域阻滞和局部浸润，其次是非阿片类镇痛药；如果给予中长效阿片类药物，必须从小剂量给药，以避免因呼吸抑制而加重术前已经存在的高碳酸血症。术中应选择无组织胺释放作用的短效肌松药，术毕前积极给予肌松拮抗药物。可借助呼出气二氧化碳波形监测，判定有无因上述药物的残余效应而导致的呼吸暂停、呼吸抑制和过度二氧化碳潴留。拔管前还需降低吸入氧浓度，目标是维持脉搏血氧饱和度在88%～92%或术前基线水平，以恢复低氧对自主呼吸的刺激作用。需要时应监测动脉血气分析，以准确评估动脉血氧合状态和P_aCO_2水平。无麻醉药物残留作用且能将血气维持在基线或可接受水平的患者，可以考虑安全拔管。患者送回PACU或者外科病房时，应该仔细交接术中用药和患者反应情况，提醒接班者注意事项，避免因镇痛治疗或吸入高浓度氧气而导致呼吸抑制，加重二氧化碳蓄积。

（8）术后镇痛

有效的咳嗽排痰及早期活动有助于COPD患者术后并发症减少。为避免患者因剧烈疼痛而不敢咳嗽、活动，应给予持续有效的镇痛，尤其在开腹手术后。常用的镇痛方法包括局部浸润、区域阻滞和静脉镇痛。

①局部浸润：局麻药伤口浸润可有效缓解伤口疼痛，采用伤口导管持续输注局麻药可延长局部浸润的作用时间。对于四肢手术患者，局部浸润的镇痛效果与外周神经阻滞相当；对于上腹部开腹手术患者，术后第1天的连续伤口浸润镇痛效果差于硬膜外阻滞，但术后第2、3天的镇痛效果相当；对于下腹部手术患者，连续伤口浸润的镇痛效果与硬膜外阻滞相当，但引起尿潴留更少。局部浸润实施简便且副作用少，可作为区域阻滞的有效替代方法。

②区域阻滞：区域阻滞镇痛效果确切，对呼吸功能影响小，是COPD患者术后镇

痛的理想选择。

a. 硬脊膜外阻滞：是胸、腹部及下肢手术患者术后镇痛的金标准。常采用低浓度局麻药复合阿片类药物，以减轻运动阻滞并达到良好的镇痛效果。对于开腹手术患者，硬膜外阻滞与全身阿片类药物相比可提供更好的镇痛效果，能减少术后并发症（心肌梗死、呼吸衰竭、消化道出血）的发生，缩短ICU停留时间，并加快术后胃肠道功能的恢复。对于合并COPD的开腹手术患者，硬膜外阻滞能维持更好的术后肺功能。硬膜外阻滞存在神经损伤和硬膜外血肿风险，会增加尿潴留的发生，高位硬膜外阻滞会增加低血压的发生。

b. 椎旁阻滞：常用于胸科和乳腺手术镇痛，镇痛效果与硬膜外阻滞相当，但尿潴留和低血压发生率比硬膜外阻滞低。也用于腹部手术镇痛，与静脉镇痛相比可改善镇痛效果，减少阿片类药物使用。椎旁阻滞有约2.8%的失败率和约1.2%的并发症发生率，常见并发症包括误入硬膜外腔或蛛网膜下腔造成全脊麻，误入血管造成局麻药中毒等。

c. 外周神经阻滞：常用于四肢手术后镇痛，用于下肢术后镇痛时可与静脉镇痛合用。缺点是单次阻滞作用时间有限，持续阻滞会因运动神经阻滞而影响术后肢体功能锻炼。腹横肌平面阻滞可用于腹部手术后镇痛，镇痛效果与局部浸润相当但持续时间更长。局麻药与糖皮质激素或右美托咪定合用可延长阻滞时间，推迟对辅助镇痛药的需求，但安全性还需进一步评估。慎用或禁忌使用可能阻滞膈神经的颈丛阻滞和肌间沟臂丛阻滞。

③静脉镇痛：作为辅助措施用于局部浸润或区域阻滞镇痛效果不全患者，或作为主要镇痛措施用于不适合区域阻滞镇痛患者。

a. 阿片类药物：对于COPD患者尤其是老年人或合并使用镇静剂时，阿片类药物易引起呼吸抑制，故应尽量减少阿片类药物的使用。建议复合其他镇痛方法及镇痛药物，使用阿片类药物时需从小剂量开始给药。

b. 非甾体类抗炎药物（NSAIDs）：用于术后轻、中度疼痛的镇痛，或作为复合镇痛的组成部分以减少阿片类药物的用量、减少其不良反应。其镇痛效果具有“封顶”效应，故不应超量给药。该类药物可能影响肾功能、增加心血管事件风险，应注意禁忌证，静脉用药一般不宜超过3～5天。

c. 非选择性环氧合酶抑制剂：因抑制前列腺素类物质的合成，可影响血小板功能，增加消化道溃疡的风险，有相关危险因素的患者应慎用。

d. 对乙酰氨基酚：是常用的镇痛药，除抑制中枢环氧合酶外，还有抑制下行5-羟色胺通路和抑制中枢一氧化氮合成的作用。单独应用对轻、中度疼痛有效，与阿片类、曲马多或NSAIDs类联合使用可发挥镇痛相加或协同效应。应注意的是，对乙酰氨基酚成人日剂量不超过3g；联合给药或复方制剂日剂量不超过2g，否则可能引起严重肝损伤和急性肾小管坏死。

三、病例总结

慢性阻塞性肺疾病、肺心病疾病进程中以气道高反应以及气流不可逆受限为特征的患者，围术期管理要点如下：

（1）术前完善的风险评估，综合的评分系统评估比单一风险因素评估有效。

（2）围术期控制气道高反应性，积极治疗可逆性的气道阻塞（包括抗胆碱能药物、β_2肾上腺素能兴奋药、糖皮质激素药应用应用和全身用药）。

（3）戒烟，至少4周以上，以改善黏膜清除功能和减少痰量。

（4）合理的营养支持治疗。

（5）严重COPD伴肺心病患者可出现肺动脉高压和右心衰竭，若出现心力衰竭应积极治疗。

（6）患者出现运动耐力很差（登楼少于一层楼），可能出现呼吸困难，术后应考虑入ICU治疗。

（7）完善的麻醉管理（以证据为基础的精准控制麻醉，和维持基于气流受限原理选择的监测）。

（8）充分的术后镇痛有助于降低 COPD 病人肺部并发症的发生率。

四、病例考核

1. 目前用于判断慢性阻塞性肺疾病严重程度的肺功能指标是：(单选题)A

A. FEV_1占预计值百分比

B. FVC占预计值百分比

C. RV / TLC(残总比)

D. MW占预计值百分比

E. FEV_1 / FVC(一秒率)

2、患者男性，77岁。有慢性阻塞性肺疾病15余年，2年前患心肌梗死。现因急性阑尾炎行阑尾切除术，术前未进行心脏药物治疗准备。术中血压曾达190～200/100～120mmHg，间断用乌拉地尔5mg/次，血压得到控制。该病人实施麻醉时应注意：(单选题)E

A. 保证冠脉供血

B. 不引起支气管收缩

C. 术中液体适量

D. 尽量减轻麻醉药对术后呼吸的影响

E. 以上均是

（张俊）

第三章
支气管麻醉

一、临床病例

【案例】患者，男性，62岁，172cm，69kg。主诉：左上肺癌术后6年余，发现右上肺结节1周。现病史：患者6年前年因“咳嗽痰血半年”入院而行“左上肺叶切除术，纵隔淋巴结清扫，左肺动脉、左主支气管成形术”。术后病理报告为：“中央型鳞状细胞癌，$PT_2N_2M_0$”。术后经GP（吉西他滨+顺铂）方案化疗4次，放疗1次，术后恢复好。一周前随访CT发现右上肺结节，拟“左上肺癌术后右上肺占位”收治入院。既往史：否认高血压、心脏病或糖尿病等慢性病史，否认药物过敏史，否认输血史，术前自诉体能状况良好，可爬4～5层楼。实验室检查：血常规：血红蛋白138g/L，血小板95×10^9/L，白细胞3.0×10^9/L；凝血功能正常；血生化肝肾功能：白蛋白42g/L，肌酐75 μmol/L，ALT 18U/L；AST 19U/L；葡萄糖4.9mmol/L。辅助检查：心超：静息状态下超声心动图未见异常，EF：73%；肺功能：轻度限制性通气障碍，FEV_1 1.8L，FEV_1/FVC 78%，MVV 95.3L；血气分析：PaO_2 58mmHg，$PaCO_2$ 44mmHg；胸部CT检查示：左肺恶性肿瘤术后及放疗后，左肺体积缩小，左肺门及纵隔旁见索条影，边界清晰；右肺上叶见一结节灶，病灶直径约1.2cm，似有分叶，增强后轻度不均匀强化。腹部B超示：胆囊内见小圆形结石影。诊断：左肺恶性肿瘤术后及放疗后改变，左肺慢性炎症；右肺上叶结节灶，转移不能除外。

问题：

1. 如何评估肺切除手术患者的术前肺功能？
2. 肺隔离技术的适应症有哪些？如何实施肺隔离技术？
3. 如何选择双腔气管导管？
4. 如何定位双腔支气管导管？
5. 置入和使用双腔支气管导管过程中会遇到哪些问题？
6. 侧卧位单肺通气的并发症及发生因素有哪些？

7. 单肺通气期间的发生术中低氧血症和术后肺损伤的常见原因有哪些?
8. 如何防治单肺通气期间的低氧血症?单肺通气期间的肺保护策略有哪些?
9. 如何定位肺结节及段间交界面?
10. 如何实施胸科手术后的镇痛?
11. 胸腔闭式引流系统及肺切除术后放置引流管的作用是什么?
12. 开胸手术后可能发生的并发症有哪些?

二、病例讨论

1. 如何评估肺切除手术患者的术前肺功能?

外科手术是治疗肺部疾病的重要手段，但临床工作中时常遇到合并肺功能受损状态的患者：肺通气或弥散功能的下降，增加患者围术期并发症风险，并影响远期生存率。因此，术前需要根据患者的疾病分期，拟定切除范围，结合患者肺功能状况，评估并预测患者围术期并发症发生风险以及远期生活质量，综合利弊，以决定是否行外科手术，以及手术切除的范围。

实施术前肺功能评估的目的：使用无创或者微创的方法，准确评估患者肺功能，预测患者接受根治性手术后，围术期并发症的发生风险及远期生存风险，为外科手术切除范围决策提供依据。

评估内容：评估首先从最基本的病史信息入手，使用所有麻醉药物前需要这些信息，其次需要判断患者是否处于耐受拟行手术的最佳生理状况，是否需要进一步的术前评估和准备，最后是预测肺切除术后患者的肺功能状况。具体的肺部疾病包括：咳嗽、咳痰、胸痛(胸膜炎可能)、呼吸困难、气喘、疲乏（源于肌无力综合征）、上肢痛（源于侵犯臂丛神经）、其他内分泌综合征（肿瘤分泌的激素），以及体重下降等病史。体格检查包括：听诊有无哮鸣音，湿啰音及干啰音等病理性杂音。术前有哮鸣音者，可能需要支气管扩张药的治疗；若合并感染，则需抗生素的治疗。X线胸片、层析成像、计算机断层扫描（CT）、磁共振成像（MRI）可提供进一步的信息，如肿瘤的位置、大小和比邻关系等。

肺功能检查：肺功能检查有助于预测术后并发症的发生如肺不张、呼吸功能损伤及衰竭和右心功能不全及衰竭等，并可指导肺部现有疾病（感染、哮喘等）的治疗。①肺通气功能的测定：1s用力呼气量（forced expiratory volume in 1 second，FEV_1）及预计术后的1s用力呼气量（predicted postoperative- FEV_1，PPO-FEV_1）是用于评估风险的主要通气功能指标。FEV_1和PPO-FEV_1的下降，提示存在术后并发症和围术期死亡风险增加。经典的指南[1]主要通过 FEV_1绝对值：FEV_1＞2.0L可行全肺切除术；＞1.5L可行肺叶切除术；＞1L可行肺段或亚段切除。此类患者不需要进一步的评估。但仅凭借FEV_1绝对值筛选患者可能存在偏差，所以根据患者性别、身高、体重、年龄等因素，从大数据统计建立模型，推算患者预计肺功能，采用FEV_1占预计值比例，较好地解决了个体差异问题。PPO-FEV_1计算公式：PPO-FEV_1=术前检测FEV_1×（1-具有功能并将被切除的肺段数量/具有功能的肺段数量），多数研究显示：PPO-FEV_1＜40% 预计值，提示围术期并发症发生率升高，发生率为 16%～50%。如PPO- FEV_1＜30% 预计值，患者围术期病死率为60%[2]。因此，经典文献将 PPO-FEV_1＜40% 预计值，作为评估手术高风险的阈值。随着研究的进一步开展，通气功能的筛选阈值也在发生着一定的变化。研究提示：FEV_1是预测围术期因肺部并发症死亡的独立危险因素，也同样是围术期因心血管并发症死亡的危险因素[3]，患者术前FEV_1＜30% 预计值，围术期呼吸系统并发症发生率为43%，而在FEV_1＞60% 预计值的患者中发生率仅为12%。同时也提示FEV_1是可用于预测手术风险的独立危险因素，是可以用于预测手术并发症的指标，同时确认了60%预计值为最佳的筛选阈值[4]。②肺弥散功能的测定：弥散功能主要是通过肺一氧化碳弥散量（DLCO）来实现的。DLCO 是预测肺切除术后并发症和死亡的独立因素，DLCO与 FEV_1同样为重要的预测指标[5]。随着相关研究的开展，学者们发现DLCO与肺切除术后患者的长期生存存在相关性。目前国际指南均推荐同时使用FEV_1和DLCO进行评估，如均＞80% 预计值，则无需进一步评估，可行包括全肺在内的手术治疗，并同时计算PPO-FEV_1 和预计术后的肺一氧化碳弥散量（PPO-DLCO）。PPO-FEV_1和PPO-DLCO的计算需要明确有效肺段数量以及需要切除的有效肺段数量，PPO-DLCO计算公式：PPO-DLCO-术前检测DLCO×（1-具有功能并将被切除的肺段数量/具有功能的肺段数量）。通过对 PPO-FEV_1和PPO-DLCO的计算来评估患者肺功能情况。如实际情况比较复杂，如切除肺组织部分或非手术切除部分肺组织存在功能不一致，需借助 CT 或核素肺灌注-通气扫描检查，评估有效肺单位的数量，从而更精准地预测PPO-FEV_1和 PPO-DLCO[6～7]。

心肺功能试验：心肺功能试验是一种比较复杂的生理学检测技术，需要对患者运动时的心电图、运动负荷心率、每分钟通气量和每分钟氧摄取量进行实时记录。该检测技术可以获得最大氧耗（VO_2max），VO_2max 是既往的指南所推荐的作为评估患者心肺功能和手术耐受的重要指标[8]，心肺功能试验是更为精确的手术风险评估模式。根据欧洲胸外科医师协会快速康复分会（ERS/ESTS）2009年发布的指南，对所有术前肺功能检测提示FEV_1或者DLCO其中任一＜80%预计值的患者，均推荐进行心肺运动功能的检测来评估患者手术的风险。如患者心肺运动功能检测提示运动过程中VO_2max＞20mL/（kg·min）或者＞75% 预计值，则患者可以行包括全肺在内的所有计划内手术；对于运动中VO_2max＜20mL/（kg·min）的患者则需要根据手术切除的范围进行PPO-FEV_1和PPO-DLCO的计算。如两者均＞30% 预计值，则可以行计划切除范围的手术，如果其中有任何一项＞30% 则需要根据手术的切除的范围对预计术后的最大氧耗(PPO-VO_2max)[PPO-VO_2max=术前检测VO_2max×（1-具有功能并将被切除的肺段数量/具有功能的肺段数量）]进行计算，PPO-VO_2max＞10 mL/（kg·min）或者＞35%预计值则可行计划切除范围手术。

血气分析：血气分析既往被视为肺部手术术前重要的评估指标，尤其在没有条件进行肺弥散功能检测时，动脉血气分析结合患者肺通气功能可在一定程度上评价患者肺弥散功能。术前低血症患者围术期并发症发生率明显提高[9]，同时血气分析可以在一定程度上反映患者肺组织弥散功能，对于进行一氧化碳弥散测定有困难的临床中心，可以通过血气分析结合影像学检查来评估一部分低危的患者。

二次手术的术前评估：二次手术的术前评估比较复杂，其主要原因在于首次手术后患者血流和通气的重新分布，导致每个肺叶的功能不再按照原来的比例分布。根据同侧和对侧再手术的不同情况，需要具体情况具体分析，必要时肺通气/灌注显像可在一定程度上明确分侧及各个部分的功能比例，从而确定预切除肺组织所占功能，再通过相应的 PPO-FEV_1 和 PPO-DLCO的公式进行计算，将结果代入路径，从而对患者手术风险进行评估。同时根据以下所提及的一些情况也需要纳入术前评估的考虑。影响二次肺部手术肺功能的因素包括：

（1）两次手术是否同侧：如果是同侧手术，术后肺功能降低的程度较轻；如果是对侧手术，对于肺功能的影响可能更严重，更容易发生呼吸衰竭。

（2）两次手术的间隔时间：两次手术如果间隔在6个月以上，那么首次手术导致的肺功能降低已基本恢复完全；两次手术如果间隔在6个月以内，首次手术导致的肺功能降低还有进一步恢复的可能。

（3）PPO-FEV_1和PPO-DLCO的计算：由于首次手术后，患者术侧胸廓缩小、胸壁肌肉损伤等因素，术侧余肺的功能可能受影响较大。不宜直接根据肺段数量计算PPO-FEV_1/PPO-DLCO，评估术后剩余的肺功能，建议采用通气血流比例检测，再结合肺通气功能计算。

2. 肺隔离技术的适应症有哪些？如何实施肺隔离技术？

随着胸腔镜技术的日渐成熟，绝大多数胸外手术需行单肺通气(one lung ventilation，OLV)，使支气管内麻醉逐渐在胸外麻醉中占据了重要的地位。单肺通气要求分隔两肺，以防术侧分泌物、感染源或血液对健侧肺造成污染或堵塞气道。选择合适的肺隔离技术，既能有效分隔两肺，保障健侧肺良好的通气状态，为机体提供充分氧合的同时，又能创造更好的手术视野和操作空间。

肺隔离技术的适应证：①湿肺（痰液量＞50mL/天）、大咯血（肺脓肿、肺结核）、支气管胸膜瘘或食管瘘、支气管破裂和单侧支气管肺灌洗等是其绝对适应证；②胸腔镜、肺或食管手术、肋骨骨折手术、胸腔大血管手术等为其相对适应证。

肺隔离工具：满意的单肺通气效果是保证胸腔镜手术顺利开展的前提条件。目前，单肺通气时应用的肺隔离工具有：①双腔支气管导管（double-lumen tube，DLT）；②支气管封堵器；③单腔气管导管等[10]。前两种肺隔离技术较为常用，尤其以双腔支气管导管最为普遍，而支气管封堵器是一种新兴的插管工具，单肺通气时需与单腔气管导管联合使用。其中空管下端有吸入口用于肺萎陷时排气及渗出物和血液的吸引，上端有转换接头，分别可接麻醉机呼吸回路和气管导管，使用时可按需要更换不同型号的单腔气管导管。适用于选择性肺段及肺叶隔离、肺功能差、低龄患儿单肺通气、困难气道等患者，相较于传统的双腔支气管导管具有损伤小、定位准确、使用范围更广、困难气道高插管成功率等优势[11]。

双腔支气管导管：分为普通型双腔支气管导管和可视双腔支气管导管，首选能够轻松通过声门的最大号的双腔管。优点为：①支气管导管气囊的充气量可减少；②大的管腔有利于吸引；③支气管导管远端不容易移位。双腔管比单腔管体积大，有弧度的喉镜片可提供更大的空间以便双腔管的置入。双腔支气管导管经口置入，植入时导管远端斜面朝前，当支气管套囊通过上声门后，助手帮助其拔去管芯，导管向所要放置的一侧支气管旋转90°，并继续向内送入直至遇到阻力或导管进入深度为距门齿27～30cm处停止。如果导管进入非计划一侧的支气管，则将导管后退至气管内，将纤维支气管镜经由双腔支气管导管的支气管管腔进入并引导导管进入计划一侧的支气管。而后给气管套囊注气，并检查到管位置。近年来，随着可视化技术的出现，可视双腔支气管导管已经问世，作为一种新型可视化的气道管理设备，其主导管末端嵌有LED光源和高分辨率摄像头，视频器接口可以连接7寸液晶监视器或者外部医院的监视器，通过显示器显示气管插管以及定位过程。虽然该产品目前只有左侧导管，但可满足大部分肺部手术需求。

支气管封堵导管器：麻醉前充分润滑封堵导管和纤维支气管镜，诱导后先插入气管导管（男性ID=8.0mm，女性ID=7.5mm），再在纤维支气管镜引导下放入封堵导管，使其气囊在气管隆突下合适位置,行单肺通气前先把封堵管的气囊放气后停止通气，待肺萎陷再气囊充气4～5mL后接呼吸机行单肺通气。由于支气管堵塞器的管腔很小，相比双腔管的大管腔，肺萎陷速度要慢得多。支气管封堵器比双腔管更容易移位，尤其是放置在右侧时，因为左主支气管相对有较大的空间可容纳支气管堵塞器的气囊。

3. 如何选择双腔气管导管?

对于这个问题没有一个肯定的的答案。通常谨慎起见，选择放置左侧的双腔管。对于成人而言，左主支气管长5～6cm，而右主支气管仅长约1.5cm。相较于左肺上叶，右肺上叶的开口更容易被支气管导管的套囊意外的封堵住。也正是由于这一原因，不论手术位于哪一侧多数麻醉医生都首选左侧双腔支气管导管，除非有左侧双腔支气管导管插管的绝对禁忌证、左主支气管病变或左主支气管属于手术野的一部分，如袖状切除、左全肺切除等。

一些麻醉医师常选择与切除肺同侧的支气管型双腔管，这样的选择，即使支气管导管阻塞上肺叶的开口也不会导致低氧血症的发生，因其持续氧合是经由主气管腔进行的。还有一小部分麻醉医师则会做出不同的选择，即选择将支气管导管插入非手术侧，这种策略可防止双腔管对病变侧支气管的损害。这种选择对全肺切除或袖状切除术来说是明智之举，但也要警惕因右肺上叶堵塞造成的低氧血症。

4. 如何定位双腔支气管导管?

纤维支气管镜（fiberoptic bronchoscope，FOB）是判断双腔支气管导管插管位置正确的金指标。纤维支气管镜确认双腔支气管导管管端位置正确的指标：左双腔支气管导管：①从左管腔窥视导管端口距左上、下肺叶支气管分嵴约2cm，左上、下肺叶支气管开口清晰；②从右管腔窥视开口接近右主支气管开口，气管隆突清晰，充气的支气管套囊在左主支气管内。右双腔支气管导管：①从右管腔窥视右中、下肺叶支气管开口清晰，侧孔正对右上肺叶支气管开口；②从左管窥视开口接近左主支气管，气管隆突清晰，充气的支气管套囊在右主支气管内。

但是在基层医院纤维支气管镜价格昂贵，不是必备设备，所以需要一些简单有效的方法要保证双腔支气管麻醉的插管深度准确并减少损伤，如传统听诊定位法、气道压判断法、吸痰管法等和套囊测压法等。①听诊定位法：使用气管套囊充气，通过听诊对双腔支气管导管的位置进行调整直至双肺均能够听到满意的呼吸音，随后支气管套管充气，分别听诊单肺呼吸音，调整至通气侧能够听到满意呼吸音而非通气侧无明显的呼吸音；②球囊测压法：在插入导管后继续向前推动直至遇到轻度阻力时停止，将支气管指示球囊与气囊测压表相连接，并借入连接的三通向其中缓慢注入1～2mL空气以维持气囊压力稳定30cmH_2O，关闭注射器侧面的阀门，后缓慢回退导管同时对压力表观察，数值显示为初始值一半时即停止[12]。将支气管气囊抽空后，使得插管向前推进1cm，后对双肺进行听诊，确保未发生右主支气管内插管等情况；③吸痰管法：在传统方法定位的基础上应用吸痰管进行检验，如果吸痰管置入顺利，吸引通畅，则可印证双腔管位置的正确。但这些方法容易受经验和操作因素的影响，常常需要多种方法同时使用。

5. 置入和使用双腔支气管导管过程中会遇到哪些问题？

取决于导管错位的类型以及手术的部位，常见的有低氧血症和手术野暴露不良。在支气管胸膜瘘的手术病例中，肺隔离不佳将导致潮气量的丢失、高碳酸血症和低氧血症。在肺出血或积脓的手术病例中，肺隔离不佳将导致健侧肺被污染，术中健侧肺处于下垂位置，受重力的影响，出血和积脓易于转移至健侧。

用力将支气管导管送到支气管的远端或给支气管套囊充气过多，将导致支气管出血甚至穿孔。支气管由于病理疾病（如纵膈肿瘤）而变得脆弱，更容易造成破裂。降主动脉瘤可能侵犯左主支气管，如果支气管导管送管过于用力，超过受侵犯部位的抵抗力，则容易造成支气管破裂。套囊，特别是支气管套囊，在没有放气前移动导管将造成其气道损伤。

6. 侧卧位单肺通气的并发症有哪些？

侧卧位是胸科手术最常见的体位，需要手术的一侧置于上面。侧卧位的心肺并发症还是和患者的术前情况相关（见表3-1）。

表3-1　胸腔手术侧卧位相关并发症

相关并发症
摆放体位时发生呛咳、心动过速及高血压
血液淤积于下侧肺时出现低血压
通气血流比失调致低氧血症
位于下侧肺的间质性肺水肿（下肺综合征）
臂丛和腓神经损伤
下侧眼部损伤或单眼失明
外耳道缺血
腋动脉受压
下侧皮肤损伤（脸、髋部等）

在摆放侧卧位前，需对患者加深麻醉并使肌松完全，防止摆放过程中呛咳、高血压及心动过速。

侧卧位时，由于重力的影响肺内血流重新分配，下面的肺灌注好，而上面的肺则灌注较差。对清醒自主呼吸患者，下面的通气比上肺的好，这主要是由位于下面半侧膈肌的有效收缩造成的。而在麻醉状态下，通气主要分布在上肺，而灌注仍优先分部到下肺，造成通气血流比失调，麻醉诱导所致的肺容量降低又使得上肺的容量–压力曲线移动到顺应性更好的位置。随着膈肌的松弛，腹腔内容物对下肺活动度的影响远大于对上肺的影响。一旦胸腔打开，上肺的顺应性进一步提高，通气增强，而来自纵膈和侧胸壁的压力加剧损害了下肺的顺应性，减少下肺的通气。臀部及腋下的垫枕能上抬胸壁，使之离开手术床面，也因此改善下肺的通气。

长时间保持侧卧位将使得液体向下肺渗出，导致间质性肺水肿，即下肺综合征。静脉输入大量的液体增加左房的压力，导致液体的进一步渗出。

由压力和拉伸导致的外周神经损伤也屡有发生，给下肢垫上柔软的衬垫，在腋下放置垫枕有助于防止臂丛和腓神经的损伤。下面的眼睛需防止被头垫挤压，向下一侧的外耳廓要防止翻卷受压。选择下侧的手臂行动脉穿刺置管，当下侧腋动脉受压时，通过持续监测的动脉压力变化就能立刻发现。有时由于体位摆放不当或外科医生的操作（消毒液过多淤积于下垂部位）等因素，可造成患者下垂部位皮肤的压伤或灼伤。

7. 单肺通气期间的发生术中低氧血症和术后肺损伤的常见原因有哪些?

目前,单肺通气技术已经广泛应用于胸科手术的麻醉，最常用双腔气管导管。但在单肺通气期间，麻醉医生总体面临两大挑战：术中低氧血症和术后肺损伤。

（1）低氧血症：单肺通气过程中由于需要一侧肺(健侧肺)通气和侧卧位手术，非通气侧肺在单肺通气时，虽塌陷不进行通气，但却依然能接受部分血流灌注，引起肺内分流，致使V_A/Q比值下降，引起低氧血症（见表3–2）。剖胸后下肺被抬高的纵隔和心脏的重力所压迫，下肺顺应性低于上肺，增加闭合肺容量，易发生微小肺不张，功能残气量减少，也引起PaO_2下降[13]。除特殊的生理改变外，导致术中低氧血症的因素还有:①导管位置不正确是出现严重低氧血症最常见的原因；②双腔支气管导管扭曲或堵塞；③吸入氧浓度（FiO_2）过低；④分钟通气量不足（呼吸模式）；⑤低心排血量（心律不齐、心肌抑制）；⑥支气管痉挛；⑦患者自身因素（通气或换气功能障碍、气胸）；⑧麻醉因素（麻醉药物及方法）。

表3–2　单肺通气时的通气血流效应　　通气血流效应

通气血流效应
①侧卧位
下肺灌注更加
②双肺通气
a. 上肺通气更好
b. 下肺灌注更好
③上肺萎陷后
a. 上肺通气被排除而下肺成为通气好的区域
b. 下肺的灌注较好，但上肺仍有残余灌注造成分流
c. 肺泡低氧及其他因素引发缺氧性肺血管收缩
d. CO_2交换所受影响很小

（2）肺损伤：机械通气是在胸科麻醉过程中，患者生命支持的必备手段，但机械通气也会带来一些并发症，甚至是致命的并发症[14]。气压伤、容积伤、生物伤和肺萎陷伤是造成机械通气相关性肺损伤(ventilator induced lung injury，VILI)的四个主要机制，高气道压是气压伤和生物伤的诱发因素之一。气压伤主要是高气道压力引起吸气末肺泡过度膨胀或破裂所致的肺机械性损伤，过度的机械牵张会使肺泡结构产生较大的变形，进而引起肺泡应力性损伤[15]。临床上表现为：肺间质气肿、皮下气肿、纵膈气肿、心包积气和气胸等；容积伤是指过大的吸气末容积对肺泡上皮和血管内皮的损伤，临床表现为气压伤和高通透性肺水肿；萎陷伤是指肺泡周期性开放和塌陷产生的剪切力引起的肺损伤；生物伤是通过机械性刺激形成生物化学信号进行表达，从而介导炎性介质的释放、细胞因子及炎症因子等参与的局部或全身炎性反应，即损伤性的机械通气转导有害炎症介质的表达，引起的肺生物性损伤[16]。以上四种机制并不是独立存在的，有时可以相互促进，造成严重的后果[17]。除机械通气外，造成肺损伤的因素还有：①长时间吸入纯氧；②双腔支气管导管选择过大或气囊压力过大（气管黏膜缺血坏死）；③建立人工气道时操作粗暴或失误。

8. 如何防治单肺通气期间的低氧血症？单肺通气期间的肺保护策略有哪些？

（1）低氧血症的防治

①纠正双腔支气管导管错位:许多胸腔手术都需要双腔支气管导管，而导管位置不佳，可带来许多并发症，例如缺氧、肺不张、高气道压、分泌物积蓄、术后感染率高等，给患者的预后带来不良的后果。纤支镜定位作为双腔支气管导管位置确定的金标准，在直视下将导管固定于正确的位置上，但在患者颈部屈曲、转侧卧位、手术中牵拉挤压等情况下，还有移位的风险，所以建议在体位改变后仍进行纤支镜定位。目前，随着可视双腔支气管导管的应用，可进一步缩短插管过程中双腔支气管导管的调整定位时间，提高定位的准确率并减少支气管损伤，极大地提高了麻醉的安全性和有效性。

②处理双腔支气管导管扭曲或堵塞：在双腔支气管导管的使用过程中，要严格遵守操作规范，避免简单粗暴的操作，同时要认真地对其定位，以防止扭曲。另外，管腔堵塞也是较常见的，肺部有疾患的患者，分泌物通常较多，如果大的痰块堵塞气管导管，可能造成无法通气的紧急情况。术中应该注意气道阻力的变化，如果出现气道平台压和峰压的升高，应该考虑到分泌物堵塞的可能，应及时进行吸痰。在无禁忌证的情况下，可以考虑使用抗胆碱能药物如阿托品。有报道，阿托品除了减少气道的分泌物外，还有利于肺泡的氧合，从而改善肺泡通气[18]。

③非通气侧给予持续气道正压通气：非通气侧肺实施持续正压通气（continuous positive airway pressure，CPAP）可以使上肺血流有一定氧合，同时增加血管阻力，使血流转向下肺，减少肺内分流，提高动脉氧合。但持续正压通气的压力过大使本侧肺扩张，而影响外科医生的操作，并且可能减少患者的心输出量。现已有专业的持续正压通气系统，可以及时调整术侧肺通气的压力，使这项技术变得简易而实用。

④通气侧肺给予呼气末正压通气：呼气末正压通气（positive end expiratory pressure，PEEP）可增加呼气末肺泡的容积，改善肺的功能残气量，防止肺泡塌陷，

改善V_A/Q比值，因此单肺通气中采用下肺PEEP，可以增加动脉血氧分压。单肺通气期间如果施加的PEEP过小，则不能有效维持气道开放，肺不张的发生率明显上升。但如果施加的PEEP过大，则会使健侧肺血管压力增加、血液向患侧转移，加重肺的分流，反而氧合降低；胸腔内压、心包压、肺内压随着PEEP值增大而增大，从而导致静脉回心血流量减少，外周动脉血管阻力增大，最终患者心输出量骤然降低，血流动力学紊乱，同时也增加了肺损伤的风险。因此，现提出"最佳PEEP的观点"，即指在理想的氧合状态下，肺泡开启和闭合产生的剪切力最小(即肺顺应性最大)，肺内分流最低、血流动力学副反应最小时的PEEP水平。

⑤非通气侧肺使用高频喷射通气：非通气侧肺使用高频喷射通气（high frequency jet ventilation，HFJV），可比使用持续正压通气更显著地提高动脉氧合。

⑥通气方式的选择：目前，在应用支气管麻醉中，我们常选择的通气方式是容控通气（volume controlled ventilation，VCV）和压控通气（pressure controlled ventilation，PCV）。与容控通气在单肺通气患者中的比较中发现：使用容控通气时，气道内峰压（Paw）、平台压及肺内分流明显高于使用压控通气；应用压控通气，Paw可降低4%～35%。降低Paw有利于术侧肺血流向通气侧肺再分布，降低肺内分流，提高动脉血氧分压，同时可以减少肺部气压伤的发生率。若在容控通气中出现Paw过高，用减少潮气量、增加呼吸次数的方法是不妥当的，这使肺不张的发生率增高，带来更加严重的低氧血症。

⑦选择合适的麻醉方法及药物：缺氧性肺血管收缩（hypoxic pulmonary vasoconstriction，HPV）是指肺泡在缺氧的状态下，刺激产生多种血管活性物质如肽类内皮素，血栓素、白三烯等，它们都有很强的血管收缩作用，从而使病侧肺血流减少，低氧血症有所缓解。缺氧性肺血管收缩是人体的一种保护机制，是肺小动脉对肺泡内低氧的一种生理反应，只发生于肺循环（影响因素见表3-4）。然而，在支气管麻醉实施过程中，麻醉药物和方法对其有一定的抑制作用，因此胸科手术患者选择合适的麻醉方法和药物尤为重要：a. 麻醉方法：肺血管是由自主神经所支配的，刺激交感神经可以兴奋肺血管床的α受体，交感神经末梢所释放的介质为去甲肾上腺素，使肺血管阻力增加。如若使用硬膜外麻醉，阻滞了胸段交感神经，抑制缺氧性肺血管收缩的发生，从而使肺分流增加，动脉血氧分压下降；同时交感神经阻滞后，血流动力学的改变为SV、CO、CI下降，动脉氧分压进一步下降。所以，侧卧位单肺通气的患者不建议使用硬脊膜外麻醉。但复合硬膜外镇痛，可以发挥它同全麻各自的优势，并且术后镇痛可以改善高危患者的预后，应根据患者的具体情况选择。b. 麻醉药物：吸入性麻醉药能抑制缺氧性肺血管收缩，增加肺内分流，降低动脉氧分压，以七氟醚抑制最轻。目前认为静脉麻醉药不抑制缺氧性肺血管收缩，不影响肺内分流，而使用异氟醚则增加3倍，但异丙酚可较强地降低心肌收缩的功能。因此，在侧卧位单肺通气中，没有一种药物是非常理想的，因此我们选择静吸复合麻醉较为理想。在本病例中，我们选择吸入麻醉（1.0＞MAC＞0.7）与静脉麻醉药物和硬膜外镇痛联合使用。另外α受体阻滞剂、β受体激动剂及硝酸甘油等血管扩张剂可降低肺血管阻力，抑制缺氧性肺血管收缩，应在单肺通气中慎用。

总之，防治单肺通气中患者的低氧血症，首先要保证气管导管位置的正确，常规使用纤支镜是一种有效的方法。其次，应尽量采用减少肺内分流的方法，提高动脉血氧分压，并选择对缺血性肺血管收缩影响小的麻醉方法及药物，以保证患者的安全。（见表3-3）。

表3-3 单肺通气时预防和治疗低氧血症

预防和治疗
①按理想体重5～7mL/kg对通气侧肺设置潮气量，并设置PEEP为5～10cmH_2O
②使用纯氧
③周期性用100%的氧气给手术侧充气
④寻找低氧血症的原因：
a. 双腔支气管导管位置不正
b. 双腔支气管导管扭曲
c. 分泌物堵塞
d. 气胸
e. 支气管痉挛
f. 低心排血量
g. 通气不足
h. 吸入氧浓度（FiO_2）过低
⑤给手术侧肺5～10cmH_2O的持续正压通气
⑥如果可行，增加PEEP（个体化）
⑦在肺切除过程中若果能暴露上肺的肺动脉，则给予钳夹

表3-4 影响低氧肺血管收缩的因素

因素项目
①抑制低氧肺血管收缩的因素
a. 混合静脉血氧分压（P_VO_2）增加
b. 强效吸入麻醉剂
c. 血管扩张剂（硝酸甘油、硝普钠等）
d. β_2受体激动剂（异丙肾上腺素）
②对低氧肺血管收缩影响不明显的因素
a. 氯胺酮
b. 阿片类药物
c. 苯二氮䓬类

（2）单肺通气期间肺保护策略

①单肺通气期间通气策略的保护作用

a. 吸入氧浓度设置：现认为在全身麻醉诱导的短时间内吸入纯氧都会造成肺泡不张[19]，并且以纯氧行肺复张手法的方式也不见得有效。因此，我们应该应用尽可能低的吸入氧浓度，并且根据需要逐渐增加，而不是一开始就以纯氧吸入。

b. 保护性通气及其组成部分：肺保护性通气策略由三个部分组成：

小潮气量（5～7mL/kg）；通气侧个性化PEEP；手法肺复张[20]。

c. 其他方法：如通气模式的选择、肺通气侧持续正压通气和非通气侧肺使用高频喷射通气等。

②单肺通气期间非通气策略的保护作用

a. 选择合理的麻醉方式及药物。

b. 液体管理：肺脏本身没有第三间隙，导致人们普遍认为应该限制性液体管理。然而，液体负荷与肺水肿之间的直接关系尚存在争议，且事实上能够证明胸科麻醉需要限制性液体管理的证据并不是十分充足。因此，目标导向液体管理可能成为最佳的液体管理方式。

c. 内皮多糖-蛋白质复合物：内皮多糖-蛋白质复合物是一种排列于毛细血管内皮管腔表面微纤毛层的膜结合蛋白质复合体，相当于分子筛[21]。单肺通气相关性多糖-蛋白质复合物破坏可以导致细胞因子释放以及炎症细胞聚集，暴露于缺血再灌注损伤和炎症介质(如细胞因子)会损伤多糖-蛋白质复合物，甚至造成血管内皮通透性增加[22]。保护多糖-蛋白质复合物可能成为围术期麻醉医生最大的职责。

9. 如何定位肺结节及段间交界面？

肺癌居我国恶性肿瘤病死率首位[23]，严重威胁着人们的健康。因此，早发现，早诊断，早治疗（手术为主）是提高肺癌患者治愈率和延长患者生存时间的重要方法。目前，随着大众健康意识的增强及低剂量螺旋CT 肺癌筛查项目在我国的广泛开展，越来越多的无症状肺磨玻璃结节(ground-glass nodule，GGN)或肺内磨玻璃密度影(ground-glass opacity，GGO)患者被发现。GGO是指高分辨率CT(high-resolution CT，HRCT)图像上表现为密度轻度增加，但其内的支气管血管束仍可显示，见于各种炎症、水肿、纤维化及肿瘤等病变。

手术是可切除肿瘤的主要治疗方法，也是治疗早期肺癌最主要的手段。随着可视化技术的发展，胸腔镜已在胸科手术中广泛应用，胸腔镜肺结节（≤3cm）切除已成为胸外科最常见的手术。大量回顾性文献认为亚肺叶切除可获得和肺叶切除相同的肿瘤学疗效[24]，并且具有保护肺功能的优点[25]。解剖性肺段切除是亚肺叶切除的主要术式，存在诸多的难点，在胸腔镜下快速而又准确的GGO定位及段间交界面的精准界定是肺段切除术的关键。目前出现了一系列GGO辅助的定位方法，包括术中解剖标志物定位、Hookwire和微弹簧圈定位法、3D打印导板定位、染色剂注射定位、电磁导航支气管镜（electromagnetic navigation bronchoscope，ENB）等。以上方法各有优缺点，医师应根据自身条件、患者结节的特点以及医院的客观条件，个性化的选择定位方法，也可联合使用几种方法，这样可提高临床操作的成功率。

（1）术中解剖标志物定位：利用肺结节胸壁解剖结构相对固定的位置关系，外科医师仔细对照患者术前CT图像，首先大致确定结节所在肺段，待肺膨胀后，在相应的肺表面以电刀灼伤作为标记，进一步确定肺组织切除范围。同时，在实际操作过程中，注意肺自然萎陷后形成的标志线，避免钳夹操作对标志线的影响，均有助于肺结节的成功定位。该方法具有简单、经济和适用等优点，对于特定部位的肺结节，如肺尖部、背段尖部和舌段等较为合适。但此法对外科医生的经验要求较高，肺组织和胸壁结构也并非完全固定，且易受呼吸或患者体位影响，故而临床应用较为受限。

（2）Hookwire和微弹簧圈定位法：Hookwire和微弹簧圈定位是目前临床上应用最多的术前辅助定位方法，两种方法原理较为相似，通过术前在CT引导下经皮置入金属标记物，将标记物直接锚定于靶结节临近的肺组织表面，术中通过识别肺表面标记物定位结节位置，确定肺组织切除范围[26]。此两种定位方法操作简单，无需特殊辅助设备，易于推广普及。

（3）3D打印导板定位：目前经皮肺穿刺定位需要在CT实时引导，由外科和影像介入医师根据患者的二维CT图像，即时规划穿刺路径，因此在实际操作中为实现穿刺针准确“命中”结节，患者往往需要接受多次CT扫描，同时在穿刺过程中，穿刺针反复调整可增加气胸、出血等并发症的发生率。后来人们利用患者术前CT信息和3D打印技术，设计了一种个性化的定位导板：该导板预先标记穿刺针位置与角度，操作者根据患者体表解剖标志放置导板，然后根据导板标记位置进行穿刺或手术。该法可简化经皮肺穿刺的定位流程，降低CT扫描剂量，同时提高定位成功率，但需要特殊设备，费用较为昂贵，基层推广困难较大。

（4）染色剂注射定位：利用有色染料标记肺结节及其周围肺组织，其原理是术前通过经皮或支气管路径，在结节附近胸膜下注射染料标记，术中通过识别染料标记位置，确定肺结节位置及肺组织切除范围。目前用于肺结节定位的染料包括：靛红、亚甲蓝（美兰）或印度墨水等。该法操作简便，成本低，但存在染色不足或染色范围过大的情况，延长手术时间，甚至影响术野，故而现较少使用。

（5）电磁导航支气管镜定位：电磁导航支气管镜是以电磁定位技术为基础，结合计算机虚拟支气管镜与高分辨率螺旋CT技术的内镜，可以实时引导定位，准确到达常规支气管镜技术无法到达的肺外周病灶及纵隔淋巴结并获取标本，也可经支气管镜方指定位标记。主要应用于外周型肺部疾病、纵隔和肺门淋巴结的诊断以及肺部手术的定位。该法操作方便，定位准确，还可避免穿刺相关损伤，但存在一定的学习周期，且花费相对较高，较难在基层推广。

（6）改良肺萎陷法定位：以改良肺萎陷法为代表的肺段交界面的鉴定方法在临床上也广泛应用。此方法是在离断靶段支气管、血管后，侧肺应用纯氧膨胀术直至完全膨胀，然后健侧肺单肺通气，稍作等待（约15min）后，术侧肺即可出现精准肺段间交界面，交界面持续时间长，便于精准分离，操作安全，重复性好，易于推广。但对于慢性支气管炎及肺气肿的患者，效果欠佳，建议采用综合判断。

10. 如何实施胸科手术后的镇痛?

胸外科手术术后急性疼痛的发生率较其他手术明显升高，有效的术中及术后麻醉镇痛方式能使患者早日下床活动、更好地进行深呼吸、咳嗽及清除气道内分泌物，能大大降低术后各类并发症的发生（如深静脉血栓、肺不张以及肺炎等），从而使患者术后快速康复，明显缩短住院时间[27]。另外，术后急性疼痛的发生率及程度的降低能显著降低术后慢性疼痛的发生[28]。随着可视及微创技术的发展，胸腔镜肺手术逐渐成为主流术式，且手术切口的数量逐渐向单孔发展。与传统三孔胸腔镜手术相比，单孔胸腔镜肺手术的主要优势在于减轻术后疼痛、减少术中出血、缩短引流管留置时间以及缩短住院时间[29~31]。

（1）硬膜外镇痛：复合使用局麻药和阿片类药物的患者自控硬膜外镇痛（patient controlled epidural analgesia，PCEA）被视为胸外科术后镇痛的“金标准”[27]。PCEA目前认为是胸科手术后镇痛的 “金标准”，是最常用的术后镇痛方法之一。但其术后存在低血压、尿潴留、神经系统损伤、硬膜外血肿、硬脊膜穿破等风险，发生率0.003%[33]。其次胸段硬膜外穿刺较为困难，存在学习周期长及年轻医生较难掌握的缺陷，故在临床上的使用会相对受限。

但随着临床麻醉药物的推陈出新和B超引导下神经阻滞技术的广泛应用[32]，胸外科手术后的镇痛方式和方法也随之改变，目前主流的方式倾向于多模式镇痛，即多种不同药物和不同镇痛方法同时使用，以减少单一药物及方法的并发症，以达到无痛的效果，加速患者术后康复。

（2）口服止痛药：是最传统的镇痛方法之一，患者容易掌握 ，依从性好，常应用于轻微疼痛患者或手术患者的超镇痛等。常用药物有非甾体类的抗炎药物（阿司匹林、双氯芬酸钠等）和阿片类止痛药物（氨酚待因片、曲马多片、羟考酮片等）。

（3）静脉镇痛：患者自控静脉镇痛（patient controlled intravenous analgesia，PCIA）是胸科手术后常用的镇痛方法之一，经静脉给药，使用药物广泛，包括麻醉性镇痛药和非甾体镇痛药，起效快，适用范围广。但因其全身用药，副作用相对较高，如恶心、呕吐、便秘等胃肠道反应，过度镇静及呼吸抑制等。

（4）肋间神经阻滞或冷冻：该法也经常用于胸科术后镇痛，需要术中解剖出肋间神经，再精准阻滞或冷冻。该法操作复杂，手术难度大，若阻滞或冷冻肋间神经不精确，还需要联合镇痛，故而临床使用不十分广泛。

（5）椎旁神经阻滞：随着超声可视化技术的临床应用，椎旁神经阻滞已逐步被医生和患者接受，已被证实其有与PCEA相当的镇痛作用，且具有更稳定的血流动力学和更少的副作用。

（6）切口渗透导管镇痛：是手术结束时将多头渗透导管在直视下安置于肋间肌和胸壁间隙，手术后将低浓度的局麻药通过渗透导管持续灌注于切口周围，以达到持续且直接的镇痛效果[34]。该镇痛模式将局麻药缓慢灌注于手术切口，故而效果确切，且药物可以完全被吸收，不影响伤口愈合。该法需要外科医师安置，局麻药物由麻醉医师配制，操作方法简单易学，易于推广。

11. 胸腔闭式引流系统及肺切除术后放置引流管的作用是什么？

（1）胸腔引流的作用：胸科手术结束前，往往都要放置胸腔引流管以排除积气和积液并保持肺组织膨胀。

（2）引流管的放置方法：一根引流管放在肺尖的前方用以排气，另一根放在后方以排除液体。随着可视化技术的推广，微创手术占比已达90%以上，手术精度提高，出血量减少，术后并发症减少，现主要是放置排气的引流管、排液的引流管已逐步被更细的引流管（腹腔引流管）所取代，甚至不放置。胸腔引流管连接负压为15～20cmH_2O的水封瓶。全肺切除手术后不一定放置胸腔引流，因该侧已经没有剩余的肺需要复张。

（3）最常用的引流装置：最常用的一次性使用胸腔闭式引流装置是改良的三室系统。它包括一个水封的腔室，一个带水的低负压的压力调整室，以及一个干燥的隔离气体的腔室。压力调整室的作用是在负压过大时允许大气进入瓶中。仅使用一个干燥的隔离瓶引流的话，可能造成外界气体逆向进入胸膜腔，或造成吸引管道的污染。

（4）引流注意事项：钳夹胸腔引流管是危险的，因为这将导致气体和液体在胸腔内积累。将水封瓶高于患者放置也是不建议的，因为这样有可能导致水封瓶中的水流入胸膜腔。当胸腔引流管不畅时，可通过“挤”或“捏”的动作来使之通畅（从两个方向，朝向胸腔的方向和远离胸腔的方向来回挤压导管）。

12. 开胸手术后可能发生的并发症有哪些？

（1）呼吸衰竭：术后氧合下降的常见原因是肺不张，而呼吸衰竭是最多见的严重并发症。接受胸科手术的患者术前往往有吸烟史和肺部疾病，这些本身就是呼吸衰竭的高危因素。

呼吸衰竭多由肺水肿引起的，肺水肿可以是心源性和非心源性的，复张性肺水肿通常仅限一侧，在慢性肺不张的患者中，突然从胸膜腔移去大量的液体后和气体后易发生复张性肺水肿。复张性肺水肿罕见发生于进胸手术肺隔离后的短时间内，除非患者术前就存在肺的萎陷。其病因可能和快速复张引起的毛细血管通透性增加有关，和再灌注损伤相似。

（2）右心衰竭：肺切除术后也可并发右侧心力衰竭，右心衰竭可能是由右心后负荷增加所致，或者两者相关。如果肺血管是正常的、可扩张的，则残余肺血管网能容纳所有的肺血流，而肺动脉压力仅增加很少一部分。如果肺动脉压明显增加，则有右心衰竭的可能，因为右心壁相对较薄。传统的治疗包括肺血管扩张药和正性肌力药支持，使用儿茶酚胺类药物及磷酸二酯酶抑制药。一氧化氮的应用对肺切除术后的肺高压是有优势的，因为它对体循环的血管没有影响。

（3）心脏疝：心脏疝是一种较少见并发症，可发生在开放心包的肺切除术后，此类手术用于治疗支气管来源的肿瘤或当肿瘤侵犯肺门时。心脏可经心包缺损处疝出到胸部的空腔中，心脏嵌顿可阻碍血液流动，进而导致心血管衰竭。右进胸心包内肺切除术后，心包的嵌顿阻塞上腔静脉，导致上腔静脉综合征。而左进胸心包内肺切除术后，心尖可能从心包薄弱处疝出，心室的一部分由于嵌顿而出现肿胀，血流受阻及局部缺血，进而引发心肌梗死和心脏停搏。

经心包内肺切除术后，患者不能摆放手术侧位置在下方的体位，重力可使心脏向下经心包薄弱处疝出到空的一侧胸腔中。一旦发现心脏疝出，需立刻将患者置于手术侧向上的侧卧体位，这样可改善心功能，通常需要手术处理。

（4）术后出血：可发生明显的术后出血，其诊断依据主要是引流瓶内的引流量。如血液丢失的速率大于100mL/h，则有手术探查的必要。如出血量大，引流血液的压积可能超过20%。如果有大量出血而引流管内无引流，多是因为引流管被血凝块所堵塞。这样的病例就可能进一步发展为张力性血胸或气胸。

（5）肺叶扭转：在胸片上表现为该肺叶不张或肺叶实变及肺叶位置的改变，这样的病例需要立刻手术矫正。将扭转的肺叶或肺复位，会有大量的血清渗出液经复位后的支气管进入健侧肺，故需对健侧肺进行吸引。诊断不及时可能导致需要行肺叶的切除术，甚至患者死亡。

（6）支气管胸膜瘘：漏气可以从胸腔闭式引流的水封瓶中溢出的气泡检测到。引流漏气的缺损在术后通常可以自行愈合，并消除漏气。恢复自主呼吸和吸气时负压有助于减少漏气并促进缺损处愈合，缺损处不能愈合将会引起支气管胸膜瘘，这将是术后两周内非常严重的并发症。在极少的情况下，支气管胸膜瘘可延迟出现，此类患者需要放置胸腔闭式引流装置以提供适当的引流并促进漏口的关闭和愈合。大部分支气管胸膜瘘的患者需要手术矫正，并且需要双腔管插管和肺隔离。

（7）神经损伤：神经损伤的出现是继发于手术体位压迫或手术创伤。臂丛或尺神经的压迫损伤多继发于体位压迫。而手术会导致肋间神经、胸长神经、胸背神经的损伤。由体位造成的神经损伤大部分都能消退，但完全愈合需要3～6个月。

表3-5　总结：胸科手术术后的并发症　并发症

并发症
①呼吸衰竭
a. 肺不张
b. 肺水肿（心源性或非心源性）
②右心衰竭
③心脏疝
④出血
⑤肺叶扭转
⑥支气管胸膜瘘
⑦神经损伤
a. 臂丛神经
b. 尺神经
c. 胸长神经
d. 胸背神经

三、病例总结

1. 术前肺功能评估

基本的病史：于2007年4月在我院行左上肺叶切除术，纵隔淋巴结清扫，左肺动脉、左主支气管成形术。术后病理“中央型鳞状细胞癌，$PT_2N_2M_0$”，术后GP（吉西他滨+顺铂）方案化疗4次，放疗1次，术后恢复好。余无特殊既往病史及特殊用药史。肺功能：轻度限制性通气障碍，FEV_1 1.8L，FEV_1/FVC 78%，MVV 95.3L；血气分析：PaO_2 58mmHg，$PaCO_2$ 44mmHg；实验室、影像学及其他辅助检查未见明显异常。

该患者系胸部的二次手术，且是对侧手术，对肺功能影响较大。但患者两次手术间隔6年，现已完全代偿，体能活动良好，预计术后的1s用力呼气量（PPO-FEV_1）为48%，可耐受肺叶切除的手术，但要警惕术中的低氧血症。

2. 麻醉方式及药物的选择

由于胸科手术麻醉的特殊要求和单肺通气对患者的影响，我们选择全身麻醉复合硬膜外阻滞。全身麻醉我们选择对低氧肺血管收缩影响较小的七氟烷维持，而且尽量减少其用量，MAC维持在0.7～1.0，硬膜外使用0.2%的罗哌卡因。这样既可避免高浓度罗哌卡因引起的硬膜外麻醉并发症和抑制低氧肺血管收缩，也可以在手中术后获得良好的镇痛效果。

3. 低氧血症的预防及肺保护策略

该患者是胸部二次手术，面临通气侧为单肺叶，术中发生低氧血症风险极高，因此我们采取如下措施：

（1）双腔管的选择：通过测量术前CT的隆嵴水平的左支气管内径（10mm），我们选择便于对位的37F左侧双腔管，同时在插管完毕和摆放手术体位后均应用纤维支气管镜进行精准定位，以确保对位良好。

（2）非通气侧给予持续正压通气：在不影响外科医师操作的情况下，我们选择10cmH_2O的持续正压通气，以减少肺内分流，纠正V_A/Q比值。

（3）PEEP：为维持术中氧合，我们给予患者5cmH_2O的生理性PEEP，以增加呼气末肺泡的容积，改善肺的功能残气量，防止肺泡塌陷，改善比值，为“个体化PEEP值”。

（4）通气方式的选择：鉴于患者通气侧为单个肺叶，我们选择PCV模式，以求获得较低的气道内峰压（Paw）和平台压。同时减少单肺通气时的肺损伤和肺内分流。

（5）吸入氧浓度设置：鉴于本案例为患者自身的因素，我们选择100%的纯氧。

（6）液体管理：本案例为目标导向液体管理，基于监测CO、SV、CI及SVV等指标，该手术历时3h，我们补充液体1000mL（晶体液500mL＋胶体液500mL），而且小便量理想（300mL）。

通过以上措施，我们在手术过程中获得良好的氧合，氧饱和度始终≥90%，同时外科医师获得满意的操作视野和空间。术后即时拔管，安返病房。

4. 肺结节及段间交界面的定位

由于患者是胸科二次手术，且左上肺叶缺如，因此我们还是拟定对肺功能影响小的亚肺叶切除。我们术前采取我院电磁导航支气管镜（ENB）技术，实时引导定位，准确到达肺结节位置。术者在电磁导航支气管镜引导下，运用改良式肺萎陷法精准定位段交界面，实施右上肺叶前段切除，肿瘤切缘宽度约2.5cm。

5. 术后镇痛方式的选择

该患者我们选择硬膜外镇痛，且选择较低浓度且有“分离麻醉”效果的罗哌卡因，术后患者镇痛效果良好，于当日下午即可下床活动。患者于第三天拔除引流管和硬膜外导管，于第五日出院。

四、病例考核

1. 下列哪项是正确的？（单选题）B

A. 患者行左肺切除术不增加术后肺水肿的风险

B. 所有行肺叶切除术的患者术前必须完善肺功能检查

C. 应最大化通气侧肺低氧性肺血管收缩

D. 所有患者必须行高容量（10～12mL/kg）肺通气，这是避免肺不张发生的唯一途径

E. 以上皆错

2. 参考单肺通气时低氧血症的处理措施，下列哪项是错误的？（单选题）A

A. 用纤维支气管镜调节双腔管位置时，支气管套囊应该在气管隆嵴上1cm左右

B. 单肺通气时，通气侧肺的呼气末正压会加重血液分流

C. 吸入氧浓度需增加至100%

D. 大潮气量会损伤通气侧的肺泡

E. 单肺通气时，肺通气侧持续正压通气或高频通气可以改善患者氧合

3. 下列属于胸科手术后并发症的是：（多选题）ABCDE

A. 肺水肿、肺不张，以及呼吸衰竭

B. 心律失常

C. 心脏疝

D. 肺叶扭转

E. 臂丛神经损伤

五、参考文献

[1] Colice GL, Shafazand S, Griffin JP, et al. Physiologic evaluation of the patient with lung cancer being considered for resectional surgery: ACCP evidenced-based clinical practice guidelines (2nd edition). Chest, 2009, 132(3 Suppl):161-177.

[2] Pierce RJ, Copland JM, Sharpe K, et al. Preoperative risk evaluation for lung cancer resection: predicted postoperative product as a predictor of surgical mortality. Am J Respir Crit Care Med, 1999, 150(4): 947-955.

[3] Ferguson MK, Siddique J, Karrison T. Modeling major lung resection outcomes using classification trees and multiple imputation techniques. Eur J Cardiothorac Surg, 2008, 34(5): 1085-1089.

[4] Berry MF, Villamizar-Ortiz NR, Tong BC, et al. Pulmonary function tests do not predict pulmonary complications after thoracoscopic lobectomy. Ann Thorac Surg, 2010, 89(4): 1044-1051.

[5] Cerfolio RJ, Bryant AS. Different diffusing capacity of the lung for carbon monoxide as predictors of respiratory morbidity. Ann Thorac Surg, 2009, 88(2): 405-410.

[6] Kobayashi K, Saeki Y, Kitazawa S, et al. Three-dimensional computed tomographic volumetry precisely predicts the postoperative pulmonary function. Surg Today, 2017, 47(11): 1303-1311.

[7] Le Roux PY, Leong TL, Barnett SA, et al. Gallium-68 perfusion positron emission tomography/computed

tomography to assess pulmonary function in lung cancer patients undergoing surgery. Cancer Imaging, 2016, 16(1): 24.

[8] Lim E, Baldwin D, Beckles M, et al. Guidelines on the radical management of patients with lung cancer. Thorax, 2010, 65(Suppl3): 1-27.

[9] Turner SE, Eastwood PR, Cecins NM, et al. Physiologic responses to incremental and self-paced exercise in COPD: a comparison of three tests. Chest, 2004, 126(3): 766-773.

[10] Mourisse J, Liesveld J, Verhagen A, et a1. Efficiency, Efficacy, and Safety of EZ··Blocker Compared with Left--sided Double·-lumen Tube for One-lung Ventilation. Anesthesiology, 2013, 11 8(3)：550-561.

[11] Narayanaswamy M, Mcrae K, Slinger P, et a1. Choosing a Lung Isolation Device for Thoracic Surgery：A Randomized Trial of Three Bronchial Blockers Versus Double. Lumen Tubes. Anesth Analg, 2009, 108(4)：1097-110l.

[12] 刘志永, 丁翠青, 姚长青, 等. 左侧双腔支气管导管移位时其支气管气囊压力变化比较[J]. 中华麻醉学杂志, 2015, 6(4): 424-427.

[13] Şentürk M, Slinger P, Cohen E. Intraoperative mechanical ventilation strategies for one-lung ventilation[J]. Best Pract Res Clin Anaesth, 2015, 29(3):357 -369.

[14] Slutsky A S, Ranieri V M. Ventilator—induced lung injury. N Engl J Med, 2013, 369(22)：2126-2136.

[15] Chiumello D, Carlesso E, Cadringher P, et a1. Lung stress and strain during mechanical ventilation for acute respiratory distress syndrome. Am J Respir Crit Care Med, 2008, 1 78(4)：346-355.

[16] 王云霞, 周天瑜, 孙超, 等. 机械通气相关性肺损伤发生机制研究进展. 中国呼吸与危重监护杂志, 2018, 17(1)：93. 96.

[17] 孙亚林, 白玉, 李廷坤, 等. 单腔、双腔气管插管对胸腹腔镜食管癌根治术通气效果及肺损伤的影响. 中华医学杂志, 20l7, 97(28)：2194-2197.

[18] Seymour AH, Prasad R, McKenzie RJ. Audit of double-lumen endobronchial intubation , Br J Anaesth, 2004, 93 : 525-527.

[19] Martin J B, Garbee D, Bonanno L. Effectiveness of positive end-expiratory pressure, decreased fraction of inspired oxygen and vital capacity recruitment maneuver in the prevention of pulmonary atelectasis in patients undergoing general anesthesia: a systematic review[J]. Jbi Dat Syst Rev Impl Rep, 2015, 13(8):317 -323.

[20] Severgnini P, Selmo G, Lanza C, et al. Protective mechanical ventilation during general anesthesia for open abdominal surgery improves postoperative pulmonary function [J]. Anesthesiology, 2013, 118(6):1307 -1321.

[21] Chau E H, Slinger P. Perioperative fluid management for pulmonary resection surgery and esophagectomy [J]. Sem Card Vasc Anesth, 2014, 18(1):36 -44.

[22] Chappell D, Heindl B, Jacob M, et al. Sevoflurane reduces leukocyte and platelet adhesion after ischemia-reperfusion by protecting the endothelial glycocalyx [J]. Anesthesiology, 2011, 115(3):483 -491.

[23] Chen W, Zheng R, Baade PD, et al. Cancer statistics in China, 2015[J]. CA Cancer J Clin, 2016, 2 : 115-132.

[24] Moon MH, Moon YK, Moon SW. Segmentectomy versus lobectomy in early non-small cell lung cancer of 2cm or less in size: A population-based study. Respirology, 2018, 23(7):695-703.

[25] Nomori H, Shiraishi A, Cong Y. Differences in postoperative changes in pulmonary functions following

segmentectomy compared with lobectomy. Eur J Cardiothorac Surg, 2018, 53(3):640-647.

[26] Cao J, Yuan P, Wang Y.et al. Survival rates after lobectomy, segmentectomy, and wedge resection for non-small cell lung cancer. Chest, 2014, 145(1):66-71.

[27] Bottiger BA, Esper SA, Stafford S M. Pain management strategies for thoracotomy and thoracicpain syndromes［J］. Semin Cardiothorac Vasc Anesth, 2014, 18（1）：45-56.

[28] Bayman EO, Parekh KR, Keech J. A prospective study of chronic pain after thoracic surgery［J］. Anesthesiology, 2017, 126（5）：938-951.

[29] Gonzalez R D. VATS lobectomy：surgical evolution from conventional VATS to uniportal approach［J］. Scientific World Journal, 2012, 20（12）：780-842.

[30] Cai Y, Han Y, Zhang N. Modular uniportal videoassisted thoracoscopic lobectomy and lymphadenectomy：anovel pattern of endoscopic lung cancer resection［J］. J Laparoendosc Adv Surg Tech A, 2017, 27（12）：1230-1235.

[31] Roubelakis A, Modi A, Holman M. Uniportal video-assisted thoracic surgery：the lesser invasive thoracic surgery［J］. Asian Cardiovasc Thorac Ann, 2014, 22（1）：72-76.

[32] Wu Z, Fang S, Wang Q. Patient-controlled paravertebral block for video-assisted thoracic surgery［J］. Ann Thorac Surg, 2018, 106（3）：888-894.

[33] Miro M, Sanfilippo F, Perez F. Influence of the thoracic epidural anesthesia on the left ventricular function：an echocardiographic study［J］. Minerva Anestesiol, 2017, 83（7）：695-704.

[34] Andrews W G, Paul S. Techniques of video-assisted thoracoscopic surgery lobectomy and critical review of published data[J]. Future Oncol, 2016, 12(23s):31-33.

（吕志勇）

第四章
低血容量性休克的麻醉策略

一、临床病例

【病例1】患者男，63岁，体重60kg，厌油伴纳差，体重下降3月，诊断：胆管癌，肝内胆管结石伴胆管炎。患者一般情况稍差，神情合作，皮肤黄染。查：T 37.4℃，RR 20次/min，HR 88次/min，律齐，BP 120/80mmHg，双肺呼吸音清晰，无湿啰音，无哮鸣音。既往体健。动态心电图：窦性心律有时心动过速，偶发室早、房早。胸CT示：双肺及纵隔未见明显异常。心脏彩色多普勒超声：EF 71%，左室舒张功能减退。消化系统CT：肝内胆管扩张，胆囊炎，胆结石。凝血功能：FIB 7.09g/L，肝功能:ALT 56U/L，直接胆红素 103μmol/L，电解质大致正常。拟行：肝门部胆管癌根治术、胆管整形术、胆肠吻合术。

患者8∶00入手术室，HR 92次/min，BP 100/55mmHg，RR 18次/min。8∶15予以有创动脉穿刺，监测患者有创动脉血压，ABP 98/58mmHg，予以舒芬太尼20μg，罗库溴胺30mg，依托咪酯20mg，快速诱导气管插管，术中以丙泊酚、瑞芬太尼、七氟烷维持麻醉。手术历时6h，失血量5000mL，术中血压最低65/42mmHg，血管活性药物维持循环。

【病例2】患者男，16岁，体重40kg，发现脊柱、胸廓畸形2年余，诊断：脊柱侧弯。患者一般情况可，神情合作，查：T 37℃，RR 15次/min，HR 72次/min，心脏听诊无杂音，心功能Ⅰ级，BP 93/48mmHg，双肺呼吸音清晰，无湿啰音，无哮鸣音。既往无心肺疾病史，无手术麻醉史。心电图正常。胸片示：脊柱向右弯曲，右侧肺被压缩，双肺纹理增粗。凝血功能：PT 11.8s、APTT 36.7s, TT 11.5s，FIB 2.43g/L，肝肾功能、电解质均正常。拟行：脊柱侧弯矫形术。

患者8∶00入手术室，HR 82次/min，BP 96/52mmHg，RR 18次/min。8∶10予以有创动脉穿刺，监测患者有创动脉血压，IBP 100/52mmHg。予以咪唑安定2mg，舒芬太尼15μg，罗库溴胺30mg，丙泊酚100mg，快速诱导气管插管，术中以丙泊酚、瑞芬太尼、七氟烷维持麻醉。手术历时8.5h，失血量8000mL，血管活性药物维持循环。

【病例3】患者女，40岁，体重68kg，停经37周+2天，凶险性前置胎盘待产。诊断：

孕37周，凶险型前置胎盘，胎盘植入可能。患者一般情况可，神情合作。查：T 36.4℃，RR 20次/min，HR 88次/min，律齐，NBP 140/78mmHg，双肺呼吸音清晰，无湿啰音，无哮鸣音。既往体健，曾行剖宫产产一男活婴。心电图：窦性心律。心脏彩色多普勒超声：EF 68%。产科B超：宫内妊娠35周+6天，单活胎，头位，凶险型前置胎盘（胎盘植入可能）。凝血功能、肝功能、电解质大致正常。拟行：子宫下段剖宫产术。

患者8：00入手术室，HR 90次/min，NBP 100/55mmHg，RR 18次/min。8：15予以有创动脉穿刺，监测患者有创动脉血压，IBP 138/68mmHg，在1%利多卡因局麻下行L_{3-4}间隙蛛网膜下腔穿刺，注入等比重罗哌卡因20mg。麻醉起效后行剖宫产术，剖出一女活婴后大出血，立即予以舒芬太尼20μg，罗库溴胺50mg，丙泊酚120mg，快速诱导气管插管，术中以丙泊酚、瑞芬太尼、七氟烷维持麻醉。手术历时5h，失血量约15000mL，术中血压最低65/42mmHg，血管活性药物维持循环。

【病例4】患者男，71岁，体重50Kg，发现肾结石3月余，诊断：肾结石。患者一般情况可，神情合作，查：T 36.7℃，RR 23次/min，HR 101次/min，律齐，NBP 115/70mmHg，双肺呼吸音清晰，无湿啰音，无哮鸣音。既往高血压病史，8年前行心脏支架置入术，曾行左侧经皮肾镜钬激光碎石，输尿管支架置入术，术后肾造瘘管引出脓液。心电图：窦性心律，频发室早，偶发房早，部分导联ST-T改变。胸CT示：双肺多发小结节影，考虑炎症，右肺上野少许钙化灶。心脏彩色多普勒超声：EF 67%，左室壁增厚，轻度二尖瓣返流，左室舒张功能减退。泌尿系CT：左肾多发结石，右肾、右侧输尿管上段多发结石，右肾萎缩，右肾及肾周感染，累及右侧腰大肌、竖脊肌、髂腰肌，脓肿形成。凝血功能、肝肾功能、电解质大致正常。拟行：右肾切除术。

患者8：00入手术室，HR 82次/min，NBP 185/110mmHg，RR 18次/min。8：10予以有创动脉穿刺，监测患者有创动脉血压，IBP（有创血压）190/98mmHg，予以咪唑安定2mg，舒芬太尼15μg，罗库溴胺30mg，丙泊酚50mg，快速诱导气管插管，术中以丙泊酚、瑞芬太尼、七氟烷维持麻醉。手术历时11h，失血量30060mL，术中血压最低45/36mmHg，血管活性药物维持循环（去甲肾上腺素、肾上腺素、多巴酚丁胺），氨甲环酸持续泵注。术中输入晶体液9000mL，胶体液14000 mL悬浮红细胞30 U，血浆4000 mL，自体血6402 mL，血小板1个治疗量，冷沉淀20 U，人凝血酶原复合物1000IU，人纤维蛋白原4g。

问题：

1. 低血容量性休克的定义是什么？病例1患者是否存在有低血容量性休克？
2. 低血容量性休克的诊断是什么？
3. 低血容量性休克的术前准备有哪些？
4. 低血容量性休克手术过程中需进行哪些监测？
5. 什么是大量失血？什么是大量输血？
6. 大量输血的方案有哪些？
7. 病例4患者术中血压急剧下降的原因是什么？应如何处理失血性休克？
8. 临床输血的原则是什么？
9. 围术期血液保护的方法有哪些？

二、病例讨论

1. 低血容量性休克的定义是什么？病例 1 患者是否存在有低血容量性休克呢？

低血容量性休克（hypovolemic shock）常因大出血或体液丢失，或者液体积存在第三间隙，导致有效循环量降低引起有效循环血量减少，回心血量不足，导致心输出量和动脉血压降低。见于大失血、失液、严重创伤，大面积烧伤、严重腹泻、呕吐等所致血浆或其他液体丧失。

低血容量性休克的发生，主要取决于循环血量丧失的量和速度，以及机体的代偿能力。如果循环血量减少的量和速度未超过机体的代偿程度，基本无不良后果，一般15min内的失血量少于全身血量的10%，机体通过代偿可使平均动脉压及组织灌流量维持稳定；若快速失血占全血量的15%～25%，尽管机体充分发挥代偿，仍不能维持平均动脉压和组织灌流量，随即出现休克表现。一般，血容量随着年龄和生理状况而改变，以占体重的百分比为参考指数。成人平均估计血容量占体重的7%（或7mL/kg），高龄者的血容量较少，占体重的6%左右，儿童的血容量占体重的8%～9%，新生儿估计血容量占体重的9%～10%，根据失血量等指标将失血分成四级（见下表4-1）。

表4-1　失血性休克的分级（以体重70kg为例）

分级	失血量（mL）	失血量占血容量比例（%）	心率（次/min）	血压	呼吸频率（次/min）	尿量（mL/h）	神经系统症状
I	<750	<15	<100	正常	14～20	>30	轻度焦虑
II	750～1500	15～30	>100	下降	>20～30	>20～30	中度焦虑
III	>1500～2000	>30～40	>120	下降	>30～40	5～20	萎靡
IV	>2000	>40	>140	下降	>40	无尿	昏睡

根据上述所示，本例患者血容量约为4200 mL，术中失血约5000 mL，失血量已超过患者的基本血容量，已属于Ⅳ级失血性休克。

2. 低血容量性休克的诊断是什么？

诊断主要依据病史、症状、体征、精神状态改变、皮肤湿冷，收缩压下降(＜90mmHg或比基础血压下降＞40mmHg）或脉压减少(＜20mmHg)、尿量＜ 0.5mL/(kg.h)、心率＞100次/min、CVP＜5mmHg或PAWP＞5mmHg等指标。组织灌注不足的症状和体征包括：皮肤湿冷、苍白、出汗、毛细血管充盈延缓、脉搏细弱、心率快、脉压降低、少尿等。此外，除了组织灌注不足的症状和体征外，氧代谢与组织灌注指标对低血容量休克诊断亦具有重要参考价值。

3. 低血容量性休克术前准备有哪些？

（1）设备的准备：麻醉相关设备（气管插管、有创监测设备）、保温设备、血液回收机等。根据术前需评估准备所需气管导管型号（分别准备三个相差半个型号的气管导管）以及喉镜、吸引器、固定器等必备用品。如果术前评估患者为困难气道时，需按困难气道准备物品，如纤维支气管镜、可视喉镜、光棒等。考虑到手术时间长，手术复杂，出血可能多时，麻醉还需准备有创动脉、静脉监测、心输出量监测、体温监测等设备，准备保温设备如暖风机、电热毯、输血输液加热器等设备以及血液回收机。

（2）开放静脉通道：对于术中具有大出血可能的患者，通常可以开放多条外周静脉及中心静脉穿刺置管来达到快速补液的需求。

（3）血液制品的准备：对于术中具有大出血可能的患者，一般应常规进行血液制品的准备。临床上常用的血液制品有人血白蛋白、浓缩血小板、洗涤红细胞、悬浮红细胞、FFP、冷沉淀物、人凝血因子、纤维蛋白原等。

（4）止血药的准备：临床中常用的止血可以分为两大类：抗纤溶药和促凝血药。其中抗纤溶药包括：合成抗纤溶药（氨基己酸、氨甲环酸、氨甲苯酸）和抑肽酶；促凝血药包括：酚磺乙胺、血凝酶、凝血酶原复合物、冻干纤维蛋白原、冻干人凝血因子Ⅷ、重组Ⅶ因子激活物、局部应用的止血药或止血材料。通常根据出血的情况选择使用止血药物。

（5）血管活性药物的准备：血管活性药物包括血管收缩药和血管扩张药，通过调节血管舒缩状态，改变血管功能和改善微循环血流灌注从而达到抗休克目的。常用收缩血管药物有：去甲肾上腺素、肾上腺素、多巴胺、间羟胺、异丙肾上腺素、甲氧胺和多巴酚丁胺。此类药物通过收缩皮肤、黏膜血管和内脏血管，增加外围阻力，使血压升高，从而保证重要生命器官的微循环血流灌注。血管扩张药物包括：α 肾上腺素能受体阻滞药、M 胆碱能受体阻滞药等。此类药物通过扩张血管，增加微循环灌注，从而改善组织器官缺血、缺氧及功能衰竭状态。当考虑到手术时间长，手术复杂，出血可能多时，需准备血管活性药物。

4. 低血容量性休手术过程中需进行哪些监测？

（1）常规监测包括：ECG、SpO_2、BP、$P_{ET}CO_2$、尿量、体温

（2）有创血流动力学监测

常用的有创血流动力学监测包括：有创动脉血压（IBP）、CVP、PAWP、心排量监测[CO、SV、每搏量变异度（SVV）]。有创动脉血压（IBP）较无创动脉血压（NBP）高5～20mmHg。持续低血压状态时，IBP测压较为可靠，可连续观察血压，且可随时采取动脉血进行血气分析；当考虑到手术时间长，手术复杂，出血可能多时，应常规监测。若动脉血压与呼吸运动相关的压力变化＞13%，或收缩压下降＞5mmHg，则高度提示血容量不足；CVP 是术中判断与心血管功能匹配的血管内容量的常用监测指标，重症患者和复杂手术中应建立连续 CVP 监测，应重视 CVP 的动态变化，必要时可进行液体负荷试验。PAWP 是反映左心功能和左心容量的有效指标，PAWP 异常升高是心脏容量增加或左心室功能异常的表现。SVV 是指在机械通气（潮气量＞8mL/kg）时，在一个呼吸周期中心脏每搏量（SV）的变异程度。据研究此指标对判断血容量有很高的敏感性（79%～94%）和特异性（93%～96%）。SVV 正常值为5%～10%，通常＞13% 提示循环血容量不足。

通常任何一种监测方法所得到的数值意义都是相对的，单一指标的数值有时并不能正确反映血流动力学状态，需要结合多个指标综合评估。

（3）动脉血气分析

动脉血气分析是休克患者不可缺少的监测项目，根据监测结果可判断体液酸碱紊乱性质，及时纠正酸碱平衡，调节呼吸机参数。血乳酸水平可作为休克严重程度和治疗效果的一个重要指标，是判断休克组织灌注较好的方法。血乳酸和碱缺失在低血容量休克的监测和预后判断中具有重要意义。此外，pH降低、碱缺失、乳酸升高与器官衰竭、不良预后有密切关系。连续动态监测动脉血气有助于判断病程进展和治疗效果。血气分析中红细胞计数、血红蛋白（血色素）及血细胞比容（红细胞压积）的数值变化，有助于了解血液有无浓缩或稀释，对诊断低血容量休克和判断是否存在继续失血有参考价值。电解质变化与肾功能监测对了解病情变化和指导治疗十分重要。

（4）凝血功能监测

常规凝血功能监测包括血小板计数、凝血酶原时间（PT）、活化部分凝血活酶时间（APTT）、国际标准化比值（INR）和D–二聚体。血栓弹力图（TEG）在失血性休克患者中应用优于传统的凝血功能监测指标。TEG可迅速（10min内）并定量获知整个凝血瀑布的状态，并可准确获知纤溶激活程度、血小板功能及重组活化凝血因子Ⅶ（rFⅦa）。

5. 什么是大量失血？什么是大量输血？

大量失血（massive blood loss）指24 h内丢失一个自身血容量；或3 h内丢失50%自身血容量；或成人出血速度达到150 mL /min；或出血速度达到1.5 mL/(kg · min)超过20 min。

大量输血（massive transfusion）指24 h内给成人输注的超过20 U红细胞；或输注血液制品超过患者自身血容量的1～1.5倍；或1h内输注血液制品大于50%自身血容量；或输血速度大于1.5 mL/(kg · min)。临床中患者急性失血量达自身血容量的30%～50%时，往往需要大量输血。

6. 大量输血的方案有哪些?

大量输血方案（massive transfusion protocol，MTP）：对于严重创伤合并大出血的患者，需要紧急启动MTP。早期大量输血方案：①方案一：红细胞、FFP、血小板考虑按6∶4∶1输注，即相当于我国12 U 红细胞∶800 mL FFP∶1U血小板；②方案二：红细胞、FFP、 血小板考虑按1∶1∶1输注，即相当于我国1 U 红细胞∶100 mL FFP∶1 U血小板，三者均是从200 mL全血分离。尚无足够证据证明哪个方案更优，应根据患者临床表现及实验室检查结果（包括TEG）及时调整血液成分的输注量。大量输血方案实施流程见下图4–1。

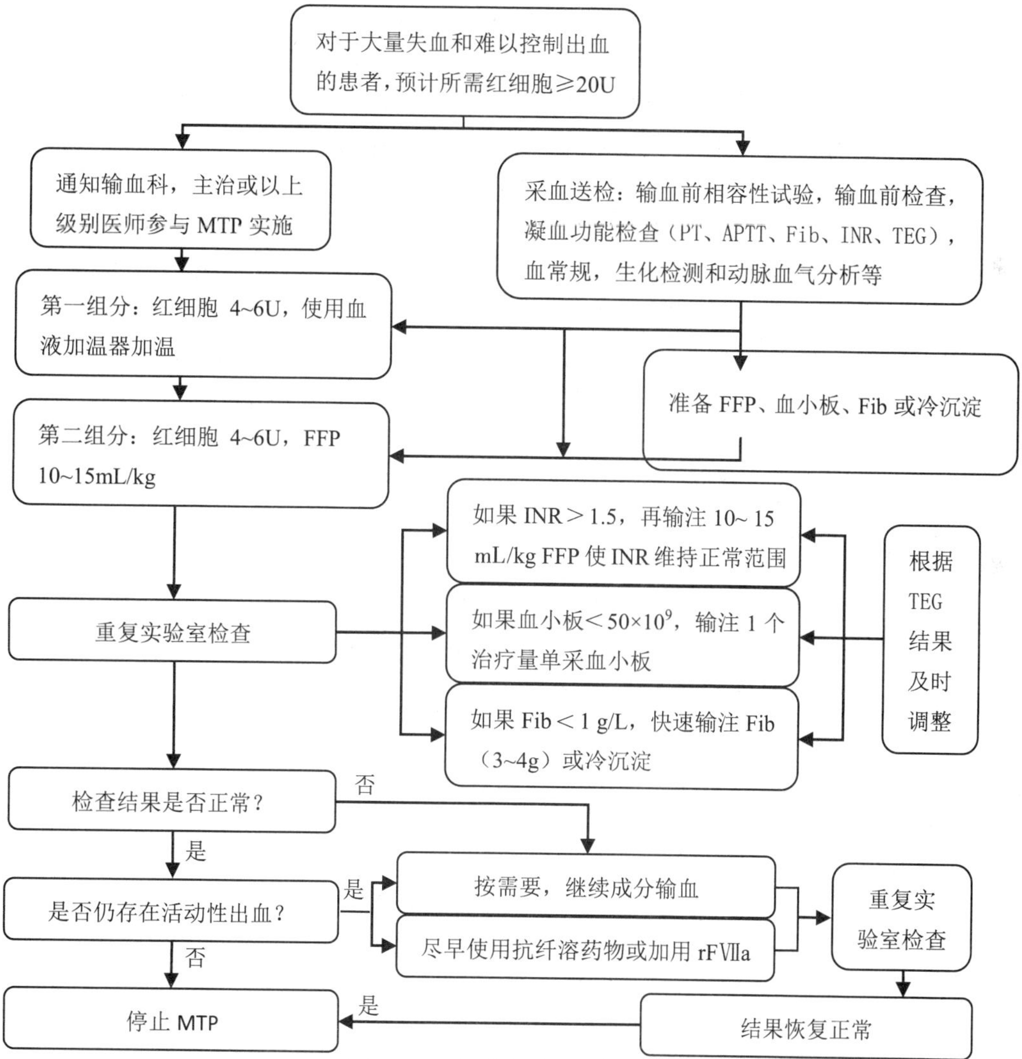

图4–1　大量输血方案实施流程

7. 病例 4 患者术中血压急剧下降的原因是什么？应如何处理失血性休克？

病例4患者血压急剧下降的原因是发生了失血性休克。

失血性休克的处理主要包含原发疾病的治疗止血及纠正休克两方面。

（1）止血

对于出血部位明确的失血性休克患者，早期手术止血可以提高存活率。提高外科技术、局部应用止血药物和止血器械，是减少手术病人失血的关键。

①控制性低血压

控制性低血压就是使用药物降低术中平均动脉血压至50～65mmHg，以减少流向手术区域的血液，目的是减少失血。但该方法必须与器官灌注不足的风险（例如，清醒延迟，永久性脑损伤，心肌和肾脏损伤以及死亡）进行权衡。当患者存在有冠状动脉疾病，或有难以纠正的低血压或脑血管疾病应避免使用此技术。

②止血技术的应用：a. 腹主动脉内球囊阻断：该法适应于骨盆、骶尾部、脊柱下段、下肢近端部位的手术。主要是经股动脉置入球囊导管至腹主动脉内，在手术切皮前充盈球囊，一般40～60min，以达到止血的目的。该方法的最严重的并发症就是急性肾衰竭，术中可采用食管超声监测肾动脉血流以保证手术安全。b. 止血带的应用：该方法主要用于肢体手术中。止血带应用时应控制止血带压力，上肢止血带压力比上肢动脉收缩压高50 mmHg，下肢止血带压力比上肢动脉收缩压高100 mmHg。但其优势与风险并存，包括术后隐性失血增加，应用时间过长造成止血带麻痹并发症。有研究发现止血带能引起肌肉缺血–再灌注损伤，当肌肉缺血超过90 min，肌肉中的乳酸、次黄嘌呤和三酰甘油含量上升明显，同时伴有葡萄糖和丙酮酸的消耗；当止血带使用时间超过100 min，切口并发症、深静脉血栓、肺动脉栓塞等风险显著增高。c. 纤维蛋白胶、凝血酶、凝胶海绵、可吸收纤维素纱布及血小板胶等以及局部机械止血技术（机械电刀、氩气刀、激光刀等）的应用：在手术中具有较好的止血效果。d. 微创外科技术：通过微小切口或人体正常孔隙，将特殊器械、物理能量或化学药剂送入人体内部，完成对人体内病变、畸形、创伤的灭活、切除、修复或重建等外科手术操作。与传统外科手术相比对病人的创伤明显减小，同时减少了围手术期血液的丢失。在一项直肠癌经肛门直肠系膜切除术的研究中，腹腔镜手术的失血量低于开放手术，机器人手术的失血量低于腹腔镜手术。手术技巧的不断发展，包括腹腔镜和机器人手术的使用，对减少手术过程中的失血量有一定的益处。

（2）纠正休克

尽快纠正引起容量丢失的病因是治疗低血容量休克的基本措施。液体复苏治疗时可以选择晶体溶液（如生理盐水和等张平衡盐溶液或高渗盐水）和胶体溶液（如白蛋白和人工胶体液）。

晶体液：晶体液液体复苏治疗常用的晶体液为生理盐水和乳酸林格液。生理盐水大量输注可引起高氯性代谢性酸中毒，与生理盐水相比，乳酸林格液钠离子和氯离子浓度较低，并含有接近正常生理状态的钙离子和钾离子，因此，在最初的液体复苏治疗中，首选乳酸林格液，生理盐水为次选，最初用量可达1～2L(成人)或20mL/kg(儿童)。乳酸林格液含有与血浆相近的电解质，为低渗液体, 对严重颅脑损伤、脑水肿和严重肝脏功能受损病人不宜选用, 可给予醋酸林格液。高渗盐注射液(7.5%、5%或 3.5% NaCl)及2%乳酸钠等高张溶液可有效扩张血容量，提高渗透压，可改善心肌收缩力和扩张毛细血管前小动脉，减少组织水肿，改善微循环，增加组织灌注，适用于烧伤和水中毒等病人。但高张盐溶液有发生医源性高渗状态及高钠血症的风险，甚至引起脱髓鞘病变。每日最大剂量不超过4mL/kg(7.5% NaCl)。

胶体液：临床上应用于低血容量休克复苏治疗中的人工胶体主要有羟乙基淀粉、明胶、右旋糖苷、白蛋白。羟乙基淀粉(HES)是通过对支链淀粉经羟乙基化后制成的人工胶体溶液，其分子质量越大，在血管内的停留时间越长，扩容强度越高，但是对肾功能及凝血系统的影响也越大。小分子质量羟乙基淀粉经肾脏排泄。羟乙基淀粉（万汶），每日最大剂量为 50mL/kg，能够较长时间维持稳定血容量，在组织沉积也较少，肾脏滤过增加，大量输注后凝血功能障碍发生率降低，过敏反应发生率低，且是目前唯一能够用于儿童的人工胶体液。研究显示羟乙基淀粉能够抑制白细胞被激活，抑制肥大细胞脱颗粒，减轻内毒素引起的炎性反应，防止毛细血管内皮功能恶化。白蛋白是一种天然的血浆蛋白质，其扩容效果好，扩容持续时间长，凝血功能影响最低，在容量复苏过程中常被选择用于液体复苏，特别是凝血功能障碍的患者。但白蛋白价格昂贵，且供应有限，不可能作为常规治疗。明胶，由牛胶原水解而制成。目前的改良明胶具有扩容效能，血浆半衰期2～3h。国内常用4%明胶，为琥珀酰明胶和尿联明胶两种制剂。其对凝血功能和肾功能影响较小,应注意可能引起的过敏反应。右旋糖酐，由蔗糖酶解后合成，最终降解产物为葡萄糖。根据平均分子质量的大小分为右旋糖酐40和右旋糖酐70，后者扩容治疗效果优于前者。右旋糖酐40可明显降低血液黏稠度，增加毛细血管的血流速度，达到改善微循环的目的，常用于防止血栓形成，而极少用于扩容。右旋糖酐输入量＞20 mL/(kg・d)，可能延长凝血时间。

（3）输入血液制品

在低血容量休克中应用广泛。失血性休克时，在液体复苏的同时应考虑到血液制品补充。临床中常用的血液制品包括：浓缩红细胞、血小板、冷沉淀、新鲜冷冻血浆。

（4）止血药的应用

临床中常用的止血可以分为两大类：抗纤溶药和促凝血药。①抗纤溶药包括：合成抗纤溶药（氨基己酸、氨甲环酸、氨甲苯酸）和抑肽酶；②促凝血药包括：酚磺乙胺、血凝酶、凝血酶原复合物、冻干纤维蛋白原、冻干人凝血因子Ⅷ、重组Ⅶ因子激活物、局部应用的止血药或止血材料。

（5）血管活性药与正性肌力药

临床通常在积极进行容量复苏状况下，对于存在持续性低血压的低血容量休克患者，可选择使用血管活性药物，如多巴胺、多巴酚丁胺、去甲肾上腺素、肾上腺素和去氧肾上腺素。

（6）纠正酸中毒

低血容量休克时的有效循环量减少可导致组织灌注不足，产生代谢性酸中毒，加重凝血功能障碍，可能引起严重的低血压、心律失常和死亡，其严重程度与创伤的严重性及休克持续时间相关。临床上使用碳酸氢钠能短暂改善休克时的酸中毒，但不主张常规使用。在失血性休克的治疗中，碳酸氧盐的治疗用于紧急情况或pH值＜7.2时。

（7）低体温

严重低血容量休克常伴有顽固性低体温，低体温可影响血小板的功能、降低凝血因子的活性，影响纤维蛋白的形成，是出血和病死率增加的独立危险因素。在失血性休克的患者中，特别是大量输注液后应特别注意保温，防止体温过低。

（8）保护胃肠黏膜屏障功能

失血性休克时，胃肠道黏膜低灌注、缺血缺氧发生得最早、最严重。胃肠黏膜屏障功能迅速减弱，肠道内细菌或内毒素向肠腔外转移机会增加。因此，低血量休克时应重视保护肠黏膜屏障功能，减少细菌与毒素易位。使用质子泵抑制剂。

8. 临床输血的原则是什么？

（1）红细胞：红细胞主要用于纠正贫血，提高携氧能力，保证组织氧供。

①对于急性大量失血和血流动力学不稳定和（或）组织氧供不足的创伤患者，需要输注红细胞。

②对于复苏后的创伤患者，Hb＜70g/L和（或）HCT＜0.21时，推荐输注红细胞，使Hb维持在70 ~ 90 g/L，或HCT维持在0.21 ~ 0.27。

③对于复苏后的创伤患者，Hb在70 ~ 100 g/L和（或）HCT在0.21 ~ 0.30时，应根据患者的贫血程度、心肺代偿功能、有无代谢率增高及年龄等因素决定是否输注红细胞。若无组织缺氧症状，暂不推荐输注红细胞。若合并组织缺氧症状：混合静脉血氧分压＜35 mmHg（1mmHg=0.133kPa），混合静脉血氧饱和度（SvO_2）＜65%，和（或）碱缺失加重、血清乳酸浓度增高，推荐输注红细胞。

④对于复苏后的创伤患者，Hb＞100g/L时，可以不输注红细胞。

⑤对于术后的创伤患者，若存在胸痛、体位性低血压、心动过速且输液无效或充血性心功能衰竭症状时，当Hb≤80 g/L时，考虑输注红细胞。

⑥对于合并严重心血管疾病的创伤患者，当Hb＜100 g/L时，考虑输注红细胞。

⑦对于中度和重度颅脑损伤患者，Hb＜100 g/L时，考虑输注红细胞。

⑧在复苏完成后，如果患者合并有急性肺损伤（acute lung injury，ALI）或ARDS的风险，应尽量避免输注含有白细胞成分的红细胞。

⑨对于需要大量输血的严重创伤患者，推荐输注储存时间＜14 d的红细胞，以减少创伤性凝血病、ALI、感染、高钾血症及肾功能衰竭等并发症的发生。

（2）新鲜冷冻血浆（fresh frozen plasma，FFP）：FFP用于补充凝血因子以预防出血和止血。避免将FFP用于扩容、纠正低蛋白血症和增强机体免疫力。

①当PT、APTT＞1.5倍参考值，INR＞1.5或TEG参数R值延长时，推荐输注FFP。

②对于严重创伤大出血、预计需要输注≥20 U 红细胞的患者，推荐尽早积极输注FFP。

③对于明确存在凝血因子缺乏的创伤患者，推荐输注FFP。

④推荐输注的首剂量为10 ~ 15mL/kg，然后根据凝血功能以及其他血液成分的输注量决定进一步输注量。

⑤对于既往有口服华法林的创伤患者，为紧急逆转其抗凝血作用，推荐输注FFP（5 ~ 8mL/kg）。

（3）血小板：对于大量输血的患者，应尽早积极输注血小板。

①血小板＜50 × 10^9/L时，考虑输注。

②血小板在50 ~ 100 × 10^9/L之间，应根据是否有自发性出血或伤口渗血决定。

③血小板＞100 × 10^9/L，可以不输注。

④对于创伤性颅脑损伤或严重大出血多发伤的患者，血小板应维持在100 × 10^9/L以上。

⑤推荐输注的首剂量为2U/10kg浓缩血小板或1个治疗量单采血小板（1袋）。推荐根据血栓弹力图（TEG）参数MA值及时调整血小板输注量。1个治疗量的血小板（1袋），大约可升高60kg患者的40 × 10^9/L血小板。

⑥如果术中出现不可控制的渗血，或存在低体温，TEG检测显示MA值降低，提示血小板功能低下时，血小板输注量不受上述限制。

（4）纤维蛋白原（Fib）和冷沉淀

①当出血明显且TEG表现为功能性Fib缺乏或血浆Fib低于1.5 ~ 2.0 g/L时，推荐输注Fib或冷沉淀。

②推荐输注的首剂量为Fib 3 ~ 4 g或冷沉淀 2 ~ 3 U/10kg（100mL FFP制备的冷沉淀为1U，对于70 kg的成年人而言，大概是15 ~ 20 U）。

③推荐根据TEG参数K值及 α 角决定是否继续输注，紧急情况下，应使Fib浓度至少达1.0 g/L。

9. 围术期血液保护的方法有哪些?

（1）自身输血：术前自体血储存、急性等容血液稀释、血液回收。

①术前自体血储存：指术前一定时间内采集患者自身的血液进行体外保存，然后在手术期间失血后输于自身的方法。其适应证包括：a. 术前估计术中出血量超过循环血量的15%，已经对输血产生免疫抗体的手术患者；b. 稀有血型；c. 配血困难的患者；d. 因宗教信仰而不接受同种异体输血的患者。根据预测术中出血量的多少，在术前2 ~ 4周采集自体血，每次采血不超过500mL（不多于估计全身总血量的10%），间隔不少于3天，术前3天完成血液采集。可将采集的自体血进行血细胞分离分开保存，以备术中需要。如果术中可能出血600 ~ 800mL，可自体储血400mL，则术中不用输异体血。

②急性等容血液稀释：在麻醉后、手术主要步骤开始前，抽取患者一定量的自体血液，同时输入胶体液或等渗晶体液保持血容量不变，以降低血细胞比容，使手术出血时的有形成分丢失减少，然后根据术中失血及患者情况将自体血回输给患者，达到避免或减少输异体血的目的。

其适应证包括：一般情况良好，呼吸循环功能良好，HB ≥ 110g/L（HCT ≥33%），无血行感染或转移性疾病，估计术中失血多。

方法：麻醉后经静脉或动脉放血，同时经静脉输入晶体液或/和胶体液，采血量与所用液体量的比例为：晶体液为1 ∶ 4，胶体液为1 ∶ 1，晶体与胶体液合用为1 ∶ 2。室温下可放置4 ~ 6h，超过6h应放入2 ~ 6℃储血冰箱并于24h内用完（但低温同样破坏血小板活性）。待术中大出血基本控制后输还给病人，也可在术后输入，如情况紧急，可提前输还。放血量的简化计算：体重60 ~ 70kg，Hb为120 ~ 140g/L时，放血量按10 ~ 15mL /kg计算，Hb＞140g/L时放血量可按15 ~ 20mL /kg计算。体重60kg，术中放血800mL，通常能够耐受。

③血液回收：血液回收是将术野的失血吸引、抗凝、回收和利用。其适应证用于

大多数出血量大的手术。将手术野的出血回收、经抗凝等处理后再回输给病人。回收处理的血必须达到一定的质量标准，尽可能将体外循环后机器内余血回输给患者。回收血的禁忌证：a. 血液流出血管外超过6h；b. 怀疑流出的血液含有癌细胞；c. 怀疑流出的血液被细菌、粪便或羊水等污染；d. 流出的血液严重溶血。

（2）止血药物的合理应用

临床中常用的止血可以分为两大类：抗纤溶药和促凝血药。其中抗纤溶药包括：合成抗纤溶药（氨基已酸、氨甲环酸、氨甲苯酸）和抑肽酶；促凝血药包括：酚磺乙胺、血凝酶、凝血酶原复合物、冻干纤维蛋白原、冻干人凝血因子Ⅷ、重组Ⅶ因子激活物、局部应用的止血药或止血材料。

①合成抗纤溶药：6-氨基已酸、氨甲环酸（TXA）、氨甲苯酸。

临床中常用的抗纤溶药是合成抗纤溶药，属于赖氨酸同类药，竞争性占据纤溶酶原和纤溶酶上的赖氨酸结合点，阻断纤溶酶原与赖氨酸结合，抑制纤溶酶形成，大剂量可直接抑制纤溶酶，同时，降低了纤维蛋白降解产物对血小板数量和功能的破坏，从而发挥止血作用。综合所有的外科手术，氨甲环酸被证明可以减少大约三分之一的失血量。氨甲环酸的给药可以是静脉给药、关节内给药、口服给药或联合给药。研究显示TXA 可安全有效地减少外科手术围术期失血量及输血率，1 ~ 2 g静脉滴注，术中可给予1 ~ 2 mg/(kg · h) 的维持剂量，静脉给予TXA 10 ~ 15mg/kg可有效减少围术期失血量及输血率，而并不增加术后血栓事件。

②抑肽酶是一种天然的多肽丝氨酸蛋白酶抑制剂，抑制纤溶酶、激肽释放酶、胰蛋白酶和糜蛋白酶，阻断内源性凝血通路，减少凝血因子的消耗，抑制纤溶系统的激活，保护血小板的聚集。但抑肽酶有增加高危心脏手术患者术后的病死率，因此，包括中国在内的许多国家已不再推荐使用该药用于预防出血。

③促凝药：酚磺乙胺、血凝酶、凝血酶原复合物、冻干纤维蛋白原、冻干人凝血因子Ⅷ、重组Ⅶ因子激活物、局部应用的止血药或止血材料。

a. 酚磺乙胺：增加血小板数量及黏附功能，0.25 ~ 0.5g，iv；维持4 ~ 5h；日总量0.5 ~ 1.5g。

b. 血凝酶：促进血管破损部位血小板聚集；1 ~ 2 U，iv；维持24h；肌注可维持48h。

c. 凝血酶原复合物：含凝血因子Ⅱ、Ⅶ、Ⅸ、Ⅹ；用于PT延长的患者；逆转华法林所致出血；维生素K缺乏、肝功能异常所致出血；10 ~ 20 PE/kg。

d. 重组因子Ⅶ激活物：一种人工合成的功能等同于凝血因子Ⅶ的生化制剂，能有效地减少手术失血量和输血量；用法：20 ~ 40μg/kg，静脉滴注。

e. 冻干人纤维蛋白原：在人体转化为不溶性纤维蛋白。每天 3 ~ 4 g，＜40 ~ 60滴/min。

f. 冻干人凝血因子Ⅷ：主要含凝血因子Ⅷ和少量纤维蛋白原 ，40 ~ 50 IU/kg，ivgtt，20min输完。

g. 除了使用凝血药外，术中可局部应用的止血药或止血材料，如明胶海绵、医用生物蛋白胶、止血纱布，均可以达到一定的减少手术出血的效果。

三、病例总结

（1）低血容量性休克多因大出血或体液丢失，或者液体积存在第三间隙，导致有效循环量降低引起有效循环血量减少，回心血量不足，心输出量降低，动脉血压降低。多见于大失血、失液、严重创伤，大面积烧伤、严重腹泻、呕吐等。

（2）低血容量性休克的症状和体征：皮肤湿冷、苍白、出汗、毛细血管充盈延缓、精神状态改变、脉搏细弱、心率快（心率＞100次/min）、收缩压下降(＜90mmHg或比基础血压下降＞40mmHg）或脉压减少(＜20mmHg)、尿量＜0.5mL/(kg·h)、心率＞100次/min、CVP＜5mmHg或PAWP＞5mmHg。

（3）低血容量性休手术过程中除了常规监测如ECG、SpO_2、BP、$EtCO_2$、尿量、体温外，还需要进行一些特殊的监测，如有创血流动力学监测（IBP、CVP、PAWP、CO、SV）、动脉血气、凝血功能监测、血栓弹力图（TEG）。

（4）当24 h内丢失一个自身血容量；或3 h内丢失50%自身血容量；或成人出血速度达到150 mL/min；或出血速度达到1.5 mL/(Kg・min)超过20 min时，称之为大量失血。

若24 h内给成人输注超过20 U红细胞；或输注血液制品超过患者自身血容量的1～1.5倍；或1h内输注血液制品大于50%自身血容量；或输血速度大于1.5 mL/(Kg・min)，为大量输血。

（5）临床输血的原则：①Hb＜70g/L和（或）HCT＜0.21时，输注红细胞；Hb在70～100 g/L和（或）HCT在0.21～0.30时，应根据患者的贫血程度、心肺代偿功能、有无代谢率增高及年龄等因素决定是否输注红细胞；若存在胸痛、体位性低血压、心动过速且输液无效或充血性心功能衰竭症状时，当Hb≤80 g/L时，考虑输注红细胞；对于合并严重心血管疾病的创伤患者，当Hb＜100 g/L时，考虑输注红细胞；对于中度和重度颅脑损伤患者，Hb＜100 g/L时，考虑输注红细胞；②当PT、APTT＞1.5倍参考值，INR＞1.5或TEG参数R值延长时，考虑输注新鲜冰冻血浆（FFP）；③血小板＜50×10^9/L时，考虑输注；血小板在50～100×10^9/L之间，应根据是否有自发性出血或伤口渗血决定；血小板＞100×10^9/L时，可以不输注；④当出血明显且TEG表现为功能性Fib缺乏或血浆Fib低于1.5～2.0 g/L时，推荐输注纤维蛋白原（Fib）和冷沉淀。

四、病例考核

1. 低血容量性休克的体征是什么：（多选题）ABCD

A. 皮肤湿冷、苍白

B. 脉搏细弱、心率快（心率＞100次/min）

C. 收缩压下降(＜90mmHg或比基础血压下降＞40mmHg）

D. 少尿［尿量＜0.5mL/(kg. h)］

2. 导致低血容量性休克的原因有哪些：（多选题）ABD

A. 大量失血　B. 腹泻、呕吐　C. 禁饮禁食　D. 大面积烧伤

3. 患者男性，54岁，45kg，诊断为胃癌，拟行胃大部切除术。术前脉搏100次/min，血压140/95mmHg，Hb 55g/L，血小板90×10^9／L。此时可选什么血液制品予以纠正：（单选题）D

A. 全血　　B. 血小板　　C. 血浆　　D. 红细胞

4. 有关大量输血说法错误的是哪个：（单选题）C

A. 24 h内给成人输注超过20 U红细胞为大量输血

B. 输注血液制品超过患者自身血容量的1～1.5倍为大量输血

C. 24h内输注血液制品大于50%自身血容量

D. 输血速度大于1.5 mL/(kg·min)

（杨柳）

第五章
围术期过敏反应

一、临床病例

【病例1】患者，男，75岁。因“前列腺癌”拟行“前列腺电切术”。既往有“哮喘”病史10余年，未规律治疗，近半年未发作。4年前曾患过脑梗死（无后遗症，未服药）。曾行过前列腺电切和输尿管结石手术（接受过全麻和硬膜外麻醉）。X胸片示：双侧肺气肿，双肺纤维灶。肺功能：重度混合性通气功能障碍，最大通气功能降低，支气管舒张试验阳性。术前呼吸科会诊：肺功能差，可以耐受手术；建议术前给予雾化治疗（激素，舒利迭等）。术晨生命体征：心率 70次/min，血压 140/70 mmHg，SpO_2 92%（吸空气）。给予甲泼尼龙40 mg静注，行T_{12}–L_1硬膜外穿刺置管。给予1%利多卡因3 mL局部浸润麻醉，硬膜外针穿刺顺利。准备置管时，患者出现咳嗽，诉呼吸困难。立即停止操作，患者翻身平卧，监测生命体征尚平稳。约5min后患者呼吸困难进一步加重，口唇发绀，意识模糊。头颈部及前胸部皮肤潮红，大腿部皮肤出现丘疹。生命体征：心率 110～160次/min，血压 80～60/50～30 mmHg，SpO_2 70%～50%（面罩吸氧8L/min）。

【病例2】患者女性，39岁，因“干咳伴活动后气促1月余 ”以“右肺上叶占位”收住入院。查体：一般情况可，心肺功能无明显异常,代谢当量＞4。既往病史无特殊，否认食物、药物过敏史。常规术前准备，拟在全麻下行右肺上叶切除术。入室后血压110/65 mmHg、心率 62/min、SpO_2 98%。局麻下行右颈内静脉、左桡动脉穿刺置管。常规麻醉诱导，顺序给予咪达唑仑3mg, 依托咪酯20mg, 芬太尼0.3mg, 罗库溴铵50mg后行左双腔管插管。确认双腔管对位良好，翻身左侧卧位手术开始，常规输注复方电解质及复方右旋糖苷40注射液。手术开始约5min后患者出现血压进行性下降（收缩压60～70mmHg）及心率进行性上升（110/min），静注去氧肾上腺素效果不佳（收缩压50～40mmHg,心率130～110/min）, SpO_2 100%, 气道压16 cmH_2O (单肺通气）。血压下降后3min,心率呈进行性下降（最低至30～20/min）。

问题：

1. 病例1发生了什么并发症？
2. 什么是围术期过敏反应？
3. 病例1麻醉前评估忽略了什么？
4. 病例2如何识别和处理过敏性休克？
5. 引起围术期过敏反应的主要药物或物质有哪些？其严重性和哪些因素有关？
6. 如何诊断围术期过敏反应？
7. 如何治疗围术期过敏反应？

二、病例讨论

1. 病例 1 患者发生了什么并发症？

病例1：考虑患者发生过敏性休克。患者既往合并哮喘，支气管舒张试验阳性，在椎管内麻醉过程中出现咳嗽，诉呼吸困难，约5min后患者呼吸困难进一步加重，口唇发绀，意识模糊。头颈部、前胸皮肤潮红，大腿部皮肤出现丘疹。血气分析：二氧化碳蓄积，呼吸性酸中毒。考虑过敏并哮喘急性发作，给予了氨茶碱，氢化可的松静滴，小剂量肾上腺素静推加持续静脉泵注；吸入沙丁胺醇气雾剂；连接螺纹管雾化吸入器，布地奈德+异丙托溴铵+特布他宁联合雾化吸入。约半小时后循环逐渐稳定，意识清醒，诉无明显呼吸困难，听诊双肺呼吸音略粗。复查血气分析后发现：二氧化碳分压下降，呼吸性酸中毒改善。考虑患者发生过敏性休克，支气管痉挛，手术暂停，送入ICU监护。

2. 什么是围术期过敏反应？什么是Ⅰ型超敏反应？

围术期过敏反应：也称围术期变态反应，指围术期某种物质触发的威胁生命的全身反应，指机体对某些抗原初次应答后，再次接受相同抗原刺激时，发生的一种以机体生理功能紊乱或组织细胞损伤为主的特异性免疫应答。多为突发和偶发，难于预测，病情变化迅速，重者病死率为3%～6%。

可分为四种类型：①Ⅰ型，速发型变态反应；②Ⅱ型，细胞溶解型变态反应；③Ⅲ型，免疫复合物型变态反应；④Ⅳ型，迟发型变态反应。

Ⅰ型超敏反应：即速发型(Ⅰ型变态反应)，又称过敏反应，是临床最常见的一种，其特点是：由IgE介导，肥大细胞和嗜碱粒细胞等效应细胞以释放生物活性介质的方式参与反应；发生快，消退亦快；常表现为生理功能紊乱，而无严重的组织损伤；有明显的个体差异和遗传倾向。根据这些活性物质作用的靶细胞不同，可发生呼吸道过敏反应、消化道过敏反应、皮肤过敏反应或过敏性休克。常见的Ⅰ型超敏反应有青霉素过敏反应，药物引起的药疹，食物引起的过敏性胃肠炎，花粉或尘埃引起的过敏性鼻炎、支气管哮喘等。

（1）发病特点

①突然发生：约半数患者在接触过敏原5min内发生症状，仅10%患者症状起于半

小时后。

②快速进展可迅速进展为呼吸循环衰竭。

（2）主要临床表现

①呼吸系统：唾液、痰液分泌物增多，喉痉挛，支气管痉挛。就如病例1中的患者，主要以支气管痉挛为主，患者一开始出现咳嗽，诉呼吸困难。约5min后患者呼吸困难进一步加重，口唇发绀，意识模糊。头颈部、前胸皮肤潮红，大腿部皮肤出现丘疹。血气分析：严重二氧化碳蓄积，呼吸性酸中毒。是最多见的表现之一，也是最主要的死因。

②心血管系统：低血压甚至休克，心动过速及其他严重心律失常，严重时发生循环衰竭。病例2中患者主要以循环衰竭为主要表现。在10.5%的病例中，心血管表现为唯一特征。

③皮肤黏膜：皮肤潮红，各种皮疹（尤其是大风团样丘疹），血管性水肿，往往是严重过敏反应最早且最常（80%）出现的征兆。

（3）根据过敏反应的严重程度，其临床表现分为四级：

①Ⅰ级：仅表现为皮肤潮红、出现斑丘疹和荨麻疹。

②Ⅱ级：除表现皮肤症状外，出现低血压、心动过速；呼吸困难和胃肠道症状。

③Ⅲ级：出现皮肤症状；心动过速或心动过缓和心律紊乱；支气管痉挛以及胃肠功能紊乱。

④Ⅳ级：心脏停搏。

3. 病例 1 术前评估忽略了什么？

病例1中患者，在病情处理稳定，送ICU后，仔细追问病史，自诉半年前行椎管内麻醉时出现短暂呼吸困难，考虑过敏反应。因此，术前评估，了解患者过敏史对预防围术期过敏反应的预防和警惕显得非常重要。

4. 病例 2 如何识别和处理过敏性休克？

病例2：患者术中出现血压进行性下降，甚至休克。而常见休克的原因包括：失血性休克，感染性休克，神经源性休克，心源性休克，过敏性休克。但该病例中，患者术前没有感染证据，心功能良好，手术刚开始5min，出血量很少。因此可以考虑患者可能发生了围术期过敏反应。进而按照这个思路给予如下处理：立即停止右旋糖酐的输注，改静滴复方电解质补充血容量并翻身仰卧位，双肺通气，外科医生配合下紧急行胸腔内心脏按压，同时给予肾上腺素、甲泼尼龙、去甲肾上腺素等维持循环稳定根据血气分析结果纠正内环境（葡萄糖酸钙，碳酸氢钠等）约20min：血压90～100/50～70 mmHg，心率 80～90bpm，（患者出现迟发性的全身血管性水肿）循环稳定后，选择继续手术，术后转ICU继续监测治疗。术后3天随访病人，未诉特殊不适。该患者围术期，出现血压进行性下降，循环不稳定，按照围术期过敏反应处理流程，给予了积极有效的评估和处理，患者转归良好。因此早期发现，早期诊断和治疗是围术期严重过敏反应处理的重点。

5. 引起围术期过敏反应的主要药物或物质有哪些？其严重性和哪些因素有关？

根据2014年的围术期过敏反应诊治专家共识，引起围术期过敏反应的主要药物或物质为肌松药（首先是琥珀胆碱和罗库溴铵，其次为泮库溴铵、维库溴铵、米库氯铵、阿曲库铵和顺阿曲库铵）、乳胶、抗菌素、明胶、脂类局麻药、血液制品和鱼精蛋白等；女性发生率为男性的2～2.5倍。

其严重性与致敏物质的种类，致敏物质进入体内的途径、速度和剂量密切相关，还与患者原有疾病，特别是循环和呼吸系统的功能状态紧密相关；正在接受β受体阻滞剂、血管紧张素转换酶抑制剂或椎管内阻滞的患者，发生过敏反应都较为严重，且复苏极为困难。

过敏反应患者可因血管扩张、毛细血管通透性增加、冠状血管痉挛，出现心力衰竭。还可因血管性水肿、支气管痉挛、分泌物增加、气道阻塞，引起窒息，导致缺氧。

过敏反应是抗原抗体反应，立即引起组胺、类胰蛋白酶、白介素、缓激肽和血小板活化因子等炎性介质的释放；类过敏反应不涉及免疫球蛋白的介入，无肥大细胞激活，仅激活嗜碱粒细胞，释放组胺，症状较轻，其约占围术期过敏反应的40%。

6. 如何诊断围术期过敏反应？

（1）麻醉中接触某种药物或物质后出现典型症状。

出现可疑临床症状时，应除外全脊麻、全麻过深、肺栓塞、气胸、心包填塞、气道高敏感（支气管哮喘）和失血性休克等情况。麻醉相关的严重过敏反应，发生率可达1/13000～1/3500；其中病死率为6%； 2%的病人会残留神经功能障碍；占围手术期医疗诉讼的3%～10%。由此可见围术期过敏反应有其固有特点：严重过敏反应为小概率事件，是非麻醉期间首要关注的问题。Jacobsen等人研究发现：使用麻醉训练装置，模拟麻醉中过敏反应以了解42名麻醉医生的应变能力发现：过敏性休克发生的10min内无人做出正确判断；15min时有12名医生在提示下做出正确判断；大部分人无系统的处理措施。或许是因为严重过敏反应发病率较小，而且术中患者处于镇静状态（无法主诉），患者全身覆盖手术单（失去皮肤症状），误认为是麻醉药物的正常副作用导致麻醉医生在围术期对严重过敏反应缺乏足够重视和警惕。因此，面对围术期严重过敏反应，早期发现，早期诊断和治疗显得尤为重要。

（2）取血测定类胰蛋白酶、组胺水平和特异性抗体，6周后完成所接受的药物或物质的皮肤试验如为阳性，即可确定为过敏反应。

①组胺：过敏反应时血清组胺浓度显著增高（＞9nM），其阳性诊断率为75%。但其半衰期仅为30～60 min，临床上难以常规检测。

②类胰蛋白酶：出现过敏反应使α肥大细胞溶解和β肥大细胞激活后15min到1h血中即达到峰值，其半衰期为2h。因此应在出现临床症状1h内、2h和24h取血测定之，如果其血中浓度超过24 μg/mL或为基础值3 倍即为阳性，其阳性诊断率为92%。

③特异性IgE抗体：能够测到某种药物或物质的特异性IgE抗体，即可明确诊断对该药物或物质的过敏反应。

④皮肤试验：过敏反应时消耗大量的肥大细胞和嗜碱粒细胞，应在过敏反应发生后4～6周，机体恢复正常后完成可疑药物或物质的皮肤点刺或皮内注射试验，以确定具体的过敏原。皮肤试验假阳性率较高，有诱发全身严重过敏反应的潜在风险，但对判定过敏原有较高价值。

7. 如何治疗围术期过敏反应?

（1）立即停止给予可疑药物。

（2）稳定循环：

①快速输注电解质溶液。

②及时静注小剂量肾上腺素，可静注50～200 μg，1～5min后重复；必要时持续静泵肾上腺素0.1～0.5μg/(kg・min)。

必要时输注苯肾上腺素、去甲肾上腺素、血管加压素和胰高血糖素。

（3）缓解支气管痉挛：

①吸入纯氧，必要时气管内插管，机械通气。

②吸入沙丁胺醇或异丙托溴铵。

③给予吸入麻醉药，加深麻醉。

④可静注氨茶碱5～6 mg/kg。

（4）静注肾上腺皮质激素：立即静注琥珀酸氢化可的松1～2 mg/kg，可6 h后重复给予，24 h不超过300 mg。

（5）抗组胺药物的联合应用：异丙嗪+雷尼替丁。

过敏反应可在数秒或数分钟内出现急性期症状，需及时发现，果断处理；晚期症状通常持续4～6 h，也有延续达24 h，始终需要在重症监护室中实时监测，随时调整治疗方案，始终维持生命体征正常。患者痊愈后4～6周应该完成皮肤试验，确定过敏原，并将结果告知患者和家属，同时填写过敏反应警示卡记录在案。

三、病例总结

（1）围术期过敏反应的预防：术前评估过程中，详细了解患者过敏史，对预防围术期过敏反应的预防和警惕显得非常重要。在使用可能出现过敏反应的药物或物质时，需要密切关注患者皮肤、呼吸循环状态变化情况，以便第一时间发现过敏的发生，做到早发现，早诊断，早治疗。

（2）围术期过敏反应，也称围术期变态反应，指围术期中某种物质触发的威胁生命的全身反应，指机体对某些抗原初次应答后，再次接受相同抗原刺激时，发生的一种以机体生理功能紊乱或组织细胞损伤为主的特异性免疫应答。多为突发和偶发，难于预测，病情变化迅速，重者病死率为3%～6%。

（3）引起围术期过敏反应的主要药物或物质为肌松药（首先是琥珀胆碱和罗库溴铵，其次为泮库溴铵、维库溴铵、米库氯铵、阿曲库铵和顺阿曲库铵）、乳胶、抗菌素、明胶、脂类局麻药、血液制品和鱼精蛋白等；女性发生率为男性的2～2.5倍。

（4）麻醉过程中发生的过敏反应大部分均有心血管系统表现、支气管痉挛和皮肤、黏膜症状。过敏反应分四级：①Ⅰ级：仅表现为皮肤潮红、出现斑丘疹和寻麻疹；②Ⅱ级：出现皮肤症状外；低血压、心动过速；呼吸困难和胃肠道症状；③Ⅲ级：出现皮肤症状；心动过速或心动过缓和心律紊乱；支气管痉挛及胃肠功能紊乱；④Ⅳ级：心脏停搏。

（5）围术期患者接触可疑药物或物质后出现不明原因的循环、呼吸系统症状，比如：低血压（尤其是顽固性低血压），心动过速，呼吸困难，支气管痉挛甚至心脏停搏等症状时，高度警惕和怀疑过敏反应的可能。早期发现，早期识别，诊断和治疗是围术期严重过敏反应处理的重点。

（6）围术期过敏反应治疗流程：

①立即停止给予可疑药物。

②稳定循环：

a. 快速输注电解质溶液。

b. 及时静注小剂量肾上腺素，可静注50～100 μg，1～5min重复；必要时持续静泵0.1～0.5μg/(kg・min)。

c. 必要时输注苯肾上腺素、去甲肾上腺素、血管加压素和胰高血糖素。

③缓解支气管痉挛：

a. 吸入纯氧，必要时气管内插管，机械通气。

b. 吸入沙丁胺醇或异丙托溴铵。

c. 给予吸入麻醉药，加深麻醉。

d. 可静注氨茶碱5～6 mg/kg。

④静注肾上腺皮质激素：立即静注琥珀酸氢化可的松1～2 mg/kg，可6 h后重复给予，24 h内不超过300 mg。

⑤抗组胺药物的联合应用：异丙嗪+雷尼替丁。

四、病例考核

1. 围术期过敏反应症状主要包括：（多选题）A B C D

A. 皮肤潮红、出现斑丘疹和荨麻疹

B. 低血压、心动过速；呼吸困难和胃肠道症状

C. 心动过速或心动过缓和心律紊乱；支气管痉挛及胃肠功能紊乱

D. 心脏停搏

2. 以下关于围术期过敏反应的处理措施正确的是：（多选题）A C D

A. 立即停止给予可疑药物

B. 稳定循环,首选去甲肾上腺素

C. 稳定循环，首选肾上腺素可静注30～50 g，5～10 min内重复，必要时静注1～10 g/min

D. 管理气道，缓解支气管痉挛

E. 必要时可减浅麻醉，维持循环稳定

五、参考文献

[1] 田玉科.麻醉期间的过敏反应及类过敏样反应[J].实用医学进修杂志, 2004, 32(3): 129 -134.

[2] 吴新民, 薛张纲, 王俊科, 等.围术期过敏反应诊治的专家共识 [J].中国继续医学教育, 2011, 3(10):129-130.0 1 : 10.3969. issn.1674-9308.2011.10.025.

[3] Ebo D G, Hagendorens M M, Brudts C H, et al. Scandinavian clinical practice guidelines on the diagnosis, management and follow-up of anaphylaxis during anesthesia ： some diagnostic issues [J].Acta Anesthesiology Scand, 2008, 52(2)：314 - 315. D 0I：10.1111/ j . 1399 -6576.2007.01523.x.

[4] 王博杰, 郭超, 李春晶, 等.围麻醉期过敏反应发生率及危险因素分析：一项2012 ~ 2017年回顾性调查[J].北京大学学报(医学版）, 2017-12-19.http://kns.cnki.net/kcms/detail/11.4691.R.20171219.1600.012.html.

[5] 刘孝文, 赵晶.医疗质量管理相关概念和工具[J].麻醉安全与 质控, 2017, 1(3):148-151.D0I: 10. 3969//issn. 2096-2681.

[6] 陈易, 潘华, 宋凤香, 等.PDCA循环在麻醉安全不良事件上报中的应用[J].麻醉安全与质控, 2017, 1(6): 316-319.D0I: 10.3969//issn.2096-2681.2017.06.007.

[7] 朴明邁, 赵利, 俞小玲, 等. PDCA循环在降低麻醉复苏期间非计划二次插管率中的应用[J].麻醉安全与质控, 2017, 1(3):133-135.D0I:10.3969//issn.2096-2681

[8] 薛萌, 丁辉, 付栋, 等.米库氯铵大剂量快速入血临床思考1例[J].麻醉安全与质控, 2019 (5). doi:10.3969/j.issn.2096-2681.2019.05.009.

[9] 肖海峰.米库氯铵在肝硬化患者的肌松效应和非肝硬化患者在不同麻醉方式下的剂量效应[D].第四军医大学, 2016.

[10] 李修良, 万磊, 王芳, 等.PDCA循环在围术期过敏反应诊断和治疗中的应用[J].麻醉安全与质控, 2018, (1).doi:10.3969/j.issn.2096-2681.2018.01.007.

[11] 罗天元, 田仁斌, 彭晓金, 等.围术期尖吻蝮蛇血凝酶致严重过敏性休克2例报告及文献复习[J].遵义医学院学报, 2016(2).

[12] 肖海峰, 吴畏, 陈永雄, 等. 米库氯铵引起类过敏样反应1例[J]. 麻醉安全与质控, 2017(2).

[13] 宗雨, 胡利国.围手术期过敏反应[J].国际麻醉学与复苏杂志, 2018(10).doi:10.3760/cma.j.issn.1673-4378.2018.10.017.

[14] 杨靖, 姚允泰, 李立环.心脏手术患者围术期过敏反应[J].中国分子心脏病学杂志, 2018(6). doi:10.16563/j.cnki.1671-6272.2018.12.016.

[15] 陈歌子. 琥珀酰明胶过敏与HLA-A、HLA-B基因多态性关系的研究[D]. 郑州大学, 2016.

[16] 邱敏, 宗亚楠, 卢剑, 等. 罗库溴铵致过敏性休克1例[J]. 北京大学学报（医学版）, 2015(5).

（王启韬）

第六章 感染性休克患者的麻醉

一、临床病例

【病例1】患者，女，77岁。因腹痛12h入院。入室时查体：体温37.8℃，心率150次/min，呼吸40次/min，血压88/35mmHg，血氧饱和度88%。神志淡漠，双肺可闻及湿啰音，腹部膨隆，腹肌紧张，腹肌有压痛及反跳痛。胸部CT示：双侧胸腔积液并双下肺压迫性肺不张，腹腔积液，脏器穿孔可能。血常规：血红蛋白96g/L，血小板71×10^9/L。血生化检查：白蛋白19.5g/L，血钾3.1mmol/L。考虑小肠穿孔，急性弥漫性腹膜炎。拟急诊行剖腹探查术。患者入室心电图显示：房颤心律伴快速心室率（心室率145～155次/min），血压85/37mmHg。采用全麻气管内插管麻醉，行桡动脉置管测IBP；右颈内静脉置管测CVP。静滴西地兰0.4mg、间羟胺3mg并快速静滴500mL醋酸林格氏液后血压不升。改泵去甲肾上腺素0.2μg/(kg·min)及肾上腺素0.1μg/(kg·min)后血压升到100/50 mmHg，心率降到140次/min。术中发现小肠有穿孔，腹腔中吸引出粪水5000mL，手术2h后患者血氧饱和度逐渐降到 83% ($FiO_2$100%)。手术用时4h，术毕泵去甲肾上腺素0.2μg/(kg·min)并带气管导管入ICU。

【病例2】患儿，男，27天，3.6kg。因呕吐、腹胀2天收住儿科ICU。查体：面罩下血氧饱和度94%，心率212次/min，呼吸60次/min，腋温38℃，血压未测。一般情况极差，腹胀明显，四肢皮肤发凉并呈花斑状，患儿激惹，肌张力正常，前囟平软，三凹征（-），四肢动脉搏动弱，足底毛细血管再充盈时间延长至4秒，呼吸浅促，听诊双肺呼吸音粗，未闻及干湿啰音，心音低顿，律齐。床旁腹片：考虑肠梗阻，肠胀气。血生化示：肝酶升高，凝血功能示：APTT 89s。初步诊断：消化道穿孔可能，感染性休克，多器官功能损害。拟行急诊的剖腹探查术。采用全麻气管内插管麻醉。术中探查发现横结肠穿孔。在术者修补横结肠时，血氧饱和度从94%缓慢下降到70%，血压从55/35mmHg缓慢下降到45/30mmHg，心率从212次/min缓慢下降到100次/min。立即行心脏胸外按压并持续泵注多巴胺15μg/(kg·min)后，血压升到65/45mmHg，心率升到150次/min。术毕患儿被送入儿科ICU。

【病例3】患儿，男，1岁，11kg。因腹股沟疝手法复位后呕吐腹胀30h，高热、昏迷伴抽搐2h而入住ICU。查体：体温40.5℃，呼吸频率60～70次/min，心率180次/min，血压94/64 mmHg，面罩吸氧下血氧饱和度94%。浅昏迷，疼痛刺激肢体有回缩，面色苍白，心音低钝，脉搏细速，四肢冰凉并呈花斑状，腹部膨隆，胃肠减压出黄绿色恶臭液体。腹部X平片示：肠梗阻。血常规：血红蛋白65 g/L，凝血功能示：APTT、PT升高测不出，心肌酶全线升高，血钾5.5mmol/L。初步诊断：肠梗阻，中-重度贫血。拟行急诊剖腹探查手术。

问题：

1. 感染性休克的定义是什么？病例1能否诊断为感染性休克？感染性休克的病理生理学改变是什么？

2. 如何对感染性休克患者实施麻醉？

3. 如何诊断儿童的感染性休克？

4. 儿童感染性休克的麻醉注意事项有哪些？

二、病例讨论

1. 感染性休克的定义是什么？病例 1 能否诊断为感染性休克？感染性休克的病理生理学改变是什么？

（1）感染性休克的定义：亦称脓毒性休克，是指微生物及其毒素等产物所引起的脓毒综合征伴休克，感染灶中的微生物及其毒素、胞壁产物等侵入血循环，激活宿主的各种细胞和体液系统；产生细胞因子和内源性介质，作用于机体各种器官、系统，影响其灌注，导致组织细胞缺血缺氧、代谢紊乱、功能障碍，甚至多器官功能衰竭。

败血症的分期：①全身炎症反应（SIRS)；②脓毒症；③严重脓毒症；④感染性休克。

全身炎症反应（SIRS)的诊断：下列四项指标中存在2项以上可以诊断为SIRS：①体温＞38℃或＜36℃；②心率＞90次／min；③呼吸＞20次／min或过度通气，$PaCO_2$＜32mmHg；④WBC 计数＞12×10^9／L或＜4×10^9/L或幼粒细胞＞10%。

病例1：脓毒症是指感染合并全身炎症反应。脓毒症导致的低血压标准为收缩压＜90mmHg或平均动脉压＜70mmHg。脓毒症诱导的组织低灌注可表现为乳酸增高（Lac＞4mmol/L)、少尿、发热、心动过速及神志改变。

因病例1有全身感染合并低血压及组织低灌注的表现，因此可诊断为感染性休克。

（2）感染性休克病理生理学改变：急性微循环障碍和休克细胞是感染性休克发生发展的两大基本机制。

①微循环障碍

a. 缺血性缺氧期：大量缩血管物质如儿茶酚胺、血管紧张素Ⅱ等的释放使微血管发生强烈痉挛，微循环灌注减少，毛细血管网缺血缺氧。此期血压可不下降或轻微下降，但脉压差下降。其意义在于血液再分配，维持血压，保持心、脑等重要脏器供血。

b. 淤血性缺氧期： 酸中毒导致平滑肌对儿茶酚胺反应性降低以及组胺等扩血管物质的增多，血管反应性和收缩性降低。此期有效血容量进一步减少，心排出量降低，血压明显下降。

c. 微循环衰竭期：毛细血管网血流淤滞加重，血细胞聚集，血管内皮损伤，凝血途径被激活，导致DIC，大量微血栓形成，继而纤溶亢进，常出现MODS甚至MOF，休克很难纠正。此期微血管平滑肌麻痹，对血管活性药物无反应。

感染性休克分型：根据血流动力学特点分为：

低排高阻型：心脏排血量低，而总外周血管阻力高。由于皮肤血管收缩，血流量减少，使皮肤温度降低，故又称为“冷休克”。此型在临床上最为常见。

高排低阻型：心肌收缩力减弱，心输出量减少，而外周血管扩张使周围血管阻力亦降低，此时患者皮肤比较温暖干燥，又称为“暖休克”。代偿期血压稍降，脉压增大，脉搏有力。静脉穿刺可见血液极易凝固。

低排低阻型：休克失代偿状态，心输出量、总血管外周阻力及血压均明显降低。

②休克细胞：休克时发生损伤的细胞称为休克细胞，可由毒素或炎症介质直接引起，也可继发于微循环障碍，是器官功能障碍的基础。

③酸碱代谢失衡：休克早期因过度换气可出现呼吸性碱中毒；之后可因组织摄氧不足，乳酸增多，出现代谢性酸中毒。后期可因肺、脑等器官严重损伤而出现混合型酸中毒。偶见代谢性碱中毒。

④病理变化：感染性休克除原发病病理改变外，还包括多脏器损害时的病理变化。a. 肺：ARDS和肺不张；b. 肾脏：肾脏功能不全甚至肾衰；c. 心：心肌收缩力减弱甚至心力衰竭；d. 脑：脑缺氧甚至脑水肿；e. 胃肠道：胃肠黏膜极易损伤，出现肠缺血、应激性溃疡，细菌易位，内毒素入血，加重休克并促发多脏器衰竭。

2. 如何对感染性休克患者实施麻醉?

治疗原则：早期识别和早期治疗是决定预后的关键因素。最初6h内的复苏称之为早期复苏，这是抢救患者生命至关重要的黄金时间，早期行目标导向的复苏可以提高生存率。

（1）液体治疗：感染性休克时由于外周血管（包括动静脉）大量扩张，血流异常分布，毛细血管渗漏，使得血容量严重不足，因此感染性休克时入量可以远远大于出量，输入液体甚至可以超过血容量，这是治疗感染性休克的重要措施。

①最初6h的复苏目标

a. 循环：中心静脉压8～12mmHg；平均动脉压≥65mmHg；尿量≥0.5 mL / (kg · h)；中心静脉血血氧饱和度≥70%或混合静脉血血氧饱和度≥65%。混合静脉血血氧饱和度：从肺动脉或者右心房取血测得的血氧饱和度。组织低灌注：经初始液体复苏仍持续存在低血压或血乳酸≥4mmol/L。

b. 乳酸：乳酸水平升高患者的复苏目标是使乳酸水平正常。

②液体种类的选择：进行严重脓毒症和感染性休克复苏时，开始应选择晶体液。

脓毒症模型显示：晶体液在快速输注结束1 h后，仅有不到10%仍保留在血管内。使用人工胶体液又会增加肾脏损伤风险、肾脏替代治疗比例风险和凝血障碍风险。当需要输大量的晶体液时，可加用白蛋白对严重脓毒症和感染性休克患者进行液体复苏。目前的临床研究数据倾向于支持乳酸林格氏液作为感染性休克液体复苏的首选。当需要大量液体复苏或存在严重低蛋白血症时，可考虑联合使用白蛋白实施液体复苏。白蛋白是在肝脏合成的小分子蛋白，可提供70% ~ 80%的血浆胶体渗透压。作为唯一的天然胶体，具有持久扩充血容量的优点，并且不会对肾功能、凝血功能产生不利影响。相比于等渗晶体液，白蛋白扩容治疗不仅无增加病死率的风险，还有益于脓毒症病人血流动力学稳定以及实现液体负平衡。

③液体复苏的剂量选择：目前观点认为，过度的液体复苏可能对机体造成打击，由于大量输入的液体渗出至组织间隙，出现间质性肺水肿和肠黏膜水肿，进而导致发生急性呼吸窘迫综合征（ARDS）和急性胃肠道损伤（AGI），甚至多器官功能障碍综合征（MODS）。因此指南推荐了30 mL/kg作为初始液体复苏剂量。

（2）缩血管药物的选择：休克时，如低血容量还没有得到纠正但低血压持续存在，此时需要使用缩血管药物来保证重要脏器的血流灌注，使平均动脉压（MAP）达到65mmHg的目标。新指南推荐去甲肾上腺素为首选的血管活性药物，在此基础上可加用血管加压素0.03U/min或者肾上腺素以来达到目标MAP，或者加用血管加压素以减少去甲肾上腺素的剂量。如病例1加泵肾上腺素来增加循环灌注。指南同时指出：多巴胺和多巴酚丁胺可分别应用于低危快速型心律失常和绝对或者相对心动过缓的患者。如病例2 患儿在泵注多巴胺后血压明显上升。

（3）抗菌药物治疗：对于识别为感染性休克和无休克的严重脓毒症患者，应于识别后1h内静脉给予有效的抗菌药物。初始经验性抗感染治疗应包括1个或更多个对所有可能的病原菌具有活性、能穿透到假定感染组织形成足够浓度的药物，并且每日评估抗菌药物组合的降阶梯可能。一旦确认了细菌对药物的敏感性，应降阶梯到最恰当的单药治疗。抗菌药物治疗疗程一般为7 ~ 10天。

（4）感染源的控制：应在作出诊断后的12h内实施对感染源的干预。

（5）ARDS的机械通气：ALI/ARDS是心源性以外的各种肺内外因素导致的急性进行性低氧性呼吸功能不全或衰竭。常继发于严重感染、休克、创伤及烧伤后的肺毛细血管内皮细胞和肺泡上皮细胞损伤，导致弥漫性肺间质及肺泡水肿，以肺容积减少，肺顺应性降低，严重的通气血流比例失调为生理特征，临床上表现为进行性低氧血症和呼吸窘迫。成人脓毒症患者出现诱导性ARDS，目标潮气量为6mL/kg，初始上限目标为平台压≤30cmH_2O，可适当加2 ~ 5 cmH_2O的呼气末正压通气（PEEP）以防肺泡萎陷。

病例1：给予呼气末正压通气（PEEP），本例患者加PEEP 5 cmH_2O，以避免呼气时发生肺泡塌陷。ARDS患者升高PEEP可以防止呼吸末肺泡萎陷有利于氧气交换。对于中度或严重ARDS患者，采用较高水平而不是较低水平PEEP的策略。

（6）应激性溃疡的预防：对于具有出血危险因素的患者，应用H_2受体拮抗剂或质子泵抑制剂进行应激性溃疡的预防。

3. 如何诊断儿童的感染性休克?

2015年的严重脓毒症/感染性休克国际指南提供了儿童脓毒症及感染性休克的诊断指标。

脓毒症患儿如出现了组织灌注不足和心血管功能障碍即可诊断为感染性休克。具体表现为:

（1）低血压：血压<该年龄组第5百分位，或收缩压<该年龄组正常值2个标准差以下。

（2）需用血管活性药物始能维持血压在正常范围（多巴胺>5μg/(kg·min)]或任何剂量的多巴酚丁胺、去甲肾上腺素、肾上腺素）。

（3）具备下列组织低灌注表现中的3条:

①心率、脉搏变化：外周动脉搏动细弱，心率、脉搏增快。

②皮肤改变：面色苍白或苍灰，湿冷，大理石样花纹。如暖休克可表现为四肢温暖、皮肤干燥。

③毛细血管再充盈时间(CRT)大于3s（需除外环境温度影响），暖休克时CRT可以正常。

④意识改变：早期烦躁不安或萎靡，表情淡漠。晚期意识模糊，甚至昏迷、惊厥。

⑤液体复苏后尿量仍<0.5 mL/(kg·h)，持续至少2 h。

⑥乳酸性酸中毒(除外其他缺血缺氧及代谢因素等)，动脉血乳酸>2 mmol/L。

4. 儿童感染性休克的麻醉注意事项有哪些?

（1）病史采集：儿童术前既往史主要涵盖新生儿史、母亲妊娠史、既往疾病史、过敏史、既往家族史（恶性高热、假性胆碱酯酶缺乏）、用药史、免疫接种史。但对于急症手术麻醉患儿，特别是小儿，难于在短时间内取得麻醉所需的完全资料并早期确诊感染性休克，故炎症常常不易控制，全身中毒症状较重，病死率明显高于成人。

（2）休克类型：新生儿和儿童感染性休克50%以上为冷休克，并常以严重低血容量为突出特点，表现为SVR升高，CO降低，多数情况对积极液体复苏反应良好。年龄发育方面，新生儿感染性休克时，因酸中毒和低氧，使肺血管阻力和肺动脉压力升高，导致动脉导管重新开放、持续肺动脉高压（PPHN）及持续胎儿循环，进而导致右室负荷增加、心力衰竭、三尖瓣反流和肝大。此时，应用降低肺动脉压的治疗措施，如NO吸入、给氧、磷酸二酯酶抑制剂（米力农）可能有益。新生儿及小婴儿休克状态时，在排除动脉导管依赖型先天性心脏病之前，需给予前列腺素。

（3）液体选择：首选乳酸林格液和2∶1液，可达40～60 mL/kg。如果进行扩容后仍无明显改善，可用5% 白蛋白进行扩容。血糖低时，可输5%葡萄糖液。争取在6h 内将液体复苏达到早期目标导向治疗 (EGDT) 的标准。

（4）血管活性药：小儿多选用多巴胺和多巴酚丁胺进行血压和心功能支持，效果差时加用去甲肾上腺素或肾上腺素。

（5）麻醉方法：全麻气管内插管可保证呼吸道通畅，减少呼吸道无效腔，便于呼吸道管理及应用肌肉松弛药。尤其在创伤和外科急症手术禁食患儿麻醉中，气管内插管是避免胃内容物反流造成误吸及呼吸道梗阻的最好方法。

（6）积极抗感染治疗：脓毒症最常见的致病菌为革兰氏阴性细菌，而在儿童脓毒症的病原学检查中以大肠埃希菌、克雷伯杆菌和铜绿假单胞菌等为主。诊断感染性休克后的1 h内应静脉滴注有效抗微生物制剂。积极寻找感染源，可选择合适的影像学检查。尽快确定和去除感染灶，如采取清创术、引流、冲洗、修补、去除感染装置等措施。

（7）机械通气 ：ARDS患儿需要高呼气末正压来维持功能残气量和氧合，30 ~ 35cmH_2O的高气道峰压来维持呼吸，潮气量一般设为6 ~ 8mL/kg。但此策略有时会引起静脉回流减少，需要更积极的液体复苏及升压药来维持血压。

（8）保温：维持患儿手术过程中体温不低于36 ℃。体温下降可使术后拔管时间明显延迟。手术室的温度应保持在26 ~ 32℃。术中持续监测患儿的体温，对输入的液体进行加温,在肠管探查时需用温盐水纱布覆盖。有条件的情况下在患儿身下铺设变温毯进行保温。

（9）术前放置胃管对肠梗阻患儿的术前准备非常关键。放置胃管的目的有二：一可减轻患儿返流误吸的发生率；二可减轻腹胀。

三、病例总结

（1）感染性休克是严重脓毒血症患者在充分液体复苏后，仍表现为持续低血压及组织低灌注、缺氧。由于各种炎性介质或细胞因子的释放，导致血管扩张和毛细血管通透性增加、血容量重新分布、微循环紊乱、低血容量和低血压，致使组织灌注不足，细胞水平氧利用障碍。

（2）早期复苏治疗可提高感染性休克患者的生存率及降低死亡率，液体复苏是治疗感染性休克的最基本措施。

（3）休克时，如低血压容量还没有得到纠正但低血压持续存在，此时需要使用血管活性药以保证低血压时的重要脏器的血流灌注。启动缩血管药治疗，以达到平均动脉压≥65mmHg的目标。新指南推荐去甲肾上腺素为首选的血管活性药物，在此基础上可加用血管加压素或者肾上腺素以达到目标平均动脉压，或者加用血管加压素以减少去甲肾上腺素的剂量。

（4）对ARDS的患者进行机械通气时应尽量避免高平台压、高潮气量的通气。

（5）通过静脉补液无法达到复苏目标，低灌注难以纠正而造成诸如心肌缺血、严重低氧血症、急性出血、心脏病或酸中毒时，为增加组织氧供，可输注血红蛋白而改善组织灌注。

（6）临床中感染性休克患者多见于急诊手术，要求麻醉医生能迅速评估患者的病情并重视术中的麻醉管理。

四、病例考核

1. 外科救治感染性休克时不正确的做法时？（单选题）C

A. 应用抗菌药物

B. 补充血容量

C. 待休克好转后手术处理感染灶

D. 使用皮质激素

E. 采用血管扩张药物治疗

2. 感染性休克早期液体复苏的目标：（多选题 ）BCDE

A. 心率小于100次/min

B. 中心静脉压8～12mmHg

C. 平均动脉压≥65mmHg

D. 尿量≥0.5mL/(kg·h)

E. 中心静脉血氧饱和度≥70%或混合静脉血氧饱和度≥65%

（高秋瑾）

第七章
围术期液体管理及输液性肺水肿

一、临床病例

【病例1】女性，37岁，160 cm，50 kg。因“停经2月，间断性腹痛1月余，阴道不规则流血3天”收入院。诊断为：异位妊娠，拟行急诊剖腹探查术。既往无特殊病史。术前心电图示：窦性心动过速；急查血常规：Hb 56 g/L，HCT17.4%。患者16：55入手术室，神清。心电监护示：HR 109 次/min，NBP 102/71 mmHg，RR 20 次/min，T 37.7°C。桡动脉穿刺测压。顺序快诱导后，气管插管顺利。18：35（入室后40 min）手术开始，术中生命征平稳。手术历时55min，术中出量2250mL（失血300mL，腹腔积血1800 mL，尿量150 mL）；术中入量3800 mL（晶体1600 mL，胶体1000 mL，悬浮红细胞3单位，冷冻血浆600 mL）。术毕18：40（入室后95min）送入PACU，动脉血气分析示：PaO_2 144 mmHg, $PaCO_2$ 40 mmHg，Hb 6.9g/L，HCT 23%。再次申请悬浮红细胞3单位，核对后半小时输注完毕（距入室200min），累计输液5100mL，尿量300 mL。面罩吸氧下，血氧饱和度逐渐下降至90%，开始咳嗽并咯粉红色泡沫痰，听诊双肺闻及湿啰音。分别静滴呋塞米10 mg、甲泼尼龙40 mg及去乙酰毛花苷丙0.4mg后，2h内尿量2100 mL，期间血压维持在105/60 mmHg左右，HR 100～105次/min。22 : 50送患者入SICU，储氧面罩吸氧，间断泵注托拉塞米（利尿剂）共2.5mg，次日转回妇科普通病房。

【病例2】女，55岁，57kg，拟在全麻下行“腹腔镜下直肠癌根治术”。既往身体健康。术前行肠道准备2天，常规输液。麻醉过程：全麻诱导（中午12时）：丙泊酚110mg，芬太尼0.2mg，罗库溴铵50mg。全麻维持：七氟烷0.7MAC，丙泊酚1g/h，瑞芬太尼0.5mg/h，罗库溴铵30mg/h。行桡动脉置管测IBP；右颈内静脉置管测CVP。机控呼吸：潮气量470 mL，呼吸频率12次/min。13时开始手术。术后2h（15时）发现没有小便。此时出血量为200 mL，血压100/60 mmHg，心率110次/min。液体已入3500 mL (晶体液2000 mL＋胶体液1500 mL)。动脉血气正常。给速尿30mg，还是没有小便。用腹腔镜观察膀胱后发现膀胱是空虚的。仔细观察发现指脉血氧饱和度变异度及动脉压变异度有点大。术后3h（16时）做血气分析检查动脉及中心静脉的二氧化碳差值为8mmHg（$PcCO_2-PaCO_2$ =8mmHg），说明容量不够。立即输胶体液800mL加晶体液500mL后，在2h内出小便600mL。术后患者平稳入住ICU。

【病例3】男，39岁，70kg，因患“胆总管结石及肾上腺腺瘤”而拟在全麻下行“腹腔镜下胆道探查、胆总管切开取石及肾上腺腺瘤切除术”。麻醉过程：全麻诱导（13时）：丙泊酚140mg，舒芬太尼25μg，罗库溴铵50mg。全麻维持：七氟烷0.7MAC，丙泊酚1.4g/h，瑞芬太尼0.7mg/h，罗库溴铵30mg/h。行桡动脉置管测IBP；右颈内静脉置管测CVP。机控呼吸：潮气量560mL，呼吸频率12次/min。14时开始手术。术后2.5h（16：30）时发现患者IBP逐渐降至80/40 mmHg，HR为120次/min，间断静注间羟胺血压不升。此时出血量为200 mL，液体已入3600mL (晶体2100 mL＋胶体1500 mL)。检查动脉血气为：pH值7.31，PaO_2 184 mmHg (FiO_2 100%), SaO_2 99%，BE −6.8，Lac 2.7。静脉泵注去甲肾上腺素0.4～0.2 μg/（kg·min）后血压上升，继续做手术。手术时间8h，出血量为900 mL，液体入量为6300 mL(晶体3400 mL＋胶体2900 mL)，输浓缩红细胞600 mL。带气管导管到ICU后用B超检查下腔静脉宽度为1.2 cm，说明容量不足。在6h内继续补充液体2700 mL(晶体1700 mL＋胶体1000 mL)后，血压逐渐正常，停泵去甲肾上腺素。

问题：

1. 例1患者发生了什么并发症？什么急性是急性肺水肿？
2. 急性肺水肿有哪些临床表现？
3. 急性肺水肿的治疗措施是什么？
4. 液体治疗有哪些监测方法？
5. 如何评价术前的容量状态？
6. 麻醉手术期间输液量包括哪些？
7. 麻醉手术期间如何选择血液及血液制品？
8. 麻醉手术期间如何选择液体？
9. 如何实施重症患者和复杂手术的液体治疗？

二、病例讨论

1. 患者发生了什么并发症？什么是急性肺水肿？

此患者可能发生了急性肺水肿。

急性肺水肿：指液体从肺毛细血管异常渗透至肺间质及肺泡的数量超过了淋巴回

流的代偿能力，造成肺血管外液体异常积聚的一种病理状态。临床特点为严重的呼吸困难或咯粉红色泡沫样痰液，病情凶险，常常会危及患者的生命，需紧急实施抢救和对症支持治疗。

（1）急性肺水肿的发生机制

肺微循环的液体交换由*Starling*平衡定律所决定：$Jv=K[(Pc-Pi)-\sigma(\pi c-\pi i)]$。其中$Jv$是指液体通过毛细血管床的速率；$K$是指超滤系数；$Pc$是指毛细血管静水压；$Pi$是指组织液静水压；$\sigma$是指反射系数；$\pi c$是指毛细血管渗透压；$\pi i$是指组织液渗透压。液体跨毛细血管的流动取决于毛细血管静水压、组织液的静水压和胶体渗透压之间的差异，以及毛细血管滤过系数的大小。反射系数σ是一项衡量毛细血管对白蛋白的通透性的指标。如果毛细血管内皮对白蛋白完全不通透，那么该系数σ为1。反之，如果内皮细胞对白蛋白完全通透，毛细血管内外没有浓度梯度，则σ为0。不同组织具有不同反射系数，从0（肝脏组织）到0.9（脑组织）不等。

在生理情况下，毛细血管血压大于组织间隙静水压，从而造成毛细血管内液体不断地漏到组织间隙中形成组织液，而组织液又通过淋巴系统回流到血液循环中。

在毛细血管通透性增加的情况下，例如：脓毒血症、创伤、烧伤或者大手术的情况下，反射系数可以降低到0，致使液体从血管内渗出到组织间隙、第三间隙和组织中，造成相应组织水肿。如果出现肺间质内过量液体积聚和/或溢入肺泡腔内，可先形成间质性肺水肿，加重后发展为肺泡水肿。

（2）急性肺水肿的分类

按照病因可分为心源性或非心源性肺水肿。前者属于流体静压性肺水肿，是肺毛细血管流体静压增高和血浆胶体渗透压下降所引起的，故又称血液动力性肺水肿，主要见于急性左心衰竭。而非心源性肺水肿病因繁多，如病毒细菌感染、过敏、中毒、高原反应等。它是各种原因引起的肺毛细血管内皮和/或肺泡上皮通透性增高，以及淋巴管功能不全引起的。

2. 急性肺水肿有哪些临床表现?

（1）初期症状：恐惧、面色苍白、心动过速、血压升高、出汗。

（2）肺水肿间质期：患者常有咳嗽、胸闷，轻度呼吸浅快、急促。查体可闻及双肺哮鸣音，心源性肺水肿还存在心脏病体征。PaO_2、$PaCO_2$均可轻度降低。肺水肿液体渗入肺泡后，患者可表现为面色苍白、发绀，严重呼吸困难，咳大量白色或粉红色泡沫痰，双肺可闻及湿啰音。血气分析提示低氧血症加重，可出现二氧化碳潴留和混合性酸中毒。

（3）晚期：血容量减少，血压下降，心律失常，意识模糊，休克。若病情继续恶化，则出现呼吸衰竭和心力衰竭，最终死亡。

3. 急性肺水肿的治疗方法有哪些?

（1）查找病因，治疗原发病。

（2）氧疗和机械通气。

（3）体位：尽量使其处于半坐位或坐位，双脚下垂，使回心血量减少，减轻肺淤血。

（4）镇静。

（5）降低心脏前负荷：利尿，减少肺间质和肺泡内过多的液体，应用扩血管药物。

（6）降低心脏后负荷：使用血管紧张素转换酶抑制剂、血管紧张素受体拮抗剂类药物。

（7）糖皮质激素：减轻炎症反应，降低肺毛细血管通透性，促进肺表面活性物质生成，抑制肺水肿。常用氢化可的松、地塞米松和甲泼尼龙，多主张在24~48h内大剂量应用，但不宜长期应用。

4. 液体治疗有哪些监测方法?

（1）无创循环监测指标

①心率（HR）

麻醉手术期间患者心率突然或逐渐加快，可能是低血容量的早期表现，但需与手术刺激、麻醉偏浅、血管活性药物作用和心脏功能异常等其他原因进行鉴别。

②无创血压（NBP）

一般维持术中收缩压大于 90mmHg 或平均动脉血压（MAP）大于 60mmHg；老年、高血压和重症脓毒血症患者，血压应该维持较高。血压下降除外了麻醉过深或手术操作，应考虑循环血容量不足。

③脉搏血氧饱和度（SpO_2）

SpO_2 是围术期的重要监测项目，在组织血流灌注良好的情况下，描记的 SpO_2 波形随呼吸变化明显则提示患者血容量不足；SpO_2 波形不随呼吸变化，不能完全除外患者血容量不足。

④超声

a. 腹部B超：成年患者机械通气下的下腔静脉宽度小于1.5cm及自主通气下呼气下小于1.0cm说明容量不足。如病例2患者。

b. 经食管超声心动图（TEE）：可有效评估心脏充盈的程度，帮助准确判定心脏前负荷和心脏功能，现逐步成为重症患者术中重要的监测项目。成年患者机械通气下的下腔静脉宽度小于1.5cm及自主通气下呼气下小于1.0cm说明容量不足。

⑤尿量：尿量是反映肾灌注和微循环灌注状况的有效指标，术中尿量应维持在0.5 mL/(kg · h) 以上，但麻醉手术期间抗利尿激素分泌增加，可影响机体排尿，故尿量并不能及时反映血容量的变化。

（2）有创血流动力学监测指标

①中心静脉压（CVP）

CVP 是术中判断与心血管功能匹配的血管内容量的常用监测指标，重症患者和复杂手术中应建立连续 CVP 监测。通常平卧位时压力传感器需放置在右第四肋间、腋中线水平，侧卧位时则应放置于右第四肋间、胸骨右缘水平，并在呼气末（无论自主呼吸或正压通气）记录，应重视 CVP 的动态变化，必要时可进行液体负荷试验。

②有创动脉血压（IBP）

有创动脉血压是可靠的循环监测指标。连续动脉血压波型与呼吸运动的相关变化可有效指导输液，若动脉血压与呼吸运动相关的压力变化＞13%，或收缩压下降＞5mmHg，则高度提示血容量不足。

③肺动脉楔压（PAWP）

PAWP 是反映左心功能和左心容量的有效指标，PAWP 异常升高是心脏容量增加或左心室功能异常的表现。

④心脏每搏量变异（SVV）

SVV 是指在机械通气（潮气量＞8mL/kg）时，在一个呼吸周期中心脏每搏量（SV）的变异程度。据研究，此指标对判断血容量有很高的敏感性（79%～94%）和特异性（93%～96%）。

SVV 是通过 FloTrac 计算动脉压波形面积得到，$SVV=(SV_{max}-SV_{min})/SV_{mean}$，SVV 正常值为 5%～10%，通常＞13% 提示循环血容量不足。

收缩压变异（SPV）或脉搏压变异（PPV）亦与 SVV 具有相似临床指导意义。

（5）血气及乳酸

动脉血气及血乳酸在循环血容量和组织灌注不足时需及时进行动脉血气监测。pH 值对于维持细胞生存的内环境稳定具有重要意义，二氧化碳分压（PCO_2）是反映呼吸性酸碱平衡的重要指标，剩余碱（BE）是反映代谢性酸碱平衡的指标。血乳酸是评估全身以及内脏组织灌注及患者预后的有效指标，对麻醉手术患者的液体治疗具有重要的指导作用。

动静脉二氧化碳分压差（Gap）：动脉血二氧化碳分压及中心静脉血二氧化碳分压差值＞6说明容量不足。因为容量不足时血流会变得缓慢，血液在静脉中停留时间延长，静脉中的二氧化碳不容易带走，故静脉血中的二氧化碳分压远高于动脉血。如病例3患者。

5. 如何评价术前的容量状态?

（1）病史和临床症状

①最后进食时间。

②呕吐、腹泻、出汗、发热等情况。

③尿量（利尿药物、糖尿病、尿崩症）。

④服泻药，术前肠道准备（可导致 2～4L 体液丢失）。

④烧伤、腹膜炎、肠梗阻、胰腺炎、创伤、出血、严重骨折或骨盆骨折。

（2）体检

①体征：意识、脉率、血压、血压的体位变化、颈静脉充盈度、甲床毛细血管充盈时间、皮肤弹性、体温。

②尿量：≥0.5 mL/（kg・h）。

③血流动力学状态。

（3）实验室检查：红细胞压积、血钠、尿素、肌酐、尿比重。

6. 麻醉手术期间输液量包括哪些?

（1）每日正常生理需要量：按4–2–1法则计算

（2）术前禁食所致的液体缺失量或手术前累计缺失量

术前禁食所致的液体缺失量也按4–2–1法则计算。术前禁饮和禁食后，由于机体的正常需要量没得到补充，存在一定程度的体液缺失，此部分体液缺失量应以晶体液补充。

术前禁食所致的液体缺失量的估计可根据术前禁食的时间进行计算：以禁食 8h，体重70kg的患者为例，液体的缺失量约为（$4\times10+2\times10+1\times50$）mL/h × 8h=880mL。此量在麻醉开始后两小时内补充完毕，第一小时内补液量 =880mL/2+110mL=550mL，手术第二小时补液量也是 550mL，以后以 110mL/h 补液维持生理需要。由于睡眠时基础代谢降低以及肾脏对水的调节作用，实际缺失量可能会少于此数值。

（3）麻醉导致的血管扩张量：6mL/kg。目前常用的麻醉药物和麻醉方法（区域阻滞和全身麻醉等）均会引起血管扩张，导致有效循环血容量减少，通常在麻醉开始即应遵循个体化的原则及时输注晶体液或胶体液。胶体溶液更有效补充血管内容量，麻醉手术期使用胶体液补充血管内容量是合理的（证据水平：B）。

（4）第三间隙丢失量

手术操作可引起血浆、细胞外液和淋巴液丢失；炎症、应激、创伤状态下大量液体渗出至浆膜层或转移至细胞间隙（腹膜、肠系膜、网膜、胸膜、肠腔、腹腔、腹膜后腔和胸膜腔），这部分进入细胞间隙非功能区域内的液体视为进入“第三间隙”的液体，将减少循环血容量并加重组织水肿。

近年来对是否需要补充第三间隙丢失及补充多少出现明显分歧，第三间隙补充量在“限制性补液治疗策略”中被视为零，在肺手术和脑外科手术中也被视为零。

（5）术中失血失液量

7. 麻醉手术期间如何选择血液及血液制品？

（1）浓缩红细胞

红细胞的主要作用是与氧结合，以保证维持组织的氧供。临床研究证实，手术患者在 Hb100g/L 或 HCT0.30 以上时可安全耐受麻醉手术。Hb＜70g/L（HCT＜ 0.21）必须立即输血。

麻醉手术中可按下述公式大约测算浓缩红细胞的补充量：

浓缩红细胞补充量 =（HCT实际值 × 55 × 体重）/ 0.60。

（2）新鲜冷冻血浆（FFP）：FFP 含有所有的凝血因子及白蛋白。每单位（200mL）FFP 可使成人增加 2% ~ 3% 的凝血因子，如给予患者 FFP10 ~ 15mL/kg，就可维持 30% 凝血因子，达到正常凝血状态。要逆转华法林的抗凝作用一般需输新鲜冰冻血浆15mL/kg。FFP 也常用于大量输血及补充血小板后仍然继续渗血的病例，纤维蛋白原缺乏的患者也可采用 FFP。据北美洲、欧洲的资料，体内仅需 30% 的正常凝血因子或 5% ~ 20% 的不稳定凝血因子即可维持正常的凝血功能。FFP 需加温至 37℃后再输注。

（3）血小板：血小板明显缺少（$\leqslant 50\times10^9$/L）和血小板功能异常时，应补充浓缩血小板。每个治疗量的血小板可使70kg患者的血小板增加（3 ~ 5）$\times10^9$/L。

（4）冷沉淀：冷沉淀主要含有 Ⅷ 因子和纤维蛋白原。冷沉淀不需行ABO 配型，溶解后立即使用。使用20单位冷沉淀可使纤维蛋白原严重缺乏患者恢复到必需水平。每袋冷沉淀是由200mL全血制成，体积为25mL，其中主要含有≥40 IU的Ⅷ 因子和≥75mg的纤维蛋白原，每袋含2单位的冷沉淀。

8. 麻醉手术期间如何选择液体？

（1）晶体液

晶体液的溶质小于 1nm，分子排列有序，光束通过时不出现折射现象。晶体液的优点：价格低、增加尿量、因其皆视为“等张”液，所以主要可及时补充细胞外液和其中的电解质。晶体液的缺点：扩容效率低（3mL 晶体液可补充 1 mL 血浆）、效应短暂（血管内半衰期 20min）、可引起外周水肿、肺水肿。电解质溶液经静脉输入20min后大部分将分布到细胞外液，仅有 1/5 留在血管内。

常用的晶体液有：

①5% 葡萄糖：5% 葡萄糖液经静脉输入后仅有 1/14 可保留在血管内，术中除新生儿和 1 岁以内婴儿外，儿童及成年人因为紧张和应激，血糖通常会有所升高，且糖利用受限以及高血糖对缺血性神经系统的不利影响都限制术中使用葡萄糖溶液。

②乳酸林格氏液：乳酸林格氏液含有与血浆相近的电解质，但 pH值仅 6.5，渗透浓度为 273m0sm/L，乳酸盐不能完全离子化时，渗透浓度仅为 255 m0sm/L，成为低渗液体。故慎用于严重颅脑损伤、脑水肿和严重肝脏功能受损患者，可选用最接近血浆成分和理化特性的醋酸林格氏液（pH值7.4、渗透浓度 294 m0sm/L）。

③高渗氯化钠溶液：高渗氯化钠溶液的渗透梯度使水分从血管外间隙向血管内移动，减少细胞内水分，可减轻水肿的形成，使用量通常不能超过（7.5%）4mL/kg，过量使用会引起高渗透性溶血及肾功能不全。

（2）胶体溶液

胶体液的溶质为 1100nm，光束通过时可出现折射现象。胶体液主要适用于：循环血容量严重不足的患者。胶体液的优点是维持血管内容量效率高（1mL 胶体液可补充血浆 1mL）、持续时间长、外周水肿轻；缺点为价格高、可引起凝血功能障碍或肾功能损害，还可引发过敏反应。

常用的胶体液有：

①明胶：

由牛胶原水解而制成，改良明胶具有较好补充血容量效能。国内常用 4% 明胶，分为琥珀明胶（商品名佳乐施®Gelofusine）和尿联明胶 （商品名海脉素®Haemercel），分子量约 35 kDa，血浆半衰期 2 ~ 3 h，不影响凝血的级联反应。

佳乐施在体外实验显示有抗血小板作用，海脉素不影响血小板的聚集功能。明胶对肾功能影响较小，但应注意可能引起的过敏反应。最大日剂量尚无限制。

②羟乙基淀粉（hydroxyethyl starch，HES）：

HES 主要用于补充血浆容量。应根据失血量和速度、血流动力学状态以及血液稀释度决定给予的剂量和速度，HES （200/0.5）每日用量成人不应超过 33 mL/kg； HES（130/0.4）每日用量成人不应超过 50mL/kg，是目前唯一能够用于儿童的人工胶体液，但 2 岁以下儿童不应超过 16 mL /kg，2 ~ 12 岁儿童不应超过 36mL/kg，12 岁以上儿童剂量与成人相同。

输注后能够维持相同容量的循环血容量至少达 6 h，输注的 HES 分子量小于 60 KDa 直接经肾脏排出，大分子量 HES 经 α-淀粉酶分解成小分子量后逐渐经肾脏排出，72 h内 65%HES 经肾脏排出。

HES 主要的不良反应是引起凝血障碍，引起重症患者特别是脓毒症患者肾脏损害，甚至导致其死亡。渗透性肾功能衰竭是包括 HES 在内的胶体影响肾功能的病理生理学基础。

HES 禁用于脓毒症和进入 ICU 的重症患者。禁用于有肾损伤的患者。

③胶体复方电解质溶液：

研究显示如果 1h内输注 2 L含有生理盐水的胶体溶液，就不可避免地会出现高氯性酸血症，减少肾动脉平均血流速率，抑制肾皮质的功能，减少尿量。

因此，近10年来将胶体物质溶解在醋酸林格氏液，例如 HES（130/0.4/9：1）醋酸林格氏液，明显提高了 HES 注射液的安全性，在有效维持血浆容量的同时，可以避免可能出现的高氯性酸血症和对肾脏的不利影响，从而更好地维持酸碱平衡、维持凝血功能正常、维持肾脏功能，更少出现术后恶心呕吐。

④人血浆白蛋白：

分子量约69 kDa。从人的血浆中制备。5%的浓度为等张溶液，25%为高渗溶液。可将细胞间液的水吸入到血管内，补充血容量，快速输入25% 的白蛋白会导致心衰患者发生肺水肿。

9. 如何实施重症患者和复杂手术的液体治疗？

重症患者和复杂手术患者的不良转归与输液不足或过度输液有关。术中输液不足导致有效循环血容量减少，组织器官灌注不足，器官功能受损，而过量输液则可引起组织水肿，损害患者的心、肺等脏器功能。

液体治疗的目标是维持与患者心血管功能状态匹配的循环容量，获取最佳心输出量、组织灌注和器官功能。满意的循环血容量能够保证足够的麻醉深度以对抗手术创伤对机体产生的不良影响，避免循环血容量不足，为获得适当的血压，一味减浅麻醉，手术创伤应激导致血管极度收缩，组织灌注受损，影响器官功能。

主张对重症患者和复杂手术患者实施目标导向个体化的输液策略：输液的速度和剂量应维持心率和收缩压不低于术前的 20%；尿量不少于 0.5 mL/（kg·h)；混合静脉血氧饱和度不低于 75%；血乳酸不大于 2mmol/mL；SVV 不大于 13%。

脓毒症、休克、烧伤、肠梗阻、肝功能衰竭、心衰、多器官衰竭、颅脑损伤、成人呼吸窘迫综合征的患者以及重度妊高症孕妇等复杂手术的液体治疗。应首先判定患者的病理生理特点，综合动态监测的结果，采用适当种类的液体，并针对术中液体的实际需要量进行积极治疗。

重症患者、复杂手术需根据患者病理生理改变和术中液体需要量进行液体治疗，以达到良好的组织灌注的建议：

重症患者和复杂手术患者麻醉手术期间应该采用目标导向液体治疗（证据水平：B）。

严重脓毒症患者推荐 6 h内及时有效液体治疗（证据水平：A）。

三、病例总结

（1）肺水肿总体机制是全身血流动力状态和毛细血管通透性失衡。概括起来包括以下几种病理生理机制：①肺毛细血管内皮和/或肺泡上皮通透性增高；②肺毛细血管流体静压增高；③血浆胶体渗透压下降；④淋巴管功能不全，可致肺液体交换失衡；⑤微血管周围负压增高。

（2）肺水肿辅助检查：X线可见肺血管纹理模糊、增多，肺门阴影不清，肺透光度降低，肺小叶间隔增宽。双下肺肋膈角区可见与胸膜垂直横向走形的Kerley-B线。肺泡水肿主要表现为腺泡状致密阴影，呈不规则相互融合的模糊阴影，弥散分布或局限于一侧或一肺叶，或从肺门两侧向外扩展逐渐变成蝴蝶状阴影，有时可伴少量胸腔积液。肺含水量增多超过30%时才可出现X线明显的变化。

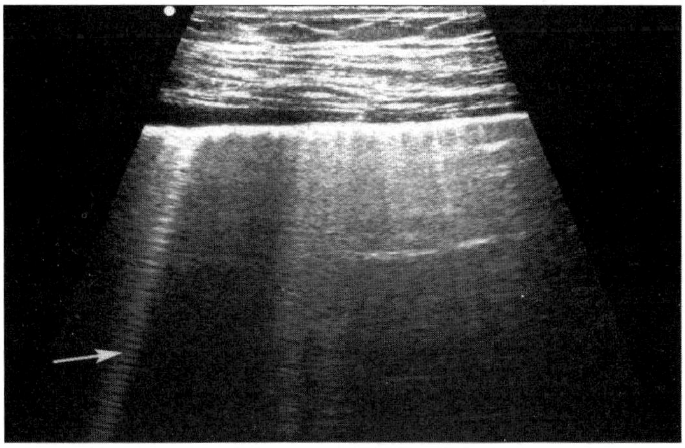

图7-1　肺水肿超声图

如图7-1肺部超声，肺部超声中显示为B线，其本质为“彗星尾征”，是超声波在肺泡的气-液界面产生的振铃伪像。

（3）动脉血气及血乳酸在循环血容量和组织灌注不足时需及时进行动脉血气监测。pH值对于维持细胞生存的内环境稳定具有重要意义，二氧化碳分压（PCO_2）是反映呼吸性酸碱平衡的重要指标，剩余碱（BE）是反映代谢性酸碱平衡的指标。血乳酸是评估全身以及内脏组织灌注及患者预后的有效指标，对麻醉手术患者的液体治疗具有重要的指导作用。动静脉二氧化碳分压差（Gap）：动脉血二氧化碳分压及中心静脉血二氧化碳分压差值＞6说明容量不足；因为容量不足时血流会变得缓慢，血液在静脉中停留时间延长，静脉中的二氧化碳不容易带走，故静脉血中的二氧化碳分压远高于动脉血。

（4）主张对重症患者和复杂手术患者实施目标导向个体化的输液策略：输液的速度和剂量应是维持心率和收缩压不低于术前的 20%；尿量不少于 0.5 mL/(kg · h)；混合静脉血氧饱和度不低于 75%；血乳酸不大于 2mmol/mL；SVV 不大于 13%。

四、病例考核

1. 以下哪一项不是影响肺内液体循环的主要因素？（单选题）D

A. 毛细血管静水压
B. 组织液静水压
C. 毛细血管渗透压
D. 中心静脉压
E. 组织液渗透压

2. 下列哪几项是对重症患者和复杂手术患者实施目标导向个体化治疗的输液策略？（多选题）ABCDE

A. 输液的速度和剂量应是维持心率和收缩压不低于术前的 20%
B. 尿量不少于 0.5 mL/(kg·h)
C. 混合静脉血氧饱和度不低于 75%
D. 血乳酸不大于 2mmol/L
E. SVV不大于13%

（黄瑞萍）

第八章
围术期急性肺栓塞

一、临床病例

【病例1】患者男，69岁，因车祸致左股骨干中下段粉碎性骨折入院。既往体健。吸烟饮酒40余年。入院后卧床，采用固定持续骨牵引，术前相关检查均无明显异常。入院3天后进入手术室在腰麻下行左股骨干中下段粉碎性骨折切开复位内固定术治疗，术中患者意识清醒，精神状态较好。术中在骨折复位后开始内固定时患者突然出现呼吸困难、发绀、大汗淋漓及血压下降等表现，于10min后出现呼吸心跳停止，经抢救无效死亡。

【病例2】患者男，65岁。因诊断右下肢静脉曲张并血栓性浅静脉炎拟行右下肢曲张静脉激光治疗术。既往史、个人史无特殊。术前相关检查无明显异常。双下肢动静脉彩色多普勒超声以及右髂静脉造影均无阳性发现。全麻诱导期平稳，顺利置入喉罩并行机械通气。解除右侧腹股沟绑带及右下肢抬高消毒时，患者突发心跳骤停，立即停用麻醉药物，行胸外心脏按压并推注肾上腺素1mg，并给予气管插管。约2min后患者恢复自主心跳，但血压70/40mmHg，SpO_2 62%，心率148次/min，两肺听诊未闻及干、湿啰音，$P_2>A_2$。12导联心电图提示S_{I}、Q_{III}、T_{III}，avR、R/q >1，广泛T波倒置。急诊床旁心超检查提示急性右心房室扩大，室壁厚度正常，左心房室大小正常，肺动脉高压。拟诊急性大面积肺栓，向家属交待病情并签溶栓同意书后，给予普通肝素100mg静滴，继之尿激酶130万单位溶栓。溶栓2h后，患者血压上升至120/75mmHg，SpO_2 94%，心率92次/min，自主呼吸22次/min，意识清醒。

问题：

1. 外科患者肺栓塞发病率如何？
2. 肺栓塞的病理生理学是什么？
3. 肺栓塞的危险因素是什么？
4. 麻醉对肺栓塞风险的影响是什么？

5. 如何诊断肺栓塞？病例1及病例2患者可能的心跳骤停原因是什么？
6. 如何预防及治疗深静脉血栓/肺栓塞？

二、病例讨论

1. 外科患者肺栓塞发病率如何？

在外科手术中和术后，肺栓塞的发生率升高了五倍。外科病人带有很多特定的围术期肺栓塞危险因素，包括创伤引起的急性炎症反应，凝血级联效应的激活，以及制动和静脉淤血。

表8-1　不同外科手术患者的肺栓塞发生率

外科因素	肺栓塞发病率
普外科	1.6%
胸外科	1.5% ~ 2%
腹部	0.32% ~ 1.0%
腹腔镜	0.06% ~ 0.9%
血管外科	0.4% ~ 0.7%
头颈外科	0.4% ~ 0.44%
妇产科	0.3% ~ 4.1%
骨科：全髋关节置换	0.7% ~ 30%
骨科：全膝关节置换	1.8% ~ 7%
骨科：髋关节修复	4.3% ~ 24%
泌尿外科	0.9% ~ 1.1%
神经外科	0% ~ 4%
创伤	2.3% ~ 6.2%
急性脊髓损伤	4.6% ~ 9%

从表8-1中我们可以看到，骨科手术患者是发生围术期肺栓塞的高危人群之一，特别是髋部骨折修复患者，而股静脉扭曲变形导致的静脉回流受阻和静脉淤血是其根本原因。值得关注的还有腹腔镜手术患者肺栓塞的发生率整体较低，这可能与更小的外科创伤、早期活动以及更稳定的凝血状态有关。随着诊断技术的发展，很多围术期无症状的肺栓塞也被发现并报导，因此近年来其发病率出现增长的趋势。

2. 肺栓塞的病理生理学是什么？

呼吸功能和肺气体交换异常是静脉栓子阻塞肺血管后最早出现的可见的改变之一。这是由栓子导致肺血流减少后肺泡死腔增加、左向右分流和通气血流比失调所造成。血流从阻塞的肺动脉血管流向未阻塞部份，则会导致未阻塞部份肺组织的水肿、肺表面活性物质的缺失和肺出血。接着出现的急性肺不张还可能在栓子自溶和肺再灌注后持续存在。在心排量降低的病人，混合静脉血氧分压降低会加剧因分流和通气血流比失调导致的动脉血氧合下降。局部的低碳酸血症还会导致支气管痉挛，血清素等体液介质的释放。

肺栓塞引起的基础血流动力学损害是由肺血管和肺流出道内栓子导致血流受阻后引起，表现为右心室阻力急性增高。右心室本身的结构决定了它对压力变化比对容量更加敏感。因此，后负荷的增加将显著降低右心室每搏量。为了维持心输出量，机体最初的反应便是释放儿茶酚胺以增快心率，同时增加右心房压力和右心室前负荷，以试图恢复正常每搏量。但是右室前负荷增加常常导致右室舒张，后者又将造成室间隔左偏从而限制了左心室的充盈。随着右室后负荷和阻力的不断增加，右心室最终出现衰竭，心输出量开始减少。由于右心室无法将足够的血液泵入肺循环，左心室前负荷开始降低，最终导致左心输出量降低，体循环阻力降低而造成体循环低血压。

3. 肺栓塞的危险因素是什么？

表8-2 静脉血栓栓塞和肺栓塞的患者危险因素

因素项目	
获得性因素	
高龄	中心静脉置管
癌症	创伤
正常活动减少	脊髓损伤
急性内科疾病（心衰、呼衰）	肥胖
炎性肠病	既往静脉血栓栓塞病史
肾病综合征	吸烟
怀孕/产后	
药物因素	
激素替代治疗	化疗
口服避孕药	抗精神病药

所有的肺栓塞危险因素都能在一定程度上追溯到三个根本原因：静脉淤血、内皮损伤和高凝状态。多数外科患者都暴露在这些危险因素中，而恶性肿瘤的患者会因为肿瘤分泌激素、化疗药物、活动减少以及反复中心静脉置管而导致危险性增高，临床上应特别关注。

4. 麻醉对肺栓塞风险的影响是什么？

麻醉方法的选择可能对患者静脉血栓栓塞风险存在更深远的影响。已有诸多研究表明腰段硬膜外麻醉或者全麻复合硬膜外麻醉可降低髋关节手术、膝关节手术、前列腺切除术和下肢血管手术患者肺栓塞风险。但是，在腹部大手术和胸科手术中使用胸段硬膜外麻醉却似乎并没有降低这种风险，原因可能是胸段硬膜外麻醉对下肢血流和静脉淤滞影响不及腰段硬膜外所致。

5. 如何诊断肺栓塞？病例 1 及病例 2 患者的可能心跳骤停原因是什么？

（1）临床表现

清醒患者发生急性肺栓塞时早期的典型临床表现如呼吸困难、烦躁不安等在全身麻醉的患者中被掩盖了。因此麻醉医生必须依靠在无意识患者身上同样会出现的症状进行诊断，而低血压和心动过速是肺栓塞比较典型的表现。动脉波形变陡峭、颈内静脉压力增高、胸骨左缘奔马律和第二心音增强也出现在急性肺栓塞患者。有研究发现59%的急性大面积肺栓塞患者会发生心跳骤停和需要血管活性药物处理的低血压，而不论肺栓塞面积大小，患者出现休克症状都是预后不佳的征象，因此对于此类病人需要更快的进行诊断和开始治疗。

（2）术中肺栓塞的诊断

术中特别是全麻手术中对急性肺栓塞的诊断是非常困难的。但麻醉医生仍然可以根据现有的术中监测手段和病程进展做出疑似诊断或排除诊断，这些早期诊断在制定治疗方案和减低死亡率上有不可估量的价值。

①心电图：大部分急性肺栓塞患者的心电图表现为窦性心动过速和房性心律失常。其他较常见的还有ST段抬高或压低、T波异常等。电轴右偏、完全或不完全右束支传导阻滞、肺型P波、T波倒置多见于合并右心功能不全患者，并与短期和30天死亡率相关。

②动脉血气分析：在保留自主呼吸的肺栓塞患者中，动脉血气分析常表现为低氧血症、呼吸性碱中毒和低碳酸血症。系统性的动脉低氧血症是肺栓塞最敏感的表现，甚至可能是一些小面积肺栓塞患者的唯一体征。

③呼气末二氧化碳($P_{ET}CO_2$)：肺栓塞会导致生理死腔的增加。在机械通气的全身麻醉患者如果观察到短时间内的$P_{ET}CO_2$呈指数级降低，提示存在潜在的严重肺灌注不足，可能原因有低血压、心跳骤停、严重肺低灌注或肺栓塞。

④D–二聚体：在实验室检查方面最有价值的是D–二聚体，但它却是一个高敏感性、低特异性的指标，在感染、癌症、创伤、外科手术本身和机体其他炎症状态等情况下均可能出现D–二聚体升高。因此我们常用D–二聚体阴性来排除肺栓塞的诊断，而D–二聚体的升高并不能直接诊断肺栓塞或者预测肺栓塞的严重程度。若D–二聚体含量＜500μg/L，可基本排除急性肺栓塞。

⑤超声心动图：超声心动图在提示肺栓塞诊断和排除其他心血管疾病方面有重要价值。超声心动图检查可发现右室后负荷过重征象，包括出现右心室扩大、右心室游离壁运动减低、室间隔平直、三尖瓣反流速度增快、三尖瓣收缩期位移减低等。而对于麻醉医生来说，术中经食道心脏超声（TEE）是比床旁心脏超声更便捷的检查手段。在已经配备有TEE的麻醉科，TEE设备唾手可得，而且可以在不影响外科操作和无菌原则的情况下进行检查，效率非常高。有研究表明TEE对临床高度怀疑肺栓塞合并血流动力学不稳定以及右心室扩张的患者，其诊断敏感性和特异性分别达到80.5%和97.2%。对于无法立即行其他影像学检查进行肺栓塞确诊或排除诊断的全麻手术中患者来说，TEE的确是一个非常好的选择。

⑥其他影像检查：肺栓塞的确诊检查均为相关影像学检查，包括CT肺动脉造影

（CTPA）、核素肺通气/灌注（V/Q）显像、磁共振肺动脉造影（MRPA）、肺动脉造影等。肺动脉造影是肺栓塞诊断的“金标准”，但因为其有创性和并发症，近年来已很少用于急性肺栓塞的临床诊断。而CTPA可直观地显示肺动脉内血栓形态、部位及血管堵塞程度，对肺栓塞诊断的敏感性和特异性均较高，且无创、便捷，目前已成为确诊肺栓塞的首选检查方法。但对于手术中的患者，此类确诊手段均难以快速实施，仅能作为后续的诊疗支持。

（3）肺栓塞的诊断小结：外科手术导致患者发生肺栓塞的风险升高。麻醉医生有责任发现并治疗尤其是术中发生的急性肺栓塞。然而，术中肺栓塞的诊断往往容易被其他并发症所掩盖，外科手术进程也限制了基础治疗的实施。肺栓塞给外科病人诊疗带来了不同的挑战。在手术进程中肺栓塞常首先表现为突发的血流动力学波动并遵循一定的急性发展过程，最终可能在几小时内导致死亡。快速的临床诊断和处理有可能降低发病率和死亡率。

病例1及病例2：病例1及病例2患者的可能心跳骤停原因为肺栓塞。

6. 如何预防及治疗深静脉血栓 / 肺栓塞?

（1）深静脉血栓的风险评估

深静脉血栓（VTE）是外科手术患者院内非预期死亡的重要原因。准确评估外科手术患者深静脉血栓发生风险并给予恰当预防措施可以降低深静脉血栓发生率及相关病死率。国内外指南均推荐使用Caprini模型进行风险评估。按照不同的评估分值将深静脉血栓发生风险分为：极低危（0分）、低危（1~2分）、中危（3~4分）、高危（≥5分）。

表8-3　手术患者VTE风险评估表（Caprini评分表）

1分	2分	3分	5分
年龄41 ~ 60岁 小手术 体质指数＞25 kg/m^2 下肢肿胀 静脉曲张 妊娠或产后 有不明原因的或者习惯性流产史 口服避孕药或激素替代疗法 感染中毒症（＜1个月） 严重肺病，包括肺炎（＜1个月） 肺功能异常 急性心肌梗死 充血性心力衰竭（＜1个月）炎性肠病史 卧床患者	年龄61 ~ 74岁 关节镜手术 大型开放手术（＞45 min） 腹腔镜手术（＞45 min） 恶性肿瘤 卧床＞72 h 石膏固定 中央静脉通路	年龄≥75岁 深静脉血栓史 深静脉血栓家族史 凝血因子V Leiden突变 凝血酶原G20210A突变 狼疮抗凝物阳性 抗心磷脂抗体阳性 血清同型半胱氨酸升高 肝素诱导的血小板减少症 其他先天性或获得性血栓形成倾向	脑卒中（＜1个月） 择期关节置换术 髋、骨盆或下肢骨折 急性脊髓损伤（＜1个月）

中华医学会2018年肺血栓栓塞症诊治与预防指南中，对外科手术患者VTE的预防推荐使用Caprini评分进行风险分级，依据风险分级以及是否合并有高出血风险选择不同的程度的预防手段，包括药物预防（普通肝素、低分子肝素、磺达肝癸钠、直接口服抗凝剂等）和机械预防（间歇充气加压泵、分级加压弹力袜、足底静脉泵等）。具有VTE风险患者若同时存在较高大出血风险或出血并发症，推荐应用机械预防，如出血风险降低，改用药物预防或与机械预防联用。

（2）一般支持治疗

针对急性肺栓塞的初始治疗可能在确诊之前就要开始实施，旨在维持患者生命体征平稳以及将肺栓塞影响降至最低，相关支持治疗手段甚至在术中就必须开始。

对于未行气管插管机械通气的患者，发生急性肺栓塞时应面罩吸氧提高氧浓度纠正低氧血症，出现呼吸衰竭时应及时行气管插管机械通气保证氧供。行机械通气时，应注意避免其对血流动力学的不利影响，机械通气时胸腔内正压将减少静脉回流，加重右心功能不全，应该采取低潮气量（6～8mL/kg）使吸气末平台压＜30cmH_2O。

对于合并休克或低血压的大面积急性肺栓塞患者，推荐去甲肾上腺素作为首选的血管活性药物。去甲肾上腺素可以改善提高体循环血压，改善右心冠脉灌注以及增加静脉回流，同时还能增强左右心室收缩，提高心输出量。肾上腺素、多巴胺和多巴酚丁胺也可作为去甲肾上腺素的替代药物，但应注意多巴酚丁胺导致的外周血管舒张作用。

（3）抗凝和溶栓治疗

对于围术期确诊或疑似的急性肺栓塞，常规的治疗变得很复杂，主要原因在于出血风险的增加限制了药物抗凝剂在外科手术患者的及时应用。此类患者必须遵循个性化治疗原则并与外科团队讨论，共同制定治疗方案。

①抗凝治疗

抗凝治疗为急性肺栓塞的基础治疗手段，可以有效的防止血栓再形成和复发，同时促进机体自身纤溶机制溶解已形成的血栓。一旦明确肺栓塞，如果没有抗凝禁忌，宜尽早启动抗凝治疗。临床高度可疑肺栓塞，在等待诊断结果过程中，建议开始应用胃肠外抗凝治疗（普通肝素、低分子肝素、磺达肝癸钠等），对于高危急性肺栓塞患者，首选普通肝素进行初始抗凝治疗，以便于及时转换到溶栓治疗。

a. 普通肝素（UFH）：首选静脉给药，先给予2000～5000 U或按80 U/kg静注，继之以18U /（kg · h）持续静脉泵入。在开始治疗后的最初24h内每4～6h监测APTT，根据APTT调整剂量，使APTT在24h内达到并维持于正常值的1.5～2.5倍。普通肝素也可采用皮下注射给药方式，一般先予静脉注射2000～5000U，然后按250U/kg皮下注射，1次/12h。普通肝素可能会引起肝素诱导的血小板减少症（HIT），应适时监测血小板计数，及时调整用药方案。

b. 低分子肝素（LMWH）：必须根据体质量给药，但对过度肥胖者或孕妇宜监测血浆抗Ⅹa因子活性并据之调整剂量。

c. 磺达肝癸钠：选择性Ⅹa因子抑制剂，对中度肾功能不全患者剂量应减半，重度肾功能不全（肌酐清除率＜30mL/min）患者禁用。

表8-4 常用肝素和磺达肝癸钠的使用

药品	使用方法（皮下注.）	注意事项
依诺肝素（竟赛）	100 U/kg ,1 次/12 h 或1.0 mg/kg，1 次/12 h	单日总量不≤180 mg
那屈肝素（速碧林）	86 U/kg，1 次/12 h 或0.1 mL/10 kg，1次/12 h	单日总量不≤17100 U
达肝素（法安明）	100 U/kg，1 次/12h 或200 U/kg，1 次/d	单日剂量不≤18000 U
磺达肝癸钠（安卓）	（1）5.0 mg(体质量＜50 kg),1 次/d	
	（2）7. 5 mg(体质量50 ~ 100 kg) ,1 次/d	
	（3）10.0 mg（体质量＞100 kg) ,1 次/d	

与普通肝素相比，低分子肝素和磺达肝癸钠发生大出血或者肝素诱导血小板减少症的风险较低，所以首选用于急性肺栓塞患者的初始抗凝治疗。普通肝素半衰期较短，抗凝易于监测，且鱼精蛋白可以快速逆转其作用，因此对于需要进行再灌注治疗、严重肾功能损害和严重肥胖的患者，推荐应用普通肝素。

d. 阿加曲班和比伐卢定可应用于血小板减少症或怀疑血小板减少症的患者。

②溶栓治疗

溶栓治疗可迅速溶解部分或全部血栓，恢复肺组织再灌注，减小肺动脉阻力，降低肺动脉压，改善右心功能，减少严重深静脉血栓患者病死率和复发率。溶栓的时间窗一般定为14天以内，其主要并发症为出血。溶栓治疗的禁忌证见表8-5，对于致命性高危急性肺栓塞，绝对禁忌证亦应被视为相对禁忌证。

表8-5 溶栓禁忌证

绝对禁忌证	相对禁忌证
结构性颅内疾病 出血性脑卒中病史 3个月内缺血性脑卒中 活动性出血 近期脑或脊髓手术 近期头部骨折性外伤或头部损伤 出血倾向（自发性出血）	收缩压＞180 mmHg 舒张压＞110 mmHg 近期非颅内出血 近期侵入性操作 近期手术 3个月以上缺血性脑卒中 口服抗凝治疗（如华法林） 创伤性心肺复苏 心包炎或心包积液 糖尿病视网膜病变 妊娠 年龄＞75岁

常用的溶栓药物有尿激酶、链激酶和重组组织型纤溶酶原激活剂（rt-PA）。三者溶栓效果相仿，临床上可根据条件选用，具体用法见表8-6。

表8-6　溶栓药物使用方法

药物	方案
链激酶	（1）负荷量25万U，静脉注射30 min，继以10万U/h持续静脉滴注12～24 h；（2）快速给药：150万U持续静脉滴注2 h
尿激酶	（1）负荷量4400 U/kg，静脉注射10 min,继以2200 U/kg/h持续静脉滴注12 h；（2）快速给药：2万 U/kg持续静脉滴注2h
rt-PA	50 mg持续静脉滴注2h

急性高危肺栓塞，如无溶栓禁忌，推荐溶栓治疗。急性非高危肺栓塞患者，不推荐常规溶栓治疗。急性中高危肺栓塞，建议先给予抗凝治疗，并密切观察病情变化，一旦出现临床恶化且无溶栓禁忌，建议给予溶栓治疗。

（4）介入治疗

急性肺栓塞介入治疗的目的是清除阻塞肺动脉的栓子，以利于恢复右心功能并改善症状和提高生存率。介入治疗包括：经导管碎解和抽吸血栓，或同时进行局部小剂量溶栓。急性高危肺栓塞或伴临床恶化的中危肺栓塞，若有肺动脉主干或主要分支血栓，并存在高出血风险或溶栓禁忌，或经溶栓或积极的内科治疗无效，在具备介入专业技术和条件的情况下，可行经皮导管介入治疗。

对于有抗凝禁忌的急性肺栓塞患者，为防止下肢深静脉大块血栓再次脱落阻塞肺动脉，可考虑放置下腔静脉滤器，建议应用可回收滤器，通常在2周之内取出。一般不考虑永久应用下腔静脉滤器。已接受抗凝治疗的急性深静脉血栓或肺栓塞，不推荐应用下腔静脉滤器。

对于系统性溶栓出血风险高的患者，如果有导管直接溶栓的设备和人员，导管直接溶栓优于系统性溶栓，导管直接溶栓时溶栓剂量可以进一步减低，从而降低出血风险。

（5）手术治疗

肺动脉血栓切除术可作为全身溶栓的替代补救措施，适用于经积极内科或介入治疗无效的急性高危肺栓塞，医疗单位须有施行手术的条件与经验。对于顽固性低氧，循环不稳定的高危肺栓塞，内科或介入治疗效果不佳，准备手术之前，可尝试用体外膜肺氧合（ECMO）以加强生命支持。ECMO对高危肺栓塞患者来说是一项有效的治疗措施，但治疗效果仍有待进一步研究探讨。

三、病例总结

（1）肺栓塞是以各种栓子阻塞肺动脉或其分支为其发病原因的一组疾病或临床综合征的总称，包括肺血栓栓塞症、脂肪栓塞综合征、羊水栓塞、空气栓塞、肿瘤栓塞等，其中血栓栓塞为最常见类型。

（2）在外科手术中和术后，肺栓塞的发生率升高了五倍，骨科手术患者是发生围术期肺栓塞的高危人群之一，特别是髋部骨折修复患者。

（3）术中特别是全麻手术中对急性肺栓塞的诊断是非常困难的。窦性心动过速、低血压是比较典型的临床表现。麻醉医生还可根据呼气末二氧化碳、动脉血气分析以及经食道心脏彩色多普勒超声来协助确诊肺栓塞。

（4）针对急性肺栓塞的初始治疗可能在确诊之前就要开始实施，旨在维持患者生命体征平稳以及将肺栓塞影响降至最低，相关支持治疗手段甚至在术中就必须开始。一般支持治疗包括保证病人氧合、维持血流动力学平稳，血管活性药物首选去甲肾上腺素。出血风险的增加限制了药物抗凝剂在外科手术患者的及时应用，此类患者必须遵循个性化治疗原则并与外科团队讨论，共同制定治疗方案。

（5）深静脉血栓的预防推荐使用Caprini评分进行风险分级，依据风险分级以及是否合并有高出血风险选择不同的程度的预防手段，包括药物预防（普通肝素、低分子肝素、磺达肝癸钠、直接口服抗凝剂等）和机械预防（间歇充气加压泵、分级加压弹力袜、足底静脉泵等）。

四、病例考核

1. 全身麻醉下急性肺栓塞的诊断方法有哪些？（多选题）ABCD

A. 心电图
B. 动脉血气分析
C. 呼气末二氧化碳
D. 经食道心脏超声

2. 对于合并休克或低血压的大面积肺栓塞患者，推荐首选的血管活性药物是什么？（单选题）C

A. 多巴胺
B. 间羟胺
C. 去甲肾上腺素
D. 麻黄碱

（谭苗）

第九章
体外循环下心脏手术的麻醉

一、临床病例

【病例1】男，59岁，60kg，身高167cm。因气急10年，加重伴呼吸困难10天入院。心脏彩色多普勒超声检查提示：风湿性心脏病联合瓣膜病，重度二尖瓣狭窄并轻度二尖瓣关闭不全，中度主动脉瓣狭窄并中度主动脉瓣关闭不全；左房有附壁血栓；左房及左室扩大。EF(射血分数):60%。体检：T 36.3℃，HR 20次/min，R 20次/min，NBP（无创血压）107/79 mmHg。二尖瓣听诊区可闻及Ⅲ/6级收缩期杂音，主动脉瓣听诊区可闻及Ⅱ/6级双期杂音。X胸部正侧位片提示：双肺淤血；普大型心。十二通道常规心电图提示：粗大型房颤，心室率80～90次/min。麻醉过程：局麻下行左桡动脉穿刺测有创血压及心排。麻醉诱导：咪达唑仑3mg，舒芬太尼25μg，依托咪酯10mg，罗库溴铵50mg。从右侧颈内静脉置入三腔中心静脉导管测CVP。麻醉维持：持续吸入0.7MAC的七氟烷，持续静脉泵注瑞芬太尼10～20μg/（kg·h），咪达唑仑50μg/（kg·h），丙泊酚2～4mg/（kg·h）。手术及体外循环过程：全麻插管满意后，消毒铺巾取胸正中切口，电刀依次切开皮肤、皮下筋膜。锯开胸骨后，患者突发心脏骤停，立即行胸内心脏按压。静脉注射肝素3mg/kg。迅速切开心包，用20瓦秒电除颤1次后，转复房颤心律但心脏收缩不佳。立即在主动脉根部及上腔静脉内插管建立体外循环，插管部位：升主动脉24 Fr；上下腔静脉分别插28 Fr及32 Fr。测活化全血凝固时间（Activated Coagulation Time，ACT）为630s，开始阻断主动脉并进行体外循环，氧流量2L/min，吸入氧浓度70%。心外探查见全心扩大，左心饱胀。分别切开右房及房间隔，见大量氧合血自左心房涌出，掺杂部分陈旧性血栓，考虑患者系血栓脱落致二尖瓣急性受阻而引起心跳骤停。并行循环降温（降温目的：降低全身代谢）至32℃，分别阻断上下腔静脉、升主动脉。经升主动脉根部顺行灌注冷血高钾停跳液；因灌注效果欠佳，遂切开主动脉根部直接灌注冷血高钾停跳液（DelNiol）800mL。心脏表面覆冰盐水纱布行心肌保护，心脏停跳完全，心电图呈现一直线。继续降温至28℃，探查心脏：发现左房内有大量附壁血栓；二尖瓣增厚，交界粘连，瓣下结构挛缩，瓣口狭窄并关闭不全，无法成形。遂仔细清除左房内血栓，连续缝合左心耳切口，折叠部分左房壁，切除病变二尖瓣瓣膜组织，置入27Fr人工机械瓣，连续缝合，缝合后启闭正常。缝置牵引线显露主动脉瓣，见瓣叶增厚，交界粘连，遂提吊主动脉瓣叶交界，剪除主动脉瓣，分象限连续缝合19Fr人工机械瓣，缝合后启闭正常。连续缝合房间隔切口。复温，充分排除左心系统气体，开放升主动脉阻断钳，出现心室纤颤。用20瓦秒电除颤1次后心脏复跳为窦性心律，连续缝合右房切口，并行循环复温，还氧债。在血流动力学平稳后逐渐停体外循环。转流时间：总转流112 min，主动脉阻断48 min。停机后有创血压 113/68mmHg，HR 98次/min，T 36.7℃。泵多巴胺5～10μg/（kg·h）及硝酸甘油0.2～0.5μg/（kg·h）维持血压。检查无活动性出血后用鱼精蛋白3mg/kg中和肝素并依次拔除各体外循环管道；放置心包、胸骨后引流管，右室面预置心脏起搏导线，彻底止血，清点器械纱布无误，逐层关胸。术后患者带气管导管回心脏外科ICU。手术2周后患者顺利出院。

【病例2】女，9岁，25kg。术前诊断为法洛氏四联症。拟在体外循环下行法洛氏四联症矫治术。术中在体外循环开始3min后因灌注医师疏忽，氧合器储血室排空，大量空气经供血管注人主动脉。立即停止转流 (当时鼻咽温度为31℃)，在心脏表面洒冰屑、取头低位、头部放置冰帽的同时，立即进行上腔静脉逆行灌注，并降低血温。逆灌期间见大量血气泡从主动脉插管处溢出。逆行灌注流量为15mL/（kg·min），采用逐渐增加流量的方法，维持灌注压力在20 mmHg；逆灌15 min后再恢复正常转流，并降温至鼻咽温17℃后顺利完成手术。术中立即给予大剂量甲泼尼龙、甘露醇脱水及碳酸氢钠纠酸。术后经4天的激素、脱水及冬眠疗法，患者仍未清醒。加用高压氧治疗7天后患者意识开始清醒，但出院后一直存有弱智的后遗症。

问题：

1. 什么是体外循环？
2. 体外循环的发展简史是什么？
3. 如何建立与实施体外循环？
4. 体外循环还可以在外科的哪些领域使用？
5. 心房纤颤可引起哪些相关的病理生理变化？
6. 病例2患者的体外循环发生了什么并发症？体外循环期间动脉发生大量气栓栓塞的危害有哪些？
7. 体外循环期间动脉发生大量气栓栓塞的原因有哪些？
8. 体外循环期间动脉发生大量气栓栓塞后的处理措施有哪些？
9. 体外循环期间的常见意外有哪些？

二、病例讨论

1. 什么是体外循环?

体外循环（extracorporeal circulation, ECC）是指通过特殊装置将回心血液引流至体外，经氧合后再输回人体，从而临时完全或部分代替心、肺功能的一种专业技术，也称心肺转流（cardiopulmonary bypass, CPB）。体外循环技术使常规条件下难以进行的心内畸形、高难大动脉疾病矫治手术得以开展，开创了心、血管外科学的新纪元，其也成为心脏、血管疾病外科治疗的必备技术。

2. 体外循环的发展简史是什么?

1930年10月，在美国波士顿麻省总医院院外科，一30岁女病人在行胆囊切除术两周后出现了肺栓塞而死亡，促动其监护医师、刚毕业的Gibbon产生设想：如果将此病人的静脉血氧合变成动脉血后再输入其动脉内，也许能救活此病人。在漫长的夜里，Gibbon医生无助的看着与病魔斗争的其他病人的血液逐渐变暗且血管逐渐扩张，Gibbon医生想到能否将病人的血液移走使其与氧气混合并将二氧化碳排出，然后再将富含氧的红色血液回输到患者的动脉，以此来挽救患者的生命。设想能否绕过栓塞的血管在体外建立一个旁路来执行部分的心肺功能。为了实现这个目的，接下来的20年，Gibbon医生与其妻子一起开始潜心设计机械性氧合器。1949年美国商用机器公司（IBM）实验室设计了第一代心肺分流机，这种心肺机应用到小狗的心肺旁路仅有10%的死亡率，1951年开发了临床人工心肺机。1953年，历史上首次借助心肺转流术成功地缝合了一位18岁的房间隔缺损女患者。

体外循环发展的关键事件：

（1）1882年：Schroder将氧气自盛装静脉血的容器底部吹入来氧合血液（鼓泡式氧合器诞生）。

（2）1916年：McLean在心脏和肝脏匀浆中发现了肝素具有抗凝作用。

（3）1934年：Debakey提出了体外循环滚压泵的设想。

（4）1937年：Chargaff和Olson发现鱼精蛋白能戏剧性地中和肝素的抗凝作用。

（5）1944年：Kolff 和 Berk发现血液经过人工透析的赛璐玢膜时能被氧合（膜式氧合器诞生）。

（6）1950年：Bigelow在深低温麻醉下开展了阻断回心血流的心脏直视动物手术。

（7）1953年：Gibbon首次成功的使用了体外循环技术。

（8）1955年：Melrose首次提出化学性心脏停跳（向被阻断的主动脉近心端注射柠檬酸钾引起高钾血症而造成心脏持续舒张）。

3. 如何建立与实施体外循环?

（1）预充：在建立体外循环前，必须在人工管道、人工肺、微栓过滤器等与病人循环系统连接的装置内预先充满等渗平衡液、人工胶体或血液，并排尽气体，此过程称为预充。

（2）建立体外循环并肝素化：心脏手术时，通常经胸骨正中劈开切口显露心脏，游离上、下腔静脉并分别套绕阻断带。为预防血液接触异体管道（激活凝血系统）而产生凝血块，在体外循环前约15min（大约在心包被切开时）从静脉注射抗凝药物肝素400U/kg（3mg/kg），静注肝素后5min开始测定活化全血凝固时间（Activated Coagulation Time，ACT）。在ACT≥300s后，才能实施升主动脉插管并与体外装置供血管连接。从右心房插入上、下腔静脉插管或单根心房管与体外静脉血引流管连接。在ACT≥450s后方可实施体外循环。静脉血在血泵驱动下经人工肺气体交换后自升主动脉注入全身。也可经外周血管（股、动静脉）建立体外循环。

（3）体外循环实施：体外循环开始后，即可进行血液降温。灌注流量可按体重或体表面积计算，一般维持50～80mL/（kg·min）或1.8～2.4L/（m^2·min）。低温可降低代谢而保护心、肺、脑、肝、肾等脏器。随温度降低可减小流量，从而减少手术视野的回血，也可减少血成分的机械性破坏。体温降到32℃时（低温低于32℃可能引起心室纤颤）夹闭主动脉并灌注心脏停跳液让心脏充分停跳。完全体外循环期间的平均动脉压即灌注压一般维持在40～80mmHg。小儿代谢率较高、基础血压较低，故其需要较高流量，而灌注压可稍低。可通过监测混合静脉血氧饱和度（SvO_2）、病人血压、尿量、体温变化速度、酸碱平衡及乳酸水平等来判断组织灌注充分与否，维持SvO_2≥70%，尿量≥0.5mL/（kg·h）、酸碱平衡及乳酸水平正常。灌注不足时，可通过提高灌注流量、血红蛋白浓度、扩张小血管等措施来改善。阻断升主动脉后，自阻断近段升主动脉或冠状动脉窦灌注高钾心脏停搏液（钾离子浓度约为20mmol/L），使心脏迅速停跳以保护心肌。阻断前，经右上肺静脉插管作左心引流减压也有利于心肌保护。待心内操作完毕，经心内排气后开放阻断钳、恢复心脏循环和节律。当病人体温恢复正常，血压、血气、电解质、酸碱平衡满意后，逐步降低流量至停机。拔除静脉插管。

（4）鱼精蛋白中和肝素：为恢复凝血功能而利于止血，在停机后需从静脉注射鱼精蛋白（3～5mg/kg）来中和肝素，病人血流动力学平稳及血凝块出现后即可拔除主动脉插管。在鱼精蛋白中和后，ACT应该降到基础值的±20s内，超过此范围则每次追加鱼精蛋白0.5mg/kg。如心脏内止血不彻底，可能会引起心包压塞及失血性休克。

4. 体外循环还可以在外科的哪些领域使用？

（1）神经外科：某些颅脑病变的外科手术。

（2）胸外科：侵及主气管、肺门及胸部大血管的手术。

（3）普外科：如布加综合征手术。

（4）泌尿外科：下腔静脉巨大癌栓摘除术。

（5）器官移植科：如肝脏移植和肺移植手术及移植供体的保护。

（6）急诊科：中毒、急性严重心功能衰竭（爆发性心肌炎、心肌梗死等）、严重呼吸功能不全（呼吸道严重阻塞、肺栓塞、严重肺炎、严重膈疝等）、严重创伤、严重低温或高温、大血管损伤。

（7）肿瘤科：恶性肿瘤的全身或局部热、化疗。

5. 心房纤颤可引起哪些相关的病理生理学变化？

左房扩张可使左房壁纤维化和心房肌束排列紊乱，导致传导异常而发生心房纤颤。心房纤颤和左房内血流减慢可形成左房的附壁血栓，附壁血栓脱落可造成急性动脉栓塞(如脑栓塞)或/和二尖瓣阻塞(如病例1)。心房纤颤时，由于舒张末期心房收缩功能丧失，可使左室舒张末容积减少20%。若心室率超过100次/min，则会因心室舒张期缩短加重左室充盈不足而发生低血压，而左房压力持续升高则可诱发急性肺水肿。

6. 病例 2 患者的体外循环发生了什么并发症？体外循环期间动脉发生大量气体栓塞的危害有哪些？

病例2患者的体外循环发生了动脉气体栓塞并发症。

动脉气体栓塞的危害：动脉气体栓塞是体外循环心内直视手术的严重并发症，其死亡率约为21 %，永久性中枢神经系统损伤约为14%。动脉大量气体栓塞虽较少发生，但大多是医源性并发症，并常导致严重后果。气体栓塞部位多在颈动脉、椎动脉和冠状动脉系统。临床表现为心跳骤停，心肺脑复苏困难，中枢神经系统损伤和严重低心排出量综合征。气栓的病理学改变是气栓阻碍血管腔的正常血流，造成心脏及大脑等脏器的严重缺血性损害。

7. 体外循环期间动脉发生大量气体栓塞的原因有哪些？

体外循环期间发生动脉大量气体栓塞的主要原因有：①体外循环机故障：如泵头失控、氧合器或管道破裂等；②体外循环机操作失误或腔静脉引流管扭曲致氧合器血液排空，或左心引流泵头转向错误；③手术操作不当或术中心腔排气不良。

8. 体外循环期间动脉发生大量气栓栓塞后的处理措施有哪些？

体外循环期间动脉大量气体栓塞一旦发生，应立即停机；将患者取头低位、头戴冰帽、心脏表面撒冰屑和和心脏按压的同时，断升主动脉插管和上腔静脉插管，将动脉供血管与上腔静脉插管连接，在体外循环降温的同时行上腔静脉及右心房逆行灌注。逆灌注期间麻醉医师间歇压迫双侧颈动脉以排出椎动脉内的气体。上腔静脉及右心房逆灌注主要排出存留于脑血管和冠状血管内的气体。这对解除或减轻中枢神经系统和心肌损伤，防止严重低心输出量综合征的发生，增加心、脑复苏机会尤为重要。上腔静脉逆行灌注是体外循环期间动脉大量气体栓塞的首要治疗措施，应即刻施行并持续到升主动脉内无气体排出时止。一般需 5 ~ 15 min，逆灌注压力20 ~ 40mmHg，流量20 ~ 40mL/（kg · min）。给予细胞膜稳定剂如大剂量甲泼尼龙，可同时给予甘露醇以减轻组织水肿，并有自由基清除作用。

高压氧可促进脑气栓吸收，增加脑组织氧供，改善脑损伤后遗症，应在患者循环功能稳定后及早进行。

9. 体外循环期间的常见意外有哪些?

（1）液面打空进气导致动脉管道内空气栓塞。
（2）管道堵塞后接头脱落。
（3）动脉泵故障。
（4）氧合器氧合不良。

三、病例总结

（1）血液接触异体管道会产生凝血块。
（2）肝素具有抗凝作用。而鱼精蛋白具有中和肝素的作用。
（3）低温通过降低代谢而产生脏器保护作用。但体温低于32℃可能引起心室纤颤。
（4）高钾血症会引起心跳骤停。
（5）心包内出血及心脏出血容易引起心包压塞。
（6）附壁血栓脱落可造成急性动脉栓塞(如脑栓塞)或/和二尖瓣阻塞。
（7）心房纤颤时，由于舒张末期心房收缩功能丧失，可使左室舒张末容积减少20%。若心室率超过100次/min，则会因心室舒张期缩短加重左室充盈不足而发生低血压，而左房压力持续升高则可诱发急性肺水肿。

四、病例考核

1. 下列哪种药物具有中和肝素的作用？（单选题）B

A. 利多卡因
B. 鱼精蛋白
C. 丙泊酚
D. 七氟醚

2. 低温可能引起下列哪项不良事件？（单选题）D

A. 凝血块产生
B. 心包压塞
C. 红细胞破坏
D. 心室纤颤

3. 高钾血症会引起:（单选题）D

A. 心包压塞
B. 心动过速
C. 肺栓塞
D. 心跳骤停

（邵建林　陶建平）

第十章

风心病二尖瓣狭窄行二尖瓣置换手术的麻醉

一、临床病例

【病例1】女，48岁，46kg，151cm。因为反复出现气促及呼吸困难1月余而入院。体检：T 36.5℃，HR 65次/min，RR 19次/min，NBP 120/85mmHg。二尖瓣听诊区可闻及Ⅲ/6级舒张期杂音。经胸心脏超声心动图检查提示：风湿性心脏瓣膜病，重度二尖瓣狭窄，左房扩大，EF（射血分数）60%。术前诊断：风湿性心脏瓣膜病，二尖瓣重度狭窄。拟行：体外循环下的二尖瓣置换术。麻醉过程：局麻下行左桡动脉穿刺测有创动脉压(IBP)。麻醉诱导：咪达唑仑3mg，舒芬太尼25μg，依托咪酯10mg，罗库溴铵50mg。从右侧颈内静脉置入三腔中心静脉导管。麻醉维持：持续吸入0.7MAC七氟烷，持续静脉泵注瑞芬太尼10μg/（kg·h）、咪达唑仑50μg/（kg·h）、和丙泊酚2mg/（kg·h），每隔1h静注舒芬太尼25μg。患者在主动脉开放后反复发生心室纤颤，经多次20～30瓦秒心内除颤皆失败。后来术者发现冠状动脉内有气体栓塞，排除气体栓塞后用20瓦秒心内除颤成功。体外循环：插管部位：升主动脉插24Fr；上下腔静脉分别插28 Fr及32 Fr。灌注方式：常规浅低温，鼻咽温降至30.6℃，动脉流量2.5L/min。心肌保护：顺灌，冷血高钾停跳液（DelNiol）800mL。转流时间：总转流96min，主动脉阻断29min。氧流量2L/min，氧浓度70%。停机后有创血压108/68mmHg，HR 92次/min，T 36.5℃。手术及麻醉顺利。

问题：

1. 二尖瓣狭窄的病因和病理生理理学变化是什么？
2. 如何管理二尖瓣狭窄患者的前负荷、后负荷、心率和心肌收缩力？
3. 如何选择二尖瓣狭窄患者的麻醉药？
4. 如何处理主动脉开放后的严重心室纤颤？

二、病例讨论

1. 二尖瓣狭窄的病因和病理生理学变化是什么？

病因：二尖瓣狭窄通常起源于风湿病。在许多患者中，从风湿热发作至出现临床症状之间有30～40年的潜伏期。呼吸困难是最常见的症状。最初的表现通常由于心房扩张导致房颤或无关的疾病导致症状加重，如妊娠、甲状腺毒症(thyrotoxicosis)、贫血、发热或脓毒症。其他常见的症状包括疲劳、心悸、胸痛、血栓栓塞事件和咯血(肺血管充血所致)。

正常成人二尖瓣口面积为4～6cm²。当开口狭窄至＜2cm²时，左心房和左心室间的压力梯度增加以维持正常血流和左心室充盈。左房压升高使肺静脉充血，最终导致肺水肿，尤其是存在心动过速的情况下。

心动过速缩短舒张期并减少血流跨二尖瓣所需的时间，由此损害左心房排空和左心室充盈。随之而来的是心排血量降低、肺充血加重和心功能失代偿。二尖瓣口面积＜1cm²被认为是极其危重的状况。然而，实施瓣膜手术的决策通常取决于症状的严重程度[即纽约心脏协会(NYHA)分级]。出现劳力性呼吸困难症状而不接受手术的患者10年生存率约为80%，而NYHA心功能Ⅲ级(最低活动量伴呼吸困难)和Ⅳ级(静息时呼吸困难)非手术患者生存率约为15%。既往认为左心室“受到保护”可免于压力或容量超负荷的影响。尽管一定程度的左心室“保护作用”可存在于多数轻度二尖瓣狭窄患者中，但随着病情进展，可能引起不同程度的左心室衰竭。此外，左心室收缩力可能因风湿累及乳头肌和二尖瓣环而受到损害，左心室后基底部也会发生局部室壁运动异常。然而，左心室功能可能也会因为右心室压力超负荷引起室间隔左移而受损。肺动脉高压和右心室衰竭在二尖瓣狭窄中很常见。

二尖瓣狭窄的主要病理生理学变化是：二尖瓣狭窄→左心房和左心室压力梯度增加→左心房压升高→肺静脉充血→肺水肿和肺动脉高压。其过程变化为：①二尖瓣狭窄最主要的病理生理变化是舒张期血液由左房进入左室受阻，进而导致左室舒张末容积减少，每搏量减少；左房压升高，肺循环淤血。心室率加快时由于舒张期缩短使上述病变更为严重。②肺淤血使肺毛细血管静水压升高而发生肺间质水肿。长期肺淤血可致肺动脉压升高、右室负荷增加、右心室扩大和三尖瓣相对关闭不全，严重时产生右心衰竭和体循环淤血。

2. 如何管理二尖瓣狭窄患者的前负荷、后负荷、心率和心肌收缩力？

达成前负荷、后负荷、心率和心肌收缩力平衡的目标是二尖瓣狭窄患者术中管理的主要指导原则。需高的左心房压维持跨狭窄二尖瓣的左心室充盈(前负荷)。应避免低血容量和使用血管扩张药。应在心排血量相对较低且恒定的情况下，保持较高的后负荷(体循环阻力)维持灌注压。应保持缓慢的心率使左心室舒张期充盈最大化。应维持心肌收缩力以保障每搏量。二尖瓣狭窄的血流动力学管理目标详见如下表10-1：

表10-1　二尖瓣狭窄的血流动力学管理目标

参数	目标	适用	相对禁忌
心率	慢	β肾上腺素受体阻滞药 地高辛 钙通道阻滞药	多巴胺 多巴酚丁胺 氯胺酮 泮库溴铵
前负荷	高	静脉补液	硝酸甘油 丙泊酚
后负荷	高	去氧肾上腺素	硝普钠
心肌收缩力	正常至升高	去甲肾上腺素	大剂量吸入麻醉药 大剂量β肾上腺素受体阻滞药

右心室衰竭在二尖瓣狭窄中较常见。应优化左右心室的各项参数。例如，在避免加重肺充血的同时优化左心室前负荷很重要。同样，尽管心动过速对二尖瓣狭窄有害，但正常至轻度增快的心率对右心室衰竭是有利的，此时右心室的心排血量更多地依赖于心率。必须基于每位患者的血流动力学生理状态与需求来平衡这些看似矛盾的管理目标。

3. 如何选择二尖瓣狭窄患者的麻醉药？

阿片类药物(如芬太尼、舒芬太尼、瑞芬太尼)、咪达唑仑和依托咪酯等均是二尖瓣狭窄患者麻醉诱导的合理选择。阿片类药物还具有增加迷走张力、减慢心率的优点，通常没有相关的低血压发生。氯胺酮有心动过速效应，因此属于相对禁忌。吸入麻醉药可引起心肌抑制和血管扩张，应在低浓度下谨慎使用。应谨慎使用丙泊酚。理论上，最适合二尖瓣狭窄患者的神经肌肉阻滞药为琥珀胆碱、维库溴铵、罗库溴铵和顺阿曲库铵。大剂量推注泮库溴铵是相对禁忌的，因为可引起心动过速。二尖瓣狭窄的麻醉药物选择见下表10-2：

表10-2　二尖瓣狭窄的麻醉药物选择

分类	建议使用	不建议使用
诱导药物	依托咪酯、阿片类药物、咪达唑仑	氯胺酮、丙泊酚
维持药物	阿片类药物	高浓度强效吸入麻醉药
肌肉松弛药	维库溴铵、罗库溴铵、顺-阿曲库铵	泮库溴铵
低血压	去氧肾上腺素、血管加压素	β肾上腺素受体激动药、麻黄碱、肾上腺素、多巴胺、多巴酚丁胺

4. 如何处理主动脉开放后的严重心室纤颤？

开放主动脉后出现的心室纤颤可用10～30瓦秒功率行胸内电除颤。如果除颤失败，建议参考下列顺序通过观察来处理：①“是冷心脏还是热心脏”。32℃以下应等待体温的上升。②“是红心脏还是黑心脏”。这是判断心肌是否有良好的供血供氧，如果有任何原因使心肌供血不足(常见的为冠状动脉气栓、体循环血压低于40mmHg，氧合器氧合不良或冠状动脉开口血流受阻)，应做相关处理。③“是软心脏还是硬心脏”。这主要是需要检查动脉血气和电解质，高钙血症导致心脏舒张困难，表现为“硬心脏”；高钾血症表现为“软心脏”。麻醉医师应根据检查血气及电解质结果将内环境调至正常范围。④“是空心脏还是胀心脏”。从开胸切口可以看到右心室，通过食道超声和外科医师的触摸可以观察左心室。膨胀的心脏是难以复跳的，即使除颤复跳后也容易再发心室纤颤。此时往往需加大左心引流，放空左心。如果有严重的主动脉瓣反流，需做及时的外科处理。⑤ “是细颤还是乱颤”。如果纤颤细小，可以静脉给予利多卡因2mg/kg和(或)肾上腺素0.1～0.2mg，心室纤颤变为粗颤后可提高电除颤的成功率；如果是强烈的乱颤，可以试用少量的β受体阻滞剂、钙通道阻断剂或胺碘酮。

三、病例总结

（1）二尖瓣狭窄的主要病理生理学变化是：二尖瓣狭窄→左心房和左心室压力梯度增加→左心房压升高→肺静脉充血→肺水肿和肺动脉高压。

（2）达成前负荷、后负荷、心率和心肌收缩力平衡的目标是二尖瓣狭窄患者术中管理的主要指导原则。需较高的左心房压维持跨狭窄二尖瓣的左心室充盈(前负荷)。应避免低血容量和使用血管扩张药。应在心排血量相对较低且恒定的情况下，保持较高的后负荷(体循环阻力)维持灌注压。应保持缓慢的心率使左心室舒张期充盈最大化。应维持心肌收缩力以保障每搏量。

（3）开放主动脉后出现的心室纤颤可用10～30瓦秒功率行胸内电除颤。如果除颤失败，建议参考下列顺序通过观察来处理：①“是冷心脏还是热心脏”。32℃以下应等待体温的上升。②“是红心脏还是黑心脏”。这是判断心肌是否有良好的供血供氧，如果有任何原因使心肌供血不足(常见的为冠状动脉气栓、体循环血压低于40mmHg，氧合器氧合不良或冠状动脉开口血流受阻)，应做相关处理。③“是软心脏还是硬心脏”。这主要是需要检查动脉血气和电解质，高钙血症导致心脏舒张困难，表现为“硬心脏”；高钾血症表现为“软心脏”。麻醉医师应根据检查血气及电解质结果将内环境调至正常范围。④“是空心脏还是胀心脏”。从开胸切口可以看到右心室，通过食道超声和外科医师的触摸可以观察左心室。膨胀的心脏是难以复跳的，即使除颤复跳后也容易再发心室纤颤。此时往往需加大左心引流，放空左心。如果有严重的主动脉瓣反流，需做及时的外科处理。⑤ “是细颤还是乱颤”。如果纤颤细小，可以静脉给予利多卡因2mg/kg和(或)肾上腺素0.1～0.2mg，心室纤颤变为粗颤后可提高电除颤的成功率；如果是强烈的乱颤，可以试用少量的β受体阻滞剂、钙通道阻断剂或胺碘酮。

四、病例考核

1. 二尖瓣狭窄的主要病理生理变化是什么？（单选题）A

A. 舒张期血液由左房进入左室受阻

B. 右心房压升高

C. 肺动脉扩张

D. 左室肥大

2. 如何管理二尖瓣狭窄患者的前负荷、后负荷、心率和心肌收缩力？（多选题）ABCD

A. 应避免低血容量和使用血管扩张药

B. 应在心排血量相对较低且恒定的情况下，保持较高的后负荷(体循环阻力)维持灌注压

C. 应保持缓慢的心率使左心室舒张期充盈最大化

D. 应维持心肌收缩力以保障每搏量

3. 主动脉开放后出现心室纤颤如经反复的胸内电除颤还是失败应该如何观察？（多选题）ABCDE

A. “是冷心脏还是热心脏”

B. “是红心脏还是黑心脏”

C. “是软心脏还是硬心脏”

D. “是空心脏还是胀心脏”

E. “是细颤还是乱颤”

（陶建平）

第十一章
风心病主动脉瓣狭窄患者的麻醉

一、临床病例

男性，57岁，62kg。因反复气促及胸闷半年，出现晕厥1周而入院。心脏彩色超声检查提示：风湿性心脏病，重度主动脉瓣狭窄，左心室肥厚。心电图提示：V_5导联ST段下降0.1mv。患者的运动能力仅能爬一层楼。术前诊断：风湿性心脏瓣膜病，主动脉瓣重度狭窄。拟行：体外循环下的主动脉瓣置换术。麻醉过程：局麻下行桡动脉穿刺测有创动脉压。麻醉诱导：咪达唑仑1mg，舒芬太尼25μg，依托咪酯20mg，罗库溴铵50mg。麻醉诱导后出现严重低血压，立即泵去氧肾上腺素升高血压。从右侧颈内静脉置入三腔中心静脉导管。麻醉维持：持续吸入0.7 MAC七氟烷，持续静脉泵注瑞芬太尼10μg/（kg·h）、咪达唑仑50μg/（kg·h）和丙泊酚2mg/（kg·h），每隔1h静注舒芬太尼25μg。手术及麻醉顺利。

问题：

1. 主动脉瓣狭窄的常见症状有哪些？
2. 主动脉瓣狭窄的病因及病理生理学改变是什么？
3. 如何处理主动脉瓣狭窄患者的低血压？
4. 如何麻醉行心脏瓣膜置换手术的主动脉瓣狭窄患者？

二、病例讨论

1. 主动脉瓣狭窄的常见症状有哪些？

严重主动脉瓣狭窄典型症状包括：心绞痛、晕厥和充血性心力衰竭。主动脉瓣狭窄患者可发生向心性左室肥大，左室壁对称性增厚，心肌肥厚又导致左室顺应性降低、左室充盈压增加，引起心脏舒张功能不全和心脏充盈受损。最终，等容舒张期延长，舒张充盈期缩短，冠状动脉灌注时间缩短。所有这些因素导致主动脉瓣狭窄患者麻醉期间容易出现心肌缺血。大约66%的严重主动脉瓣狭窄患者出现心绞痛。

主动脉瓣狭窄患者中，有15%～30%以晕厥为首发症状。在劳累或运动诱发的血管扩张后心排血量不能随之增加，晕厥通常会随之发生。充血性心力衰竭预示远期预后极差。肥大的心脏在对抗压力做功过程中，一旦出现超出代偿能力范围将发生充血性心力衰竭，心脏进行性扩大并出现左心室衰竭症状。

未经治疗的主动脉瓣狭窄患者预期寿命约为：出现心绞痛症状后5年、出现晕厥症状后3年和出现充血性心力衰竭症状后2年。故有症状的主动脉瓣狭窄患者应尽量实施手术治疗。

2. 主动脉瓣狭窄的病因及病理生理学改变是什么？

病因：由于先天性瓣叶发育畸形或者风湿性病变侵害主动脉瓣致瓣叶增厚粘连，瓣口狭窄。病程长久者可发生钙化或合并细菌性心内炎等。风湿性心脏病常合并主动脉瓣关闭不全及二尖瓣病变等。先天性主动脉瓣二瓣化畸形或瓣叶发育不对称的病人，在成年或老年时发生瓣叶钙化而造成瓣口狭窄。这类情况在临床上也常见到。

病理生理学改变：正常主动脉瓣瓣口面积为3cm^2。由于左心室收缩力强，代偿功能好，轻度狭窄并不产生明显的血流动力学改变。但当瓣口面积减小到1cm^{2}以下时，左心室排血就遇到阻碍，左心室收缩压升高，左心室排血时间延长，主动脉瓣闭合时间延迟。静息时排血量尚可接近正常水平，但运动时不能相应地增加。左心室与主动脉出现收缩压力阶差。压力阶差的大小，反映主动脉瓣狭窄的程度。中度狭窄压力阶差常为30～50mmHg，重度狭窄则可达50～100mmHg或更高。左心室壁逐渐高度肥厚，终于导致左心衰竭。重度狭窄病例，由于左心室高度肥厚，心肌氧耗量增加，主动脉舒张压又低于正常，进入冠状动脉的血流量减少，常出现心肌血液供应不足的症状。

3. 如何处理主动脉瓣狭窄患者的低血压？

严重主动脉瓣狭患者不能耐受低血压，甚至短暂的低血压发作也可能导致血流动力学的代偿失调。

如果低血压的原因未能在第一时间内查明，经受考验的处理是尝试采用α肾上腺素受体激动药(如去氧肾上腺素) 保持冠状动脉灌注压，避免不可逆的心肌缺血带来的恶性循环。主动脉瓣狭窄患者每搏量受限且低于正常，α肾上腺素受体激动药(去氧肾上腺素)是处理低血压的首选药物。

4. 如何麻醉行心脏瓣膜置换手术的主动脉瓣狭窄患者？

麻醉管理应着重于避免低血压、维持窦性心律和适当的血管内容量及警惕可能发生的心肌缺血。

主动脉瓣狭窄患者对前负荷特别敏感，在麻醉诱导时确保充足的血管内容量。

主动脉瓣狭窄患者麻醉诱导的主要目标是避免前负荷、后负荷、心率和收缩力的改变。前如下表11-1所示：

表11-1　主动脉狭窄患者血流动力学目标

参数	目标	适应证	相对禁忌证
心率	轻度缓慢的窦性节律或正常	恢复窦性心律	强效吸入麻醉剂(高剂量)
前负荷	正常或较高	静脉输液	硝酸甘油 丙泊酚
后负荷	较高	去氧肾上腺素	硝普钠
心肌收缩力	正常或增加	肾上腺素(注意心率的增加) 去甲肾上腺素	大剂量β受体阻滞药 强效吸入麻醉剂(高剂量)

依托咪酯、阿片类药物和咪达唑仑是这类患者较合理的选择，但也应该逐渐追加给药直至达到效果。肌肉松弛药维库溴铵和顺阿曲库铵能够保留良好的血流动力学特征。氯胺酮和泮库溴铵可增加心率，应避免使用。丙泊酚的剂量和给药速度也应该相应减少，避免低血压。

麻醉维持可采用多种不同技术，以维持前负荷、后负荷、心率和心肌收缩力，避免血流动力学不稳定。阿片类药物、咪达唑仑、强效吸入麻醉药都应该逐渐追加给药，特别要注意维持灌注压。应该避免严重的心动过速、心动过缓和非窦性心律。

三、病例总结

（1）严重主动脉瓣狭窄典型症状包括：心绞痛、晕厥和充血性心力衰竭。

（2）肾上腺素受体激动药(去氧肾上腺素)是处理主动脉瓣狭窄低血压的首选药物。

（3）主动脉瓣狭窄患者的麻醉管理应着重于避免低血压、维持窦性心律和适当的血管内容量及警惕可能发生的心肌缺血。

四、病例考核

1. 处理主动脉瓣狭窄低血压的首选药物是什么？（单选题）C

A. 强效吸入麻醉剂

B. 大剂量β受体阻滞药

C. 肾上腺素受体激动药(去氧肾上腺素)

D. 硝酸甘油

2. 主动脉瓣狭窄患者的麻醉管理应着重于列哪几项？（多选题）ABCD

A. 避免低血压

B. 维持窦性心律

C. 适当的血管内容量

D. 警惕可能发生的心肌缺血

（陶建平）

第十二章 主动脉夹层动脉瘤破裂心包压塞患者的麻醉

一、临床病例

男，50岁，63kg。因右下肢麻木、疼痛40h，胸背部剧痛19h入院。入院后经腹主动脉及胸主动脉CT检查提示：主动脉A型夹层，累及头臂干及右侧髂总、髂外动脉；腹主动脉（肾动脉平面以下）至右侧髂外动脉腔内血栓形成；心包积液。拟行急诊体外循环下的主动脉夹层升主动脉置换术。麻醉经过：患者入室时NBP（无创血压）为85/50 mmHg，HR 120次/min，听诊心音较弱，四肢苍白，双侧桡动脉及足背动脉搏动弱，从左肱动脉及右侧股动脉穿刺置入5Fr中心静脉导管测得的有创血压都为85/50 mmHg。从左肱动脉接Vigileo血流动力学监测心输出量，CO (心输出量) 3.7L/min，SV（每搏量）31mL，SVV（每搏量变异度）15%。麻醉诱导：依托咪酯20mg，罗库溴铵50mg，舒芬太尼20μg。从右颈内静脉置入三腔中心静脉导管，测CVP（中心静脉压）为24 mmHg。麻醉诱导后泵去氧肾上腺素0.5μg/（kg·min）维持血压。麻醉维持：持续吸入七氟烷0.7MAC，持续泵丙泊酚0.1g/h、瑞芬太尼0.5mg/h、舒芬太尼25μg /h及咪达唑仑3mg/h。手术及体外循环经过：诱导和监测建立完毕后立即消毒铺巾正中开胸，劈开胸骨切开心包后有大量血液从心包流出，静注肝素190mg，测ACT（活化全血凝固时间）为680s。在升主动脉根部发现有7cm×7cm×6cm的胶冻样血凝块，拔开血凝块后见大量新鲜血液从破口涌出，2min内出血约5000mL（出血全部吸入体外循环储血罐），有创血压降到40/20 mmHg，静注肾上腺素0.3mg后并快速输血及输液后血压升到90/50mmHg。立即插入24Fr升主动脉导管及36/46Fr腔房管行体外循环(股动脉插管因股动脉闭塞而失败)。鼻咽温降至22℃，动脉流量为4.5L/min。深低温停循环，上冰帽行脑保护，选择性脑灌注[10mL/（kg·min）] 35min。切开升主动脉置入人造血管。总转流时间174min，主动脉阻断时间120min。心脏自主复跳。停机后有创血压 110/49mmHg，HR 110次/min，T 36.2℃。停止体外循环后用氨甲环酸、纤维蛋白原、凝血酶原复合物、浓缩红细胞、血浆及血小板纠正凝血。止血关胸后送入ICU。患者在ICU期间，患者心肺功能正常，但因并发急性肾功能衰竭及双下肢动脉栓塞，用持续肾脏替代疗法及髂动脉溶栓2周不见好转后家属放弃抢救。

问题：

1. 什么是心脏压塞?
2. 心脏压塞会表现出哪些症状和体征?
3. 心脏压塞的诊断依据有哪些?
4. 心脏压塞麻醉诱导原则有哪些?
5. 夹层动脉瘤手术麻醉的注意事项有哪些?

二、病例讨论

1. 什么是心脏压塞？

心脏压塞的定义是心包腔内血液及渗出液积聚、血凝块和肿瘤影响心脏舒张（心脏舒张受限）并造成低血压。正常情况下，心包腔内含有15～50mL的淡黄色浆液。心脏压塞可根据疾病进程进一步分为急性和亚急性。急性心包积液超过150mL时，由于纤维心包顺应性较差，可引起急性心脏压塞。由于心包有足够时间延展，亚急性心脏压塞可出现大量的心包积液(＞1000mL)。

造成急性心脏压塞的原因：胸部外伤、升主动脉夹层、心脏外科手术术后、心脏介入手术后、中心静脉穿刺等。

2. 心脏压塞会表现出哪些症状和体征？

急性心脏压塞的临床典型表现为：心率增快及静脉压增高。急性心脏压塞的典型体征为贝克三联征（颈静脉怒张，心音遥远，低血压）及奇脉（与呼吸相关的动脉收缩压显著下降＞10mmHg）。

3. 心脏压塞的诊断依据有哪些？

急性心脏压塞的临床诊断依据为：①有引起急性心脏压塞的临床病因：胸部外伤、心脏外科手术后、心脏介入手术后、急性主动脉夹层、颈部深静脉穿刺等；②有典型的临床表现：心率增快及贝克三联征（颈静脉怒张，心音遥远，低血压）和奇脉；③超声心动图提示：心包积液或心包影增宽、左心室塌陷及右心房收缩期塌陷，超声心动图是心脏压塞影像学检查的首选；④胸部X线检查发现：心影增大。

4. 心脏压塞患者的麻醉诱导原则有哪些？

麻醉诱导原则：①保持足量前负荷：快速开放大的静脉通路快速补液；②维持心脏收缩功能：诱导时选用循环抑制轻的药物（依托咪酯或咪达唑仑），麻醉切忌过深。③维持足够后负荷：血压低时持续泵肾上腺素、去甲肾上腺素或者多巴胺。

5. 夹层动脉瘤手术麻醉的注意事项有哪些?

（1）麻醉前用药

①镇静和镇痛：术前肌注吗啡5～10mg；急诊手术/危重患者入手术室建立静脉通

道后给予静注咪达唑仑1～2mg镇静；或静注舒芬太尼5～10μg镇痛。

疼痛原因：由于瘤体的快速扩大或夹层血肿的扩张，可牵拉位于主动脉外膜的感受器产生疼痛。疼痛刺激可进一步导致患者血压升高和心率增快，频发的疼痛往往预示瘤体的扩张加速，频发的疼痛是急诊手术的指征，术前有效的镇痛可降低瘤体破裂的发生率。

②控制血压和心率：应用β受体阻滞剂控制心率（伴有主动瓣反流表现的患者慎用）；禁用β受体阻滞剂者，可应用钙通道拮抗药地尔硫卓。降压药可选用硝普钠、硝酸甘油、尼卡地平及乌拉地尔等。将收缩压控制在100～120mmHg，心率60～80次/min。

控制血压和心率的重要性：在急性主动脉夹层，尤其是伴有频发疼痛的患者，严格的控制血压可明显降低瘤体破裂的发生率。

（2）麻醉监测

①常规监测：常规监测应包括5导联心电图、中心静脉压和有创动脉血压(覆盖上、下肢体)、体温(同时监测外周和中心温度，一般选择直肠温及鼻咽温)、SpO_2、$PETCO_2$、血气分析、血糖和ACT（活化全血凝固时间）。

②经食管心脏超声（TEE）：推荐常规监测TEE。术前的TEE可用于判断主动脉瓣反流的程度和机制，判断是否需要进行瓣膜置换。仔细检查主动脉窦部及右冠脉开口，结合对室壁运动和心室功能的评估，明确是否存在冠脉受累致心肌缺血(右冠脉开口最易受累)，是否需要进行冠脉原位移植或搭桥。

（3）脑保护：在行主动脉弓置换和主动脉弓降部手术时，由于其特殊部位，在术中常需中断脑部血流而导致脑缺血，如何预防和减轻术中的脑缺血一直是人们关注的问题。目前临床常用的措施有：深低温停循环及选择性脑正行灌注。

深低温停循环：脑组织温度每下降1℃，脑的氧代谢率可降低6.7%，当中心温度达到25℃时脑干反射消失。脑组织温度在20℃时可完全抑制神经元的电活动使脑电图达等电位线。大量的临床实践表明低温是预防脑缺血性损伤的最有效方法之一。一般认为，在中心温度为25℃时停循环14min是安全的。

选择性脑正行灌注：近年来从右腋动脉置管行选择性单侧脑正行灌注在临床逐渐推广，它可以避免无名动脉和左颈总动脉置管导致的血栓和斑块脱落，同时灌注过程中无名动脉和左颈总动脉的逆向血流可防止脱落的斑块进入脑部。目前临床普遍应用方法为：咽温度18～22℃，灌注流量为10mL/（kg·min），灌注压力为30～60mmHg。脑氧饱和度可用于监测和快速诊断脑缺血和缺氧，方法简单而灵敏。脑氧饱和度监测对基底动脉环功能异常的判断也能提供一定的参考。

三、病例总结

（1）造成急性心脏压塞的原因包括胸部外伤、升主动脉夹层、心脏外科手术术后、心脏介入手术后、中心静脉穿刺等。

（2）急性心脏压塞的临床典型表现为心率增快、静脉压增高。急性心脏压塞的典型体征为贝克三联征（颈静脉怒张，心音遥远，低血压）和奇脉。

（3）心脏压塞麻醉诱导原则

麻醉诱导原则：①保持足量前负荷：快速开放大的静脉通路快速补液；②维持心脏收缩功能：诱导时选用循环抑制轻的药物（依托咪酯或咪达唑仑），麻醉切忌过深；③维持足够后负荷：血压低时持续泵肾上腺素、去甲肾上腺素或者多巴胺。

（4）脑保护：在行主动脉弓置换和主动脉弓降部手术时，由于其特殊部位，在术中常需中断脑部血流导致脑缺血，如何预防和减轻术中的脑缺血一直是人们关注的问题。目前临床常用的脑保护措施有：深低温停循环及选择性脑正行灌注。

四、病例考核

1. 急性心脏压塞的典型体征是什么？（单选题）B

A. 心悸

B. 颈静脉怒张，心音遥远，低血压

C. 呼吸困难

D. 胸闷

2. 造成急性心脏压塞的原因有哪些？（多选题）ABCD

A. 升主动脉夹层破裂

B. 胸部外伤

C. 心脏外科手术术后

D. 心脏介入手术后

3. 心脏压塞的麻醉诱导方法有哪些？（多选题）ABC

A. 快速开放大的静脉通路快速补液

B. 诱导时选用循环抑制轻的药物（依托咪酯或咪达唑仑），麻醉切忌过深

C. 血压低时持续泵肾上腺素、去甲肾上腺素或者多巴胺

D. 限制液体输入

（思永玉　陶建平）

第十三章
嗜铬细胞瘤患者的麻醉

一、临床病例

【病例1】患者，男，54岁，身高167cm，体重58kg。因“血压增高5年，CT检查发现右侧肾上腺肿瘤1周”入院。近1月来患者频繁出现心悸、出汗、头痛和精神紧张。入院后心电图检查提示：频发室性期前收缩；左心室肥大。超声心动图检查提示：左心室肥厚。尿中香草基杏仁酸（去甲肾上腺素代谢产物，VMA）增高。术前诊断：嗜铬细胞瘤。拟行：右侧肾上腺肿瘤切除术。术前准备：口服酚苄明并扩容3天。麻醉经过：入手术室后无创血压为160/90mmHg，HR 90次/min。局麻下行桡动脉穿刺，测定有创血压为163/95mmHg。麻醉诱导：静脉注射舒芬太尼25μg、咪达唑仑3mg、利多卡因50mg、丙泊酚140mg和罗库溴铵50mg，有创血压降为110/70mmHg。置入喉镜及气管导管后，有创血压骤然升到220/110mmHg, HR 108次/min；静脉注射丙泊酚60mg及瑞芬太尼200μg后有创血压不降。立即静脉注射酚妥拉明3mg并持续泵注硝普钠1μg/（kg·min）后，有创血压逐渐降至80/50mmHg。停泵硝普钠10min后，有创血压逐渐回升到110/60mmHg。麻醉维持：吸入0.7MAC的七氟烷，持续泵注丙泊酚2mg/（kg·h）及瑞芬太尼0.02mg/（kg·h）。在术者探查及切除肾上腺肿瘤时，有创血压又升至280/140mmHg，立即静脉注射酚妥拉明3mg并持续泵注硝普钠2μg/（kg·min），有创血压逐渐降至100/60mmHg。切除肾上腺肿瘤后立即停止泵注硝普钠，但有创血压仍然逐渐降至40/20mmHg。快速输液并持续泵入2μg/（kg·min）的去甲肾上腺素后，有创血压逐渐升至110/65mmHg。术中静脉补充100mg的氢化可的松1次。手术及麻醉顺利。术毕患者泵0.3μg/（kg·min）的去甲肾上腺素并带气管导管入住ICU。在ICU治疗1天后，有创血压逐渐恢复正常并成功撤除去甲肾上腺素，拔除气管导管，安返病房。术后10天，患者顺利出院。

【病例2】患者，女，40岁，52kg。因间断性剑突下疼痛10余天入院。3年前患者曾患妊娠高血压（最高达200/110mmHg），行剖宫产后血压逐渐恢复正常；出院后未正规监测血压。入院后24h动态心电图检查提示：偶发房早,Ⅱ、Ⅲ及aVF ST段压低0.05mv。24h动态血压检查提示：平均血压128/81mmHg，最高血压158/91mmHg，最低血压110/66mmHg。肝胆胰脾磁共振检查提示：腹膜后发现一8cm×7cm×5cm富含血供的包块。术前血红蛋白105g/L。拟在全麻下行“腹膜后巨大包块切除术”。麻醉诱导：舒芬太尼20μg，丙泊酚110mg，罗库溴铵40mg，插管顺利行桡动脉穿刺测压及右侧颈内静脉穿刺置管。麻醉维持：七氟烷0.7MAC，瑞芬太尼0.01mg/（kg·h）及右美托咪定0.4μg/（kg·h）。手术开始后有创血压(IBP)为115/60mmHg，心率为 70次/min。外科医生在探查包块时，患者血压从120/65mmHg骤升至300/140mmHg、心率由70次/min升至90次/min。嘱外科医生暂停操作，立即静脉推注酚妥拉明5mg及艾司洛尔30mg后，血压降至170/100mmHg，心率降至80次/min。继续手术，但术者在分离包块及游离血管过程，血压又升至320/150mmHg，持续泵注硝普钠3μg/（kg·min）并间断推注酚妥拉明24mg后，有创血压降至100/55mmHg。离断肿瘤血管并切除腹膜包块后血压突然降至70/30mmHg，停泵硝普钠，立即持续泵去甲肾上腺素1.2μg/（kg·min）并加快输血、输液后，有创血压升至105/60mmHg。术中出血800mL，小便2400mL，输晶体液3200mL，胶体液3000mL，输悬浮红细胞4单位，血浆300 mL。患者术后一直泵0.4μg/（kg·min）的去甲肾上腺素并带气管导管入ICU。在ICU监护2天后，有创血压逐渐恢复正常并成功撤除去甲肾上腺素，拔除气管导管，安返病房。术后14天患者顺利出院。

问题：

1. 什么是嗜铬细胞瘤？
2. 嗜铬细胞瘤的临床表现和诊断标准是什么？
3. 嗜铬细胞瘤患者应该如何做术前准备？
4. 麻醉过程中如何管理嗜铬细胞瘤切除术患者？
5. 术中如何处理术前未诊断的嗜铬细胞瘤？病例2患者的术中血压为什么波动这么大？

二、病例讨论

1. 什么是嗜铬细胞瘤？

嗜铬细胞瘤是一种起源于肾上腺髓质能够产生儿茶酚胺的嗜铬细胞的肿瘤，在所有分泌儿茶酚胺的肿瘤中占90%，在高血压患者中的发生率为 0.4%。这些肿瘤细胞的增殖会导致一种或多种物质(去甲肾上腺素、肾上腺素或多巴胺)以不同的量释放入血而引起儿茶酚胺毒性反应。

如对该疾病的病变特征进行总结，要点包括为 7个10%定律：10%在肾上腺外，10%呈恶性，10%为家族性，10%出现于儿童，10%为双侧肾上腺病变，10%合并多发性内分泌腺瘤病2型，10%的嗜铬细胞瘤是多发性的。

内源性儿茶酚胺分泌过多是嗜铬细胞瘤所有病理生理变化的基础。其特征性的表现为不稳定性高血压，即阵发性高血压或在持续高血压的基础上伴有阵发性加剧。

病理生理变化：①长期恶性高血压会累及心脏，导致心肌劳损及冠状血管供血不足而造成ST-T段改变、急性心肌梗死、急性肺水肿和心肌病；②长期血压升高导致外周血管收缩，血管床缩小，循环血容量一般比正常减少20%，表现为血液浓缩、血细胞比容及血红蛋白增加；③大量的儿茶酚胺可引起糖原分解，并抑制胰岛B细胞分泌胰岛素导致血糖升高，故嗜铬细胞瘤患者通常表现为高血糖，但不应诊断为糖尿病。应用胰岛素要慎重，是因为肿物切除后可能会引起低血糖。

2. 嗜铬细胞瘤的临床表现和诊断标准是什么？

嗜铬细胞瘤的症状、体征与儿茶酚胺的释放量及释放何种优势儿茶酚胺有关。最常分泌的是去甲肾上腺素，而且通常是持续分泌，伴随着激动α肾上腺素受体的症状。分泌肾上腺素并不常见，且具有突发性，出现阵发性的激动β肾上腺素能受体的症状。分泌多巴胺是最少见的，并且较少有症状和体征。嗜铬细胞瘤常见的临床表现：高血压、头痛、大汗、心悸、心动过速、焦虑及震颤等。

大多数嗜铬细胞瘤可分泌儿茶酚胺类物质，导致一系列相关的临床症状。85%以上的患者伴有持续性或阵发性高血压。典型的临床三联征为发作性头痛（80%）、大汗（65%）及心悸（60%）。有些患者并发有由儿茶酚胺毒性反应造成的终末器官的严重损害：高血糖、心律失常、心肌梗死、脑卒中及肾功能不全。

诊断标准：①对有高血压、头痛、大汗、心悸的可疑患者进行实验室检查。②对有持续症状、体征的患者，测定血浆中或者24h尿液中的甲氧基肾上腺素（metanephrines，MNs）和甲氧基去甲肾上腺素的含量用以确诊。由于时间的变化、优势儿茶酚胺的变化以及慢性暴露导致的肾上腺受体脱敏的差异，都可能引起儿茶酚胺绝对含量与症状体征严重程度的不相关。③计算机断层扫描术(CT)、磁共振成像(MRI)、间碘苄胍显像(MIBG)扫描或者18F-多巴正电子发射断层显像(PET)检查都用于肿瘤的定位以及帮助制订手术方案。在术前药物治疗后可以通过超声心动图检查心肌疾病和监测心肌改善的程度。

3. 嗜铬细胞瘤患者应该如何做术前准备？

术前准备：口服长效α受体阻滞剂酚苄明1～2周。在监测不适情况下，尽量将血压控制在140/80 mmHg以下。治疗通常从扭转α受体引起的血管收缩开始。酚苄明作为一种非竞争性、非选择性的α受体阻断药，是传统的一线用药。使用该药时可以不断地增加剂量直至达到理想的血压水平，或者出现较明显的副作用(例如体位性低血压、心动过速、鼻塞)。选择性、竞争性的α_1受体阻断药（如哌唑嗪）也得到了成功的应用；相较于酚苄明，这类药物引起心动过速较少，并且由于作用时间短能有效地避免出现术后低血压。这两类α受体阻断药都能引起体位性低血压，这种体位性低血压可以通过补液治疗得到缓解。当患者血压正常时，可以考虑应用β受体阻断药（如阿替洛尔、美托洛尔）。但是，此类药物只对以分泌肾上腺素为主的肿瘤患者或者在扩张血管治疗中出现心动过速的患者有效。

术前3天开始输入晶体液和胶体液来适当地补充血容量。将血细胞比容下降5%，体重增加2～5kg作为补充液体有效的指标。

嗜铬细胞瘤患者术前准备充分与否的判定，将减少围术期发病率和病死率：

（1）血压和心率达标：坐位血压应低于120/80 mmHg，立位收缩压高于 90 mmHg；坐位心率为 60～70 次/min，立位心率为 70～80 次/min；可根据患者的年龄及合并的基础疾病做出适当调整。

（2）术前1周心电图上无ST或 T 波改变。

（3）血管扩张，血容量恢复：红细胞压积降低，体重增加，肢端皮肤温暖，出汗减少。

（4）高代谢症群及糖代谢异常得到改善。

4. 麻醉过程中如何管理嗜铬细胞瘤切除术患者？

嗜铬细胞瘤切除术麻醉管理总的原则是：保持循环稳定，注意控制麻醉诱导、动静脉穿刺、气管插管、体位变动、气腹建立、探查肿瘤及挤压肿瘤时的高血压及结扎肿瘤静脉或肿瘤切除后的低血压。

（1）术中高血压的预防和处理

术中一定要和手术医师充分沟通和交流：在肿物的分离、牵拉和挤压之前手术医师应通知麻醉医师，引起麻醉医师的注意并准备好相应的血管活性药物。一旦血压升高超过原水平1/3或达到200mmHg时，除分析、排除诱发原因外，采取降压措施：酚妥拉明1～5mg静脉推注；也可用硝普钠，以0.5～1.5μg/(kg·min) 的剂量开始微量泵输入，根据血压高低再调整，直到获得满意的效果。

高血压危象是指收缩压高于250mmHg并持续1min以上的高血压状态。高血压危象有时会引发脑出血及肺水肿。高血压危象的常见诱因为：麻醉诱导、气管插管、体位变动、气腹建立、探查、挤压肿瘤，少见诱因为严重缺氧和二氧化碳蓄积。

（2）低血压的预防和处理

随着嗜铬细胞瘤的静脉被阻断和肿物的切除，血液中儿茶酚胺水平迅速下降，引起外周血管扩张，再加上血容量不足，可能会导致低血压甚至休克。①术前预防：术前充分地应用α受体阻滞剂及扩容。②术中处理：在肿瘤切除而血压下降后快速输注晶体液及胶体液，出血较多时要考虑输血；维持中心静脉压在稍高水平(10～15 mmHg)，或者比术前中心静脉压高出5mmHg左右的水平。如血压仍然低，应立即静脉泵注去甲肾上腺素，从0.5～1.5μg/(kg·min) 的剂量开始微量泵输入，根据血压高低再调整，直到获得满意的效果。整个输液过程中，要注意观察心功能，是为了避免体液过多的不良反应，如肺水肿等。一旦发生可用呋塞米20～40mg。

5. 术中如何处理术前未诊断的（隐匿性）嗜铬细胞瘤？病例 2 患者的术中血压为什么波动这么大？

首先应该关注的是如何预防此类事件的发生，建议对于任何肾上腺位置的肿物、有可疑临床表现和症状或既往有嗜铬细胞瘤手术史的患者，除非是急诊，其他情况下均应在术前充分评估是否仍存在嗜铬细胞瘤。术前的评估至少应该包括血浆及尿儿茶酚胺的水平、血生化及血电解质测定。同时根据心脏情况按需选做经胸心脏超声评估心脏情况。

若在麻醉期间怀疑嗜铬细胞瘤，并出现高血压危象，可采取的处理方法包括：

（1）加深麻醉：加深镇痛、镇静水平对于降低血压有一定的效果，也可以采用输注大剂量瑞芬太尼[2μg/(kg · min)] 对血压进行暂时控制，为进一步抗高血压药物治疗提供时间。

（2）应用降压药物：与短效血管活性药物相比较，长效血管活性药物会引起更大的血流动力学波动，故心率血压剧烈变化时应选用短效血管活性药物，首选酚妥拉明或硝普钠。

（3）停止手术：如经以上处理仍不能将血压控制在相对平稳的状态，应考虑暂停手术，待血压控制良好并充分补充血容量后再次安排手术。

病例2患者有隐匿性嗜铬细胞瘤，故术中血压的波动非常大。

三、病例总结

（1）内源性儿茶酚胺分泌过多是嗜铬细胞瘤所有病理生理变化的基础。其特征性的表现为不稳定性高血压，即阵发性高血压或病程长者在持续高血压的基础上伴有阵发性加剧。

（2）嗜铬细胞瘤常见的临床表现：高血压、头痛、大汗、心悸、心动过速、焦虑、震颤。典型的临床三联征为发作性头痛（80%）、大汗（65%）及心悸（60%）。

（3）嗜铬细胞瘤的确诊：对有高血压、头痛、大汗、心悸的可疑患者进行实验室检查对有持续症状、体征的患者，测定血浆中或者24h尿液中甲氧基肾上腺素（metanephrines，MNs）和甲氧基去甲肾上腺素的含量用以确诊。CT及MRI用于肿瘤的定位以及帮助制订手术方案。

（4）嗜铬细胞瘤切除术麻醉管理总的原则是：保持循环稳定，注意控制麻醉诱导、动静脉穿刺、气管插管、体位变动、气腹建立、探查肿瘤及挤压肿瘤时的高血压及结扎肿瘤静脉或肿瘤切除后的低血压。

四、病例考核

1. 嗜铬细胞瘤典型的临床三联征为：（单选题）B

A. 焦虑　　B. 发作性头痛、 大汗及心悸
C. 震颤　　D. 皮肤苍白

2. 嗜铬细胞瘤最常分泌的激素是：（单选题）C

A. 多巴胺　　B. 肾上腺素
C. 去甲肾上腺素　　D. 糖皮质激素

3. 嗜铬细胞瘤的确诊方法为：（多选题）ABC

A. 对有高血压、头痛、大汗、心悸的可疑患者进行实验室检查

B. 对有高血压、头痛、大汗、心悸的可疑患者进行实验室检查对有持续症状、体征的患者，测定血浆中或者24h尿液中甲氧基肾上腺素（metanephrines，MNs）和甲氧基去甲肾上腺素的含量用以确诊

C. 做CT及MRI对肿瘤进行定位

D. 查肝脏功能

（陶建平）

第十四章
经皮肾镜碎石取石术的麻醉

一、临床病例

【病例1】男，37岁，左肾结石，做完经皮肾镜碎石取石术送到麻醉恢复室后，患者血压降为70/40 mmHg，心率120次/min，血红蛋白8.5g/L，冲洗液变红，皮肤湿冷而苍白。将患者送回手术室，泌尿外科医生立即从左腰部剖开探查后发现：左肾叶间动脉分支受损出血。果断切除左侧肾脏并输血后患者病情好转。

【病例2】女，48岁，因右肾结石在全麻下行经皮肾镜碎石取石术。术者从第11肋行右肾穿刺。术者在碎石及取石过程中，麻醉医生发现患者的气道压从18 cmH_2O增高至29cmH_2O。术毕发现患者呼吸浅快，脱氧后SpO_2很快从96%下降到63%，听诊右侧呼吸音减弱，B 超检查发现胸腔积液1200 mL。立即请胸外科医生作胸腔闭式引流，送ICU行呼吸机支持治疗并引流出胸腔积液1000 mL后好转。

【病例3】患者，男，49岁。因为反复腰腹部绞痛1年余而入院。体格检查：T 36.4℃，HR 50 bpm，NBP 126/77 mmHg，身高165cm，体重64kg。CT检查：双肾多发结石，右肾为铸型结石，右肾盂、肾盏、左肾中盏轻度扩张，双肾多发囊肿。ECG检查：窦缓，完全性右束支传导阻滞。尿常规检查：白细胞122/μL（+）、细菌133/μL。尿培养检查：多种细菌生长。诊断：双肾结石。拟行手术：右侧经皮肾镜取石碎石术。全身麻醉的经过：麻醉诱导：静注舒芬太尼 25μg，丙泊酚130mg，罗库溴铵30mg。麻醉维持：持续泵瑞芬太尼 500μg/h、丙泊酚 100mg/h，吸入七氟烷 0.7MAC，气道压为14mmHg。桡动脉穿刺置管测有创动脉压和右颈内静脉穿刺置管测中心静脉压。当术者在B超引导下行右肾穿刺并置入肾镜开始碎石取石2h后，患者气道压上升至30mmHg。经吸痰、喷沙丁胺醇及静注罗库溴铵等处理后，气道压仍无明显改善。泌尿外科医生继续手术。气道压增加30min后，麻醉医生亲自去触诊腹部，发现腹部膨隆及腹胀。立即改仰卧位，用B超检查发现：右髂凹、下腹部肠间探及不规则液性暗区。泌尿外科医生立即从下腹部开小切口进行引流，1h内共引出液体4000mL。术后带气管导管入ICU，术后第二天拔除气管导管后送回病房。1周后患者顺利出院。

【病例4】男，48岁，因右肾结石在全麻下行经皮肾镜碎石取石术。术中发现气道压增高。术毕发现腹部膨隆，呼吸浅快，B 超检查腹腔积液2000 mL。作腹腔穿刺引流800 mL，送ICU行呼吸机支持治疗1天后好转。

【病例5】男，48岁，因右肾结石在全麻下行经皮肾镜碎石取石术。术中发现气道压增高。术毕发现腹部膨隆，呼吸浅快。B 超检查腹腔积液2000 mL。作腹腔穿刺引流800 mL，送ICU行呼吸机支持治疗1天后好转。

问题：

1. 经皮肾镜碎石取石术的优缺点是什么？
2. 经皮肾镜碎石取石术的手术步骤有哪些？
3. 各个手术步骤有哪些并发症？
4. 经皮肾镜碎石取石术的常见手术并发症及处理措施有哪些？
5. 病例1、病例2、病例3、病例4及病例5各并发症发生的原因是什么？

二、病例讨论

1. 经皮肾镜碎石取石术的优缺点是什么？

经皮肾镜碎石术(Percutaneous nephrolithotomy，PCNL)是指通过建立经皮到肾盂、肾盏的直接细小通道，在肾镜直视下，利用碎石器械对肾结石、输尿管上段结石进行处理的技术。

优点：经皮肾镜碎石取石术（PCNL）对上尿路结石(尤其是复杂的鹿角及铸型结石)的治疗较传统的开放手术有着损伤小、结石清除率高及恢复快的优势。

缺点：肾脏穿刺造瘘可能会损伤肾脏血管、胸膜、腹膜、结肠、肝脏及脾脏等并发症。其次，PCNL需以一定的压力和速度持续用生理盐水进行肾盂内灌洗，以获得清晰的操作视野并冲出细小的结石碎片。但大量的灌洗液和过高的灌注压力可使肾盂压力增高，引起肾盂静脉、肾盂淋巴管和肾盂间质的逆流。同时灌洗液会经损伤的静脉入血及经损伤的胸、腹膜进入胸腔和腹腔，引起循环超负荷性左心衰及胸腔积液、腹腔积液、低体温及感染等并发症。吸收量的大小与手术的组织损伤程度、手术时间、灌注液总量成正相关。

经皮肾镜碎石取石术是泌尿外科的高危手术。绝大多数经皮肾镜碎石取石术的并发症由泌尿外科医生引起，尤其是经验不足的新手泌尿医生。故麻醉医生应该及时提醒泌尿外科医生术中的异常情况及可能发生的手术并发症，以免患者病情进一步恶化。

2. 经皮肾镜碎石取石术的手术步骤有哪些？

经皮肾镜碎石取石术的手术步骤有：

（1）输尿管插管：经尿道在膀胱镜下将输尿管导管插入肾盂，注水形成人工肾积水。

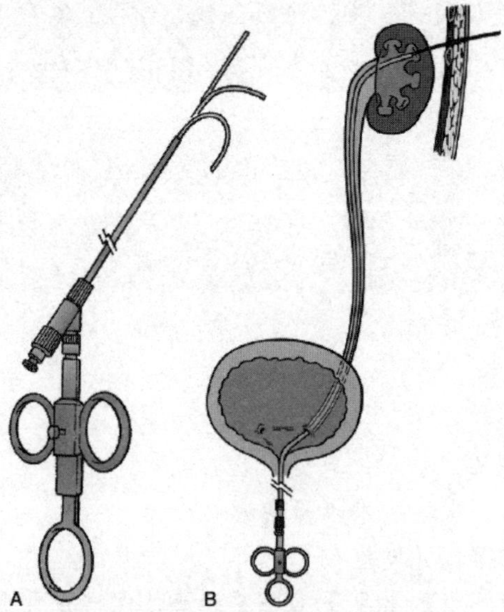

Figure 47–14. Retrograde percutaneous access. A, Torcon deflectable catheter. B, Assembled unit passing puncture needle out through the abdominal wall and skin.

图14–1　输尿管插管示意图

（2）肾脏穿刺造瘘：在超声、X线或CT引导下将穿刺针从第11肋间或者12肋下进行穿刺入积水的肾盂。穿刺目标肾盏通常为后组的下盏或者中盏，若为完全铸型结石或者需同时处理输尿管上段结石，可以考虑经上盏穿刺。上盏穿刺需注意可能损伤胸腔、肝脏及脾脏。

（3）放置内窥肾镜建立手术通道：穿刺针置入导丝，再从导丝扩张通道后置入肾镜。

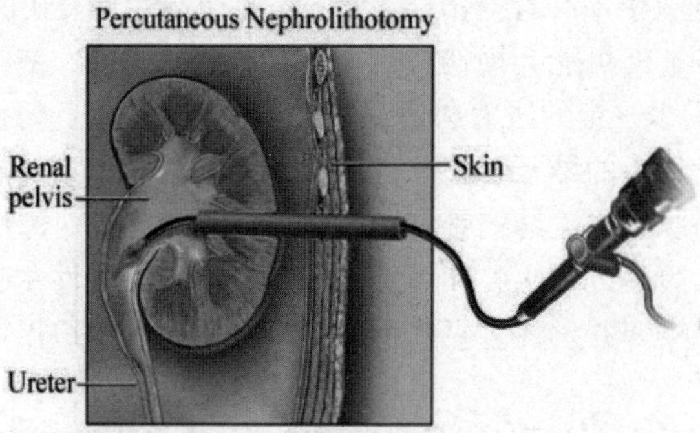

图14–2　放置内窥肾镜建立手术通道示意图

（4）肾镜下用激光或者气压弹道碎石取石。

3. 各个手术步骤有哪些并发症?

（1）输尿管插管：并发症极少。

（2）肾脏穿刺造瘘：肾脏、胸膜、腹膜、结肠、肝脏及脾脏损伤。

（3）放置内窥肾镜建立手术通道：损伤肾脏血管导致出血。

（4）腔镜下碎石取石冲洗：是否有冲洗液吸收综合征（胸腔积液、腹腔积液、感染及低体温）。

4. 经皮肾镜碎石取石术的常见手术并发症及处理措施有哪些?

（1）出血：发生率约17%。造成失血性休克而需输血者占0.5%。原因：静脉性出血的常见原因为扩张通道不当造成肾实质撕裂。动脉性出血的常见原因为术中没有准确的穿刺到肾盏穹窿部，而是从血供丰富的肾脏锥体部进针，损伤到了弓状动脉或叶间动脉。处理：静脉性出血通过夹闭肾脏造瘘管10min即可止血；动脉性出血则需尽早行肾动脉造影并进行选择性肾动脉栓塞或切除肾脏。见例1。

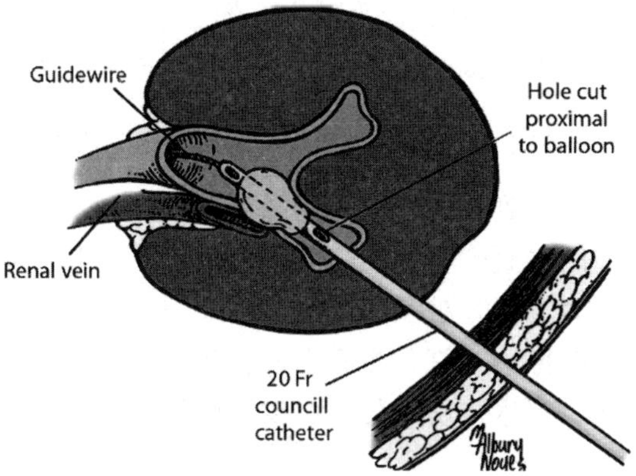

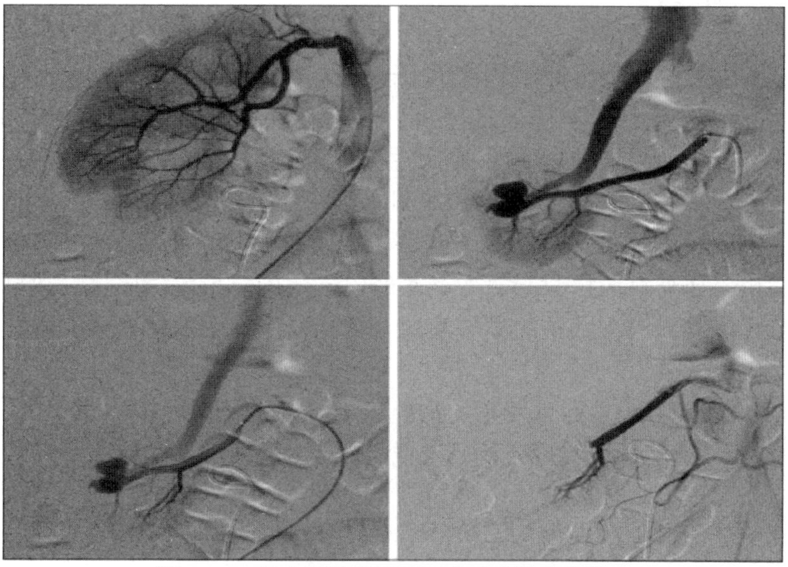

图14–3　经皮肾镜碎石取石术动脉性出血处理

（2）感染：发生率为5%～10%，感染性休克的发病率为2%。原因：感染性结石，术前有尿路感染，冲洗时肾盏内压力过高。处理：引流及抗感染。

（3）胸腔积液：解剖上，肾脏上毗邻胸膜腔，从10肋穿刺肾上盏穿破胸膜的发生率25%，从11肋5%，从12肋下0.5%。11肋间穿刺者术后呼吸困难必须考虑胸膜损伤。经皮肾穿刺安全的穿刺范围为12肋中点外侧的11肋间，外侧最好不要超过腋后线。穿刺损伤胸膜造成的胸腔积液会造成患者术中气道压升高。出现明显的胸腔积液的患者，在术毕清醒时都有呼吸急促及低氧血症的表现。诊断：X线检查。处理：胸腔闭式引流。见例2。

（4）腹腔积液：发生率为3%。原因：穿刺针及扩张器插入过深而穿破腹膜，灌洗液渗入腹腔。术后表现：腹胀，呼吸浅快。术者穿刺时损伤了腹膜，冲洗时冲洗液被灌入了腹腔，腹腔积液引起膈肌上移及肺残气量下降，造成患者术中气道压升高。出现明显的腹腔积液的患者，在术毕清醒时也有呼吸急促及低氧血症的表现。B超可明确诊断。处理：腹腔穿刺或开腹引流。见例3、例4及例5。

（5）周围器官损伤：结肠、肝脏及脾脏损伤的（发生率为0.5%）。采用CT或超声引导下的穿刺，可减少结肠、肝脏及脾脏损伤的发生率。

（6）术后寒颤：发生率15%。发生原因：①冷冲洗液导致低体温；② 感染。

5. 例 1、例 2、例 3、例 4 及例 5 各并发症发生的原因是什么？

例1：术者穿刺造瘘时穿到肾脏的叶间动脉而引发失血性休克。

例2：术者穿刺造瘘时穿到胸膜引发胸腔积液。

例3：术者穿刺造瘘时穿透肾脏及腹膜引发腹腔积液。

例4：术者穿刺造瘘时穿透肾脏及腹膜引发腹腔积液。

例5：术者穿刺造瘘时穿透肾脏及腹膜引发腹腔积液。

三、病例总结

（1）肾脏穿刺造瘘可能会损伤肾脏血管、胸膜、腹膜、结肠、肝脏及脾脏等并发症。

（2）灌洗液会经损伤的静脉入血及经损伤的胸、腹膜进入胸腔和腹腔，引起循环超负荷性左心衰及胸腔积液、腹腔积液和低体温等并发症。

（3）经皮肾镜碎石取石术是泌尿外科的高危手术。绝大多数经皮肾镜碎石取石术的并发症由泌尿外科医生引起，尤其是经验不足的新手泌尿医生。故麻醉医生应该及时提醒泌尿外科医生术中的异常情况及可能发生的手术并发症，以免患者病情进一步恶化。

（4）经皮肾镜碎石取石术发生的胸腔积液及腹腔积液并发症在术中会发现气道压升高的表现，在术后会出现呼吸困难及低氧血症的表现。

四、病例考核

1. 经皮肾镜碎石取石术的手术步骤有哪些？（多选题）ABCD

A. 输尿管插管

B. 肾脏穿刺造瘘

C. 放置内窥肾镜建立手术通道

D. 肾镜下用激光或者气压弹道碎石取石

2. 经皮肾镜碎石取石术在肾脏穿刺造瘘过程中容易伤及下列哪些脏器？（多选题）ABC

A. 肾脏　　B. 胸膜　　C. 腹膜　　D. 心脏

（陶建平）

第十五章 硬膜外麻醉并发症

一、临床病例

【病例1】患者，女，34岁，身高152cm，64kg。因停经38周入院。入院诊断：孕38周。拟行：腰硬联合麻醉下的子宫下段剖宫产术。入手术室后监测：NBP 120/80 mmHg，HR 90次/min、SpO_2 93%。开放外周静脉，局麻下行桡动脉穿刺置管测IBP为 125/83mmHg。从$L_{3\sim4}$间隙穿刺，在硬膜外穿刺成功后改用细针行蛛网膜下腔穿刺多次均无脑脊液流出，决定放弃蛛网膜下腔麻醉而置入硬膜外导管行硬膜外麻醉。回吸无脑脊液后从硬膜外腔注入试验剂量2%利多卡因4mL，5min后测麻醉平面为$T_{10}\sim S$。接着注入2%利多卡因8mL，5min后测麻醉平面为$T_2\sim S$。手术开始后患者诉呼吸困难，麻醉医师立即用面罩加压扶助呼吸，但患者的自主呼吸逐渐停止，呼之不应（意识消失），下颌及四肢肌肉完全松弛，IBP降至90/50mmHg，HR为120次/min。没用麻醉药即可插入7mm气管内导管，静注间羟胺1mg后IBP升至115/75mmHg，HR降为95次/min。胎儿取出顺利，Apgar评分为9分。手术用时80 min。手术结束时产妇意识开始清醒，呼吸满意后拔除气管导管。清醒2.5h后四肢开始出现自主活动。手术4天后患者顺利出院。

【病例2】患者，男，38岁，身高168cm，60kg。因“髋关节脱位”而拟行急诊的“髋关节手法复位术”。选择硬膜外麻醉：从$L_{2\sim3}$间隙穿刺置管顺利，注入试验剂量2%利多卡因4mL后“未发现异常”；又分两次注入共12mL的2%利多卡因，5min后测麻醉平面为$T_1\sim S$。麻醉完善后术者要求将患者抬到地上复位，于是将患者拆除监护及吸氧并从手术床上抬到地上复位。复位了20 min终获成功，但麻醉医师发现此时患者：呼之不应，面色青灰。用听诊器听诊心肺后发现患者：没有心跳，没有呼吸。立即将患者抬到手术床上做心脏按压及气管插管。虽心肺复苏持续了3h，但患者的心跳及呼吸仍未恢复，只得放弃抢救。

【病例3】患者，男，63岁，身高166cm，55kg。因患“腹股沟嵌顿疝”而拟行急诊的“剖腹探查术”。术前患者一般情况尚可，血压及心率正常。选择硬膜外麻醉：从T_{12}~L_1间隙穿刺置管顺利，注入试验剂量2%利多卡因4mL后“未发现异常”；未回吸注射器下又分别两次注入2%利多卡因各6mL，5min后测麻醉平面为T_8~S。在术者消毒时，患者突然出现惊厥及抽搐，血氧饱和度探头被甩在地上，心电图显示“杂乱波形”，无创血压测量失败，心肺听诊无法进行。麻醉医师怀疑患者“发癫痫”，让下级医师跑去问家属“患者是否有癫痫病史”。3min后家属说“没有癫痫病史”，此时患者抽搐已经停止，心电图波形呈“一条直线”，麻醉医师行胸部听诊发现患者没有呼吸及心跳。立即做心脏按压、气管内插管并静注肾上腺素，5min后患者心跳恢复，但血压只有70/40 mmHg，心率为80次/min。泵肾上腺素0.3μg/（kg·min）后血压升到100/50 mmHg，心率升到90次/min。暂停手术，将患者带气管导管送入ICU。但到ICU后，患者的血压越来越低，肾上腺素泵注剂量越来越大，36h后患者死于循环衰竭。

【病例4】患者，男，40岁，身高170cm，61kg。因患“右侧腹股沟斜疝”而拟行择期“右侧腹股沟斜疝修补术”。术前患者一般情况好，血压及心率正常。选择硬膜外麻醉：年轻麻醉医师行T_{12}~L_1间隙穿刺过程中，患者的左腿突然抽动了一下，然后患者诉左腿一直有触电样疼痛。麻醉医师改从$L_{1\sim2}$间隙穿刺后“硬膜外麻醉进展顺利”。手术结束12h后患者诉左腿麻木、无力及轻度疼痛，手术2天后患者可起床跛行。口服维生素B及神经营养药半年后，患者左腿的麻木、无力及疼痛逐渐好转。

【病例5】患者，男，80岁，身高172cm，64kg。因“左侧股骨头骨折”而拟行择期“左侧髋关节置换术”。X胸片提示：慢支炎、肺气肿及轻度肺心病。选择硬膜外麻醉：从$L_{1\sim2}$间隙穿刺顺利，但置入硬膜外导管5cm后回抽注射器有淡血性液体抽出，退至3cm后无淡血性液体抽出。麻醉及手术进展顺利。术后6h，术者为防患者发生深静脉血栓，为患者从皮下注射了0.4 U的低分子肝素。术后18h发现患者左腿不能活动，行磁共振检查发现“腰椎有硬膜外腔血肿可能”。立即在全麻下行急诊的腰椎切开减压术，术中发现左侧硬膜外腔有一6cm×0.4cm的血凝块，拔开血凝块后，患者的脊髓立即恢复搏动。术后患者的左下肢逐渐恢复运动功能。术后1个月后患者出院。

【病例6】患者，女，60岁，身高150cm，57kg。因患“急性阑尾炎”而拟行急诊的“阑尾切除术”。术前血小板减少正常。选择硬膜外麻醉：年轻麻醉医师从T_{12}~L_1穿刺时发现患者的椎间隙狭窄，穿刺较为困难，稍微用力突破后患者突然诉腰部有剧痛。麻醉医师拔出硬膜外穿刺针后改在全麻插管下完成手术。术后患者下肢一直不会活动，术后24h行脊柱CT检查发现有“脊髓损伤可能”。经口服神经营养药1年后下肢瘫痪无好转而一直靠坐轮椅生活。

【病例7】患者，女，49岁，身高155cm，51kg。因患“子宫肌瘤及贫血”而拟行择期的“子宫全切术”。患者有糖尿病病史3年。术前血小板及凝血功能正常。选择硬膜外麻醉：从T_{12}~L_1穿刺顺利，置入硬膜外导管后注入试验剂量2%盐酸氯普鲁卡因4mL。然后麻醉医师开始换班。新换麻醉医师测麻醉平面为T_8～S，继续从硬膜外导管分两次共注入12mL的2%氯普鲁卡因，5min后测麻醉平面为T_3～S。手术开始后患者诉呼吸困难，后发现患者的呼吸运动逐渐停止，但神志清醒、血压及心率平稳。测麻醉平面为C～S，此时从硬膜外导管中可回抽出少量脑脊液。面罩扶助呼吸20min后,患者的自主呼吸仍未恢复。麻醉医师怀疑患者发生了全脊髓麻醉，决定改行全麻插管完成手术。气管插管2.5h后手术顺利结束。患者逐渐清醒，在呼吸恢复满意并被拔除气管导管后送回病房。手术结束3h后患者双下肢开始恢复活动。术后12h发现患者有尿潴留（需导尿），术后48h发现患者有排大便困难（需用手掏），体检后发现：肛门及尿道括约肌收缩乏力，双大腿、会阴及臀部麻木。骨科医师会诊认为患者有马尾神经损伤，麻醉医师考虑为pH2.5的大剂量盐酸普鲁卡因误入蛛网膜下腔后对马尾神经产生了化学性损伤。患者后经8个月的理疗康复，尿潴留、排大便困难、双大腿及臀部麻木逐渐好转。

问题：

1. 病例1可能发生了什么并发症？
2. 病例2可能发生了什么并发症？
3. 病例3可能发生了什么并发症？
4. 病例4可能发生了什么并发症？
5. 病例5可能发生了什么并发症？
6. 病例6可能发生了什么并发症？
7. 病例7可能发生了什么并发症？
8. 什么是全脊髓麻醉？如何预防及治疗全脊髓麻醉？
9. 局麻药中毒的原因、危险因素、临床表现、预防及治疗是什么？
10. 脊神经根损伤的临床表现及诊断、危险因素、预防、治疗是什么？
11. 硬膜外血肿的特点、形成因素、危险因素、预防、诊断及治疗是什么？
12. 什么是马尾神经受损？马尾神经受损的病因、危险因素、预防及治疗是什么？

二、病例讨论

1. 病例 1 可能发生了什么并发症?

病例1可能发生了全脊髓麻醉。可能原因：用腰麻针从硬膜外腔反复试穿后，在硬脊膜及蛛网膜上穿出了多个筛孔状的针眼（小针眼脑脊液不一定会流出来）。从硬膜外腔给利多卡因后，大剂量的利多卡因在高压下通过筛孔状的针眼漏入蛛网膜下腔而发生了全脊髓麻醉。

2. 病例 2 可能发生了什么并发症？

病例2患者很可能发生了全脊髓麻醉。可能原因：① 在行硬膜外穿刺及给试验剂量后未发现硬膜外导管已被置入了蛛网膜下腔；② 把患者放在地上行手法复位拆除了监护，麻醉医师及骨科医师的注意力都转移到了手法复位上，忽略了患者的呼吸减弱、血压下降及神志消失问题，造成心脏及脑长时间的缺氧，错过了抢救时间。

3. 病例 3 可能发生了什么并发症？

病例3患者可能发生了局麻药中毒。可能原因为：①从硬膜外腔给药时忘了回抽注射器，导致大量局麻药在短时间内从破损的硬膜外静脉丛入血；②错把局麻药中毒的惊厥抽搐当作癫痫发作；③没有把心电图的杂乱室颤波形及时识别出来，错过了除颤及心肺复苏的抢救时间。

4. 病例 4 可能发生了什么并发症？

病例4患者可能发生了脊神经根受损。可能原因为：①行硬膜外穿刺时，年轻麻醉医师的硬膜外针偏向了左方（方向感不足），硬膜外针扎到了左侧L_1的脊神经根，造成了脊神经根的机械性损伤；②患者的左腿突然抽动了一下，然后患者诉左腿一直有触电样疼痛，此时麻醉医师应该改换全麻插管，以减轻局麻药对脊神经根的化学损害。

5. 病例 5 可能发生了什么并发症？

病例5患者可能发生了硬膜外血肿。可能原因为：①麻醉医师在行硬膜外穿刺置管时损伤了硬膜外左侧静脉丛（置入硬膜外导管5cm后回抽注射器有淡血性液体抽出）；②术后过早使用了低分子肝素，造成硬膜外腔受伤的左侧静脉丛再次出血而发生了左侧硬膜外血肿；③左侧硬膜外血肿压迫了左侧的脊髓，造成左下肢的活动障碍。而清除了左侧脊髓的硬膜外血肿后，左下肢的活动又逐渐恢复正常。

6. 病例 6 可能发生了什么并发症？

病例6患者可能发生了脊髓损伤。可能原因为：年轻麻醉医师在行硬膜外穿刺时进针过猛（用力不当），一次性穿破了黄韧带、硬脊膜、蛛网膜及软脊膜，损伤了脊髓，造成了截瘫。

7. 病例 7 可能发生了什么并发症？

病例7患者很可能发生了全脊髓麻醉及马尾神经损伤（大剂量酸性的盐酸氯普鲁卡因误入蛛网膜下腔）。可能原因为：① 行穿刺的麻醉医师在行硬膜外穿刺时未发现硬膜外针及导管已误入了蛛网膜下腔；②接班的麻醉医师在测平面时未发现硬膜外导管已被误置入蛛网膜下腔；③局麻药选择错误：麻醉医师忽视了盐酸普鲁卡因的pH只有2.5会造成神经的化学性损伤，从蛛网膜下腔给药应该选择pH偏中性的局麻药。

8. 什么是全脊髓麻醉？如何预防及治疗全脊髓麻醉？

（1）全脊髓麻醉：多由硬膜外隙阻滞剂量的局麻药误入蛛网膜下隙所引起。由于硬膜外阻滞的局麻药用量远高于蛛网膜下隙阻滞的用药量（相差4～6倍），注药后迅速出现广泛的感觉和运动神经阻滞。典型的临床表现为注药后迅速（一般5min内）出现意识不清、双瞳孔扩大固定、呼吸停止、肌肉松弛、低血压、心动过缓、甚至出现室性心律失常或心搏骤停。

（2）预防

①硬膜外阻滞时规范操作，确保局麻药注入硬膜外隙：注药前回吸确认无脑脊液回流，缓慢注射及反复回吸。

②强调硬膜外阻滞采用试验剂量，试验剂量不应超过蛛网膜下隙阻滞用量（利多卡因蛛网膜下隙阻滞的最高限量为60mg，相当于2%利多卡因3mL），并且有足够观察时间（不短于5min）。

③如发生硬膜穿破建议改用其他麻醉方法。如继续使用硬膜外阻滞，应严密监测并建议硬膜外隙少量分次给药。

（3）治疗

①建立人工气道或人工通气。

②静脉输液，使用血管活性药物维持循环稳定。

③如发生心搏骤停应立即施行心肺复苏。

④对患者进行严密监测直至神经阻滞症状消失。

9. 局麻药中毒的原因、危险因素、临床表现、预防及治疗是什么？

（1）原因：局麻药的全身毒性反应最常见原因是局麻药误注入血管和给药量过多导致药物的血液浓度过高，也可由局麻药吸收速度过快而引起。

（2）危险因素：婴幼儿及老年人、心脏病患者（尤其是缺血性心脏病、传导阻滞或低心排状态）、肝功能受损、妊娠、低氧血症和酸中毒、注射的部位（局麻药吸收的速度：经气管＞肋间神经阻滞＞宫颈旁阻滞＞硬膜外隙或骶管阻滞＞神经丛阻滞）、注射的速度、局麻药的种类（心脏毒性：丁卡因＞布比卡因＞左旋布比卡因＞罗哌卡因＞利多卡因＞普鲁卡因）。中枢神经系统对局麻药的毒性较心血管系统更为敏感，大多数局麻药产生心血管毒性反应的血药浓度较产生惊厥的浓度高3倍以上。

（3）临床表现

①中枢神经系统毒性反应：表现为初期的兴奋相和终末的抑制相。最初表现为患者不安、焦虑、激动、感觉异常、耳鸣、眩晕和口周麻木，进而出现面肌痉挛和全身抽搐，最终发展为严重的中枢神经系统抑制、反应迟钝、昏迷和呼吸停止。

局麻药中毒的中枢神经系统症状有时并不特异或十分轻微、甚至直接表现为心血管系统的毒性反应，而无明确的神经系统前驱症状。

②心血管系统毒性反应：初期表现为由于中枢神经系统兴奋而间接引起的心动过速和高血压；晚期则由局麻药的直接作用而引起心肌收缩功能抑制、渐进性低血压、传导阻滞、心动过缓、室性心律失常（室性心动过速、尖端扭转型室性心动过速），甚至心搏骤停。

（4）预防

①麻醉前吸氧，积极纠正低氧血症和酸中毒。

②麻醉前给予苯二氮䓬类或巴比妥类药物可以降低局麻药中毒引起惊厥的发生率。应注意的是，即便是轻度的镇静也可能掩盖局麻药中毒的早期症状和体征，不利于临床上对局麻药中毒的早期识别。

③注射局麻药前回吸、小剂量分次给药、先注入试验剂量、采用局麻药的最低有效浓度及最低有效剂量。

④在无禁忌证情况下，局麻药中添加肾上腺素（5μg/mL或更低）有助于判定是否误入血管，并减少注射部位局麻药的吸收。

⑤当需要大剂量高浓度的长效局麻药时，选择对心脏毒性小的局麻药。

⑥加强监测。对注射大剂量局麻药的患者应进行言语交流和状态观察，时刻警惕可能出现的精神或神经症状、以及心血管功能改变，以便早期发现局麻药中毒的症状和体征。

（5）治疗

①早期发现局麻药中毒的症状和体征并进行早期治疗是成功治疗局麻药中毒的关键。

②明确诊断以后，首先应立即保证呼吸道通畅，纯氧吸入；必要时气管内插管控制呼吸。

③抑制惊厥：首选苯二氮䓬类药物，在控制气道的基础上可考虑肌肉松弛药。血流动力学不稳定者禁用丙泊酚。

④一旦局麻药中毒的诊断成立，应立即给予脂质治疗。

a. 推荐剂量为：20%脂肪乳剂单次静脉注射1.5mL/kg，注射时间超过1min，然后0.25mL/(kg・min)持续静脉输注。

b. 顽固性心血管抑制者可重复单次静脉注射1～2次，持续输注剂量可增加至0.5 mL/(kg・min)。循环功能稳定后继续输注至少10min。

c. 建议最初30min内脂肪乳使用剂量上限为10mL/kg。不能用丙泊酚代替脂肪乳进行脂质治疗。

⑤控制心律失常：与其他原因引起的心搏骤停复苏措施不同，对由局麻药引起的心搏骤停所实施的基础和高级心脏生命支持需要调整用药，并且心脏复苏可能持续较长的时间。

⑥在治疗局麻药全身毒性，尤其当患者出现明显的血流动力学不稳定时，应尽早准备心肺转流装置，作为脂质治疗无效时最后的补救治疗措施。

⑦对发生局麻药全身毒性的患者应延长监管时间（＞12h），因为局麻药的心血管抑制作用可能持续时间较长或在脂质治疗作用消失后再发生心血管抑制。

10. 脊神经根损伤的临床表现及诊断、危险因素、预防、治疗是什么？

（1）临床表现及诊断

①穿刺时的感觉异常和注射局麻药时出现疼痛提示神经损伤的可能。

②临床上出现超出预期时间和范围的运动阻滞、运动或感觉阻滞的再现，应立即

怀疑是否有神经损伤的发生。

③影像学检查有利于判定神经损伤发生的位置，肌电图检查有利于神经损伤的定位。由于去神经电位出现于神经损伤后两周，如果在麻醉后不久便检出该电位则说明麻醉前就并存有神经损伤。

（2）危险因素

①肥胖、脊柱侧弯等体表解剖异常的患者，可能存在椎间隙定位错误、穿刺针偏离中线、脊髓终止位置异常、黄韧带中线融合不良等硬膜外穿刺引起脊髓损伤的危险因素。

②硬膜外肿瘤患者应进行影像学检查以明确肿瘤位置，并尽量避免实施硬膜外阻滞。

（3）预防

①对于体表解剖异常的患者，采用超声或X线进行椎骨定位。

②椎间隙的精确定位、严格的无菌操作、细心地实施操作。

③在实施操作时尽可能保持患者清醒或轻度镇静。

④对已知硬膜外肿瘤转移高风险患者，或下肢神经病变的患者，尽可能避免应用硬膜外阻滞。

⑤对于已知椎管狭窄的患者，应明确狭窄的位置和严重程度，以便为麻醉科医师改变穿刺进针的路线，或考虑改变麻醉方法提供参考，比如用低容量的蛛网膜下隙阻滞技术替代大容量的硬膜外麻醉技术，或者干脆避免实施硬膜外阻滞。

⑥穿刺或置管时若伴有肢体异常、明显的疼痛，如症状为短暂性（通常无远期后遗症），可重新调整进针或导管方向，必要时重新定位及穿刺；如症状持续存在则为潜在神经损伤警示信号，应立即撤回穿刺针或拔出导管，建议放弃硬膜外阻滞，改行其他麻醉方法。

（4）治疗

①出现神经机械性损伤应立即连续3d静脉给予氢化可的松或者甲基强的松龙1d。

②给予神经营养药物。

11. 硬膜外血肿的特点、形成因素、危险因素、预防、诊断及治疗是什么？

（1）硬膜外血肿的特点：硬膜外血肿是一种罕见但后果严重的并发症。临床表现为在血肿形成12h内出现严重背痛，短时间后出现肌无力及括约肌功能障碍，最后发展到完全性截瘫。感觉阻滞平面恢复正常后又重新出现或出现更高的感觉或运动障碍，则应警惕硬膜外血肿的发生。其诊断主要依靠病史、临床症状、体征及影像学检查。

（2）形成因素

①硬膜外阻滞穿刺针或导管对血管的损伤。

②硬膜外肿瘤或血管畸形、及硬膜外“自发性”出血。大多数“自发性”出血发生于抗凝或溶栓治疗后，尤以后者最为危险。

（3）危险因素

①患者因素：高龄、女性、伴有肝肾疾病、并存有脊柱病变或出凝血功能异常。

②麻醉因素：采用较粗穿刺针或导管、穿刺或置管时损伤血管出血、连续硬膜外阻滞导管的置入及拔除、硬膜外反复穿刺或困难穿刺。

③治疗因素：围术期抗凝和溶栓治疗。

（4）预防

①穿刺及置管时操作轻柔，避免反复穿刺。

②对有止血障碍及接受抗凝治疗的患者尽量避免硬膜外阻滞。

a. 对止血功能异常的患者，应根据血小板计数、凝血酶原时间（PT）、活化部分凝血活酶时间（aPTT）、纤维蛋白原定量等指标对患者的止血状态做出评估，仔细权衡施行硬膜外阻滞的利益和风险后做出个体化的麻醉选择。有关硬膜外阻滞血小板计数的安全低限，目前尚不明确。一般认为，血小板低于50×10^9/L禁止施行蛛网膜下隙阻滞，血小板低于80×10^9/L禁止施行硬膜外阻滞。

b. 关于围术期应用抗凝或抗血小板药物的患者，硬膜外血肿的预防原则可参阅《抗凝或抗血小板药物治疗患者接受区域麻醉与镇痛管理的专家共识》。

③产科患者凝血异常和血小板减少症较常见，其麻醉前血小板下降的速度与血小板计数同样重要，血小板进行性下降提示硬膜外血肿的风险较大。

（5）诊断及治疗

①硬膜外血肿治疗的关键在于及时发现和迅速果断处理，避免发生脊髓不可逆性损害，脊髓压迫超过8h则预后不佳。

②为早期发现硬膜外血肿，对高危人群应避免硬膜外持续输注局麻药。神经功能监测时间间隔的确定应综合考虑可能发生硬膜外血肿的风险，对高危人群（如行溶栓治疗的患者）应每2h进行一次神经功能检查。

③注意观察新发生的或持续进展的背痛、感觉或运动缺失、大小便失禁。如果出现任何新发神经症状或原有神经症状出现变化，应高度怀疑有硬膜外血肿的发生，立即终止硬膜外药物输注，同时保留导管于原位，尽可能快速地进行影像学检查，最好为磁共振成像（MRI），同时尽可能快速地请外科医师会诊以决定是否需要行急诊椎板切除减压术。

12. 什么是马尾神经受损？马尾神经受损的病因、危险因素、预防及治疗是什么？

（1）马尾神经受损：是以脊髓圆锥水平以下神经根受损为特征的临床综合征，其表现为不同程度的大便失禁及尿道括约肌麻痹、会阴部感觉缺失和下肢运动功能减弱。

（2）病因

①局麻药的直接神经毒性。

②压迫性损伤：如硬膜外隙血肿或脓肿。

③穿刺操作时损伤。

（3）危险因素

①影响局麻药神经毒性最重要的是在蛛网膜下隙神经周围的局麻药浓度，其主要因素为：

a. 给药剂量，是最重要的因素。

b. 蛛网膜下隙阻滞使用的局麻药的浓度。

c. 影响局麻药在蛛网膜下隙分布的因素，如重比重溶液（高渗葡萄糖）、蛛网膜下隙阻滞中选择更接近尾端的间隙、注药速度缓慢等，将导致局麻药的分布受限而增加其在尾端的积聚，使相应部位神经周围局麻药浓度增加，导致对神经的毒性作用。

②局麻药的种类：与布比卡因和丁卡因相比，利多卡因神经毒性发生率更高。

③血管收缩剂：肾上腺素本身无脊髓损伤作用，但研究结果表明蛛网膜下隙阻滞药中添加肾上腺素可加重蛛网膜下隙应用利多卡因和盐酸氯普鲁卡因引起的神经损伤。

（4）预防

①连续蛛网膜下隙阻滞的导管置入蛛网膜下隙的深度不宜超过4cm，以免向尾侧置管过深。

②采用能够满足手术要求的最小局麻药剂量和最低有效局麻药浓度，严格执行蛛网膜下隙阻滞时局麻药最高限量的规定。利多卡因和盐酸氯普鲁卡因用于蛛网膜下隙阻滞推荐最高限量为60mg。如果已达限量而麻醉效果不满意，就应该放弃此技术，改行全麻。

③注入蛛网膜下隙局麻药液葡萄糖（1.25%～8%）的终浓度不得超过8%。

④应用利多卡因和盐酸氯普鲁卡因进行蛛网膜下隙阻滞时，应避免合用肾上腺素。

⑤在硬膜外阻滞时应常规采用试验剂量、注药前回吸及分次给药方法。

⑥如硬膜外阻滞剂量的局麻药误入蛛网膜下隙，无论使用的何种局麻药，应多次回吸少量（5～10mL）脑脊液并以等容量生理盐水注入，同时采用改变体位等方法促进局麻药在蛛网膜下隙的扩散。

（5）治疗

①早期可采用大剂量激素、脱水、利尿、营养神经等药物。

②后期可采用高压氧治疗、理疗、针灸、功能锻炼等。

③局麻药神经毒性引起马尾综合征的患者，肠道尤其是膀胱功能失常较为明显，需要支持疗法以避免继发感染等其他并发症。

三、病例总结

（1）全脊髓麻醉的预防

①硬膜外阻滞时规范操作，确保局麻药注入硬膜外隙：注药前回吸确认无脑脊液回流，缓慢注射及反复回吸。

②强调硬膜外阻滞采用试验剂量，试验剂量不应超过蛛网膜下隙阻滞用量（利多卡因蛛网膜下隙阻滞的最高限量为60mg，相当于2%利多卡因3mL），并且有足够观察时间（不短于5min）。

③如发生硬膜穿破建议改用其他麻醉方法。如继续使用硬膜外阻滞，应严密监测并建议硬膜外隙少量分次给药。

（2）中枢神经系统对局麻药的毒性较心血管系统更为敏感，大多数局麻药产生心血管毒性反应的血药浓度较产生惊厥的浓度高3倍以上。

（3）一旦局麻药中毒的诊断成立，应立即给予脂质治疗。推荐剂量为：20%脂肪乳剂单次静脉注射1.5mL/kg。

（4）脊神经根损伤的预防措施

①对于体表解剖异常的患者，采用超声或X线进行椎骨定位。

②椎间隙的精确定位、严格的无菌操作、细心地实施操作。

③在实施操作时尽可能保持患者清醒或轻度镇静。

④对已知硬膜外肿瘤转移高风险患者，或下肢神经病变的患者，尽可能避免应用硬膜外阻滞。

⑤对于已知椎管狭窄的患者，应明确狭窄的位置和严重程度，以便为麻醉科医师改变穿刺进针的路线，或考虑改变麻醉方法提供参考，比如用低容量的蛛网膜下隙阻滞技术替代大容量的硬膜外麻醉技术，或者干脆避免实施硬膜外阻滞。

⑥穿刺或置管时若伴有肢体异常、明显的疼痛，如症状为短暂性（通常无远期后遗症），可重新调整进针或导管方向，必要时重新定位及穿刺；如症状持续存在则为潜在神经损伤警示信号，应立即撤回穿刺针或拔出导管，建议放弃硬膜外阻滞，改行其他麻醉方法。

（5）马尾神经受损：是以脊髓圆锥水平以下神经根受损为特征的临床综合征，其表现为不同程度的大便失禁及尿道括约肌麻痹、会阴部感觉缺失和下肢运动功能减弱。

四、病例考核

1. 全脊髓麻醉的预防措施有：（多选题）ABC

A. 硬膜外注药前应该回吸注射器确认无脑脊液回流

B. 硬膜外阻滞的试验剂量不应超过蛛网膜下隙阻滞用量

C. 如发生硬膜穿破建议改用其他麻醉方法

D. 硬膜外给试验剂量2min后即可继续给局麻药

2. 脊神经根损伤的预防措施有：（多选题）ABCDE

A. 对于体表解剖异常的患者，采用超声或X线进行椎骨定位

B. 椎间隙的精确定位、严格的无菌操作、细心地实施操作

C. 在实施操作时尽可能保持患者清醒或轻度镇静

D. 对已知硬膜外肿瘤转移高风险患者，尽可能避免应用硬膜外阻滞

E. 穿刺或置管时若伴有肢体异常及持续性疼痛，应立即撤回穿刺针或拔出导管，改行其他麻醉方法

（张宁丽）

第十六章 产科麻醉

一、临床病例

【病例1】女，36岁，66kg。患者因“孕39周+1天，低置胎盘”入院。患者入院后于16：35娩出一活女婴。娩出女婴后，因胎盘滞留患者的阴道一直在出血并先后出现烦躁、呼吸急促、脸色苍白及四肢厥冷，HR为 115次/min，R34次/min，SpO_2 为88%（面罩吸氧下），NBP无法测定（因为烦躁）。经产科人工剥离胎盘、加快输液、静滴缩宫素及卡前列腺素氨丁三醇后阴道仍有活动性出血。17：00患者突然出现抽搐，产科通知麻醉科急会诊。17：05麻醉医生到达产科。17：30产妇突然意识消失，麻醉医生体检后发现产妇没有呼吸及脉搏，立即给予心脏按压、气管插管并静注肾上腺素。2min后患者开始出现微弱的脉搏，P为177次/min，SpO_2与NBP无法测出，持续泵入肾上腺素1μg/（kg·min）维持循环。产科医生查看患者的阴道仍有活动性出血，决定拟行子宫切除术。18：00患者带气管导管到达手术间。麻醉过程：行桡动脉穿刺置管测定ABP、CO及SVV，行右颈内静脉穿刺置管测定CVP。麻醉维持：吸入0.7MAC的七氟烷，持续泵瑞芬太尼0.1μg/（kg·min）（0.6MAC)。持续泵入肾上腺素0.5μg/（kg·min）及去甲肾上腺素0.5μg/（kg·min）维持循环。18：20手术开始，经快速输血及输液后：HR 150次/min，BP 80/50mmHg，CO 3.0 L/min, SVV 16%，CVP 3mmHg；血气分析示：pH值 6.95，$PaCO_2$ 40mmHg，PaO_2 88mmHg (FiO_2 100%)，BE −21.3，Lac 15mmol/L，Hb 5.8g/L。立即补5%充碳酸氢钠250mL并快速输血。手术时间为3h40min，累计输液量6800mL (晶体液2500mL＋胶体液1500mL＋悬浮红细胞9.5U＋新鲜血浆600mL＋冷沉淀10.5U)，术中共出血3000mL，尿量有50mL。术中静滴了氨甲环酸1g、凝血酶2U及纤维蛋白原2g。患者于22：00带气管导管送入ICU，到ICU后先后出现了多脏器衰竭、盆腔感染及颅内出血，在ICU治疗38后天顺利转回产科。在产科7天后顺利出院。

【病例2】患者，女，37岁，83kg，因“孕36周＋3天，凶险型前置胎盘”而入院，拟行择期的子宫下段剖宫产术。孕期内糖筛查曾有异常，经饮食控制后血糖恢复正常。既往曾于7年前行过剖宫产术并发生过大出血。入院时血小板60×10^9/L，自诉刷牙时牙龈会出血。患者入手术室前在病房输注了1个治疗量的血小板（10U）。入手术室后常规监测ECG、SpO_2及NBP，开通外周静脉，局麻下行桡动脉穿刺置管测IBP及右颈内静脉穿刺置管测CVP。麻醉方式拟选择全麻。在术者完成消毒及铺巾后，静注丙泊酚120mg、罗库溴铵50mg及瑞芬太尼100μg，快速完成气管内插管并开始手术。持续吸入2%七氟烷（MAC为0.6）。手术开始5min后取出胎儿，新生儿Apgar评分为8分。然后加深麻醉：静注芬太尼0.2mg，持续泵持续泵丙泊酚0.25g/L及瑞芬太尼0.8mg/h。手术及麻醉顺利。术中出血约1500mL，输注悬浮红细胞3.0U，术毕拔管送入麻醉恢复室。

【病例3】 患者，女，32岁，76kg。因“停经37周＋4天，凶险型前置胎盘”而入院。拟择期行“髂总动脉临时球囊预置及子宫下段剖宫产术”。患者早上8：00送入手术室，入室常规监测ECG、SpO_2、NBP，开放外周静脉，于8：20在局麻下行桡动脉穿刺置管测ABP及B超引导下行右颈内静脉穿刺置双腔中心静脉导管测CVP，9：00产科医生在B超引导及局麻下行髂总动脉临时球囊预置留术并静注肝素1mg/kg抗凝。为预防肝素注入后的硬膜外血肿发生，麻醉方式选择为全麻插管。9：40产科医生完成消毒铺巾后，麻醉医生开始全麻诱导(丙泊酚100mg，瑞芬太尼100μg，琥珀胆碱100mg)并行气管内插管，以七氟烷0.6MAC维持麻醉。于10：00取出一活男婴，Apgar评分为5分（无呼吸，肌张力弱）；立即为婴儿行面罩加压给氧，5min后呼吸恢复，Apgar评分为8分。胎儿剖出后开始加深麻醉：静注芬太尼0.2mg，持续泵丙泊酚0.20g/L及瑞芬太尼0.6mg/h。手术及麻醉顺利。手术时间为3h，出血量1000mL，输液量3000 mL (晶体液1500 mL＋胶体液1500 mL)，未输血，尿量300 mL。术毕拔管后入ICU，1天后患者转回病房。

问题：

1. 妊娠期的生理变化是什么？
2. 产科常用麻醉药物对母体、胎儿及其新生儿有何影响？
3. 产科剖宫产的麻醉前评估、麻醉选择与麻醉管理要点是什么？
4. 如何实施高危产科患者的麻醉？
5. 产科围术期的血液保护措施有什么？
6. 孕产妇死亡的主要原因是什么？
7. 什么是产后出血？产后出血的病因、预防与处理处理是什么？病例1产妇病情不断恶化的可能原因是什么？

二、病例讨论

1. 妊娠期的生理变化是什么?

（1）心血管系统

①孕妇总循环血容量增多，妊娠33周达高峰。血容量增多加重了循环系统的负荷，对有心脏疾病的产妇，易诱发心力衰竭、肺充血、急性肺水肿等并发症。

②第一产程时子宫收缩可使回心血量明显增加，心排血量可增加20%左右，第二产程时孕妇屏气动作可使腹内压显著升高，增加回心血量，加重心脏负担。心排血量在产后最初阶段达峰值。心排血量增加，子宫动脉血流量增加约500 mL/min，甚至达到700~800 mL/min，是导致产科出血短时汹涌的主要原因。

③妊娠24周以后增大的子宫可能压迫下腔静脉，5%~10%的孕妇由于增大的子宫压迫下腔静脉,使回心血量减少，从而发生仰卧位低血压综合征。当从仰卧位改成侧卧位时，心排血量可增加20%左右，症状即解除。

④妊娠期高动力性循环使心音加强，正常妊娠中可出现心脏收缩期杂音、心肌轻度肥厚，后期心电图检查电轴左偏、ST段以及T波非特异性改变等体征，但均属正常现象。

⑤剖宫产时，娩胎后腹腔压力骤降，回心血量骤减，导致血压明显降低；子宫收缩后大量的血液又被挤入有效循环，使心脏负荷加重。

（2）呼吸系统

①在妊娠期间，孕妇功能残气量减少20%～30%，使孕妇氧的储备能力明显减少。同时，由于孕妇本身代谢增加，孕妇氧耗比非妊娠妇女增高约20%。储氧能力的减少和氧耗的增加使孕妇更容易发生缺氧，因此麻醉时应保障孕妇充足的氧供。

②分娩疼痛可致孕产妇每分钟通气量增加达20 L/min，$PaCO_2$下降10～15mmHg，血pH可达到7.5以上，存在过度通气和呼吸性碱中毒现象。

③妊娠期间，孕妇呼吸道黏膜的毛细血管处于充血状态，容易出血和水肿。因此，气道可能比评估的更加困难，全麻气管插管操作容易引起黏膜出血，推荐选用比非妊娠妇女常规使用气管导管直径更细的型号（如6.0～7.0mm），尽量避免经鼻吸痰。

（3）血液系统

①妊娠期血容量开始增加，但容量的增加（1000 mL）超过红细胞的增加（500 mL），孕妇多呈稀释性贫血状态。

②白细胞在妊娠8周起轻度上升，之后稳定在（10～12）$\times 10^9$/L左右，临产时可达到（14～16）$\times 10^9$/L甚至更高。

③妊娠期大多数凝血因子明显增多，血小板数量无明显改变或减少（呈现稀释性减少），表现为血液呈高凝状态。

（4）消化系统

①孕妇胃排空延迟、胃内压增加以及食道下段括约肌张力降低增加了反流、误吸

的危险性。对于剖宫产手术麻醉管理都应遵循“饱胃”的管理规范。

②妊娠期肝血流量无变化，胆囊功能下降，常呈低张性扩张，胆汁黏稠，有促进胆石形成的倾向。

（5）神经系统

①妊娠期间孕妇对吸入麻醉药的需要量适当减少，七氟烷和异氟醚的最低肺泡有效浓度分别比正常降低30%～40%。

②孕妇硬膜外血管怒张，硬膜外腔变狭小，但是关于剖宫产硬膜外麻醉的局部麻醉药用量减少程度存在一定争议，临床可适当降低局部麻醉药物用量。

（6）其他系统的改变

①孕妇促甲状腺激素、甲状腺激素分泌增多，机体基础代谢率增加。

②孕妇肾上腺皮质激素处于功能亢进状态，血清皮质醇浓度增加。

③孕期肾素–血管紧张素–醛固酮系统分泌量增加，高肾素活性和高醛固酮可抵消大量孕酮所致的排钠利尿及肾小球滤过率增高，防止发生负钠平衡及血容量减少的作用。

2. 产科常用麻醉药物对母体、胎儿及其新生儿有何影响？

几乎所有的镇痛、镇静等药都能迅速透过胎盘。肌肉松弛药（包括去极化和非去极化肌松药）因高离解度和低脂溶性、大分子而不易通过胎盘，临床剂量的肌肉松弛药很少透过胎盘。

（1）局部麻醉药

①利多卡因：利多卡因心脏毒性小，对母婴影响小，是产科麻醉中常用的局部麻醉药，多用于剖宫产的麻醉。1.5%～2%的利多卡因用于硬膜外麻醉，对母婴安全有效。

②布比卡因：布比卡因常用于产科蛛网膜下腔或硬膜外腔麻醉的剖宫产与分娩镇痛。分娩镇痛时常用 0.04%～0.125%布比卡因＋1～2μg/mL的芬太尼或0.4～0.6μg/mL的舒芬太尼。布比卡因的心脏毒性大于利多卡因，且布比卡因引起的心搏骤停很难复苏，产科麻醉时禁用0.75%浓度的布比卡因原液。

③罗哌卡因：低浓度时运动—感觉神经阻滞分离的特点较其他局部麻醉药明显。具有腰麻适应证的罗哌卡因常用于腰或硬膜外麻醉的剖宫产与分娩镇痛。硬膜外分娩镇痛时常用0.0625%～0.10%罗哌卡因＋1～2μg/mL芬太尼或0.4～0.6μg/mL舒芬太尼，以0.1%罗哌卡因＋2μg/mL芬太尼或0.5μg/mL舒芬太尼较为常用，其对运动神经的影响比布比卡因更小，心脏毒性和神经毒性也低于布比卡因，对母婴更安全可靠。

④左旋布比卡因：左旋布比卡因是布比卡因的S异构体（即左旋体），临床药效与布比卡因相似，但安全性高于布比卡因。

⑤氯普鲁卡因：为酯类局部麻醉药，特点为起效迅速，作用时间短暂，水解速度快，在体内迅速代谢，尤其适用于紧急剖宫产硬膜外麻醉。氯普鲁卡因禁用于蛛网膜下腔麻醉。

（2）麻醉性镇痛药

①哌替啶

a. 哌替啶半衰期长，易蓄积，对新生儿有一定的抑制作用，可导致新生儿呼吸抑制、Apgar评分以及神经行为能力评分降低。国内外一致认为目前临床上不作为产程中的首选镇痛用药。

b. 用法：肌注100mg，使产妇镇静、镇痛，达到产程休息的目的，亦是鉴别真临产和假临产的有效手段。用于胎儿娩出在4h以上者给药。

c. 作用高峰：肌注后40～50min或静注后5～10min。

d. 作用时间：一般为3～4h。

②芬太尼

a. 目前最常用于硬膜外分娩镇痛。低浓度局部麻醉药复合小剂量芬太尼（1～2μg/mL）硬膜外给药，镇痛效果良好且对母婴无不良影响。

b. 芬太尼可迅速通过胎盘，在分娩过程中使用芬太尼（分娩期间或实施剖宫产手术剪断脐带之前）肌肉注射或静脉注射，可增加新生儿呼吸抑制的发生率。

c. 静脉注射常用剂量为25～50μg，作用高峰为静脉注药后3～5min，作用时间约30～60min。

③舒芬太尼

a. 目前常用于硬膜外分娩镇痛。低浓度局部麻醉药复合小剂量的舒芬太尼（0.4～0.6μg/mL）硬膜外给药，镇痛效果良好且对母婴无不良影响。

b. 舒芬太尼可迅速通过胎盘，在分娩过程中使用舒芬太尼（分娩期间或实施剖宫产手术剪断脐带之前）肌肉注射或静脉注射，可能引起新生儿呼吸抑制。

c. 作用时间为30～60min。作用高峰为静脉注药后1～2min。

④吗啡：因为胎儿的呼吸中枢对吗啡极为敏感，因此常规剂量的吗啡即可造成胎儿明显的呼吸抑制，国内产程中不用此药。

⑤瑞芬太尼：瑞芬太尼在血浆中代谢迅速，分布半衰期1min，消除半衰期约为6min，持续使用无蓄积效应。对产妇可提供良好的镇痛，同时对胎儿无明显副作用，是产科全麻诱导的首选阿片类药物。

⑥布托啡诺和纳布啡：主要对内脏疼痛缓解优势明显，2mg布托啡诺或10mg纳布啡对呼吸的抑制作用与10mg吗啡作用相当。临床剂量可能引起胎心的改变。

⑦非麻醉性镇痛药——曲马多：曲马多镇痛效价约为吗啡的十分之一，对呼吸循环的影响轻微。曲马多起效稍慢，镇痛时间可维持4～6h，分娩时单次静脉注射100mg曲马多一般没有明显不良影响，但对母婴安全性尚不明确，应权衡利弊慎用。

（3）镇静安定药

①地西泮：常用于分娩过程中镇静和抗焦虑，在新生儿中半衰期较长，可能导致胎儿出生后镇静、张力减退、发绀以及对应激反应的损害，一般在产程早期应用。

②咪哒唑仑：可迅速透过胎盘，但透过率少于地西泮，对胎儿的影响尚不清楚。无镇痛作用，但可降低吸入全麻药的MAC，与麻醉性镇痛药有协同作用。有一定的呼吸抑制，对血流动力学亦有影响。

③氯丙嗪和异丙嗪：主要用于子痫前期和子痫患者，以达到解痉、镇静、镇吐及降压作用。

（4）非巴比妥类静脉麻醉药

①氯胺酮：对于有哮喘和轻度低血容量的孕妇具有优势，高血压及严重血容量不

足的孕妇禁用。用法为静注1～1.5mg/kg，如果剂量过高则可能产生精神症状以及子宫张力的增加，也会对新生儿产生呼吸抑制。

②丙泊酚

a. 为短效静脉麻醉药，起效快，维持时间短，苏醒迅速。催眠效能约为硫喷妥钠1.8倍。

b. 可透过胎盘，临床不推荐大剂量（>2.5mg/kg）使用。

c. 丙泊酚用于剖宫产时，患者苏醒迅速，并未发现引起新生儿长时间抑制的报道，但应注意其对产妇血压的影响。

③依托咪酯

a. 静脉注射0.2～0.3mg/kg可用于产妇的麻醉诱导。

b. 适用于血流动力学不稳定的孕妇。

（5）肌肉松弛药

①临床剂量下，目前临床常用的去极化肌松药或非去极化肌松药都可安全应用于产科麻醉。

②琥珀胆碱用于全麻诱导时的推荐剂量为1.0～1.5mg/kg。

③罗库溴铵作快速诱导的推荐剂量为0.6～1.0mg/kg。

注意：所有按kg体重给予的静脉用药，体重应按标准体重而非实际体重计算。

（6）吸入麻醉药

①氧化亚氮

a. 麻醉作用较弱，不能单独用于麻醉维持，必须复合其它静脉麻醉或吸入麻醉。可迅速通过胎盘，对母婴无明显的不良影响。

b. 低浓度可促进子宫的收缩，使收缩力和频率均增加，不增加术中出血。50%的氧化亚氮复合其他麻醉药对子宫收缩影响小；使用高浓度的氧化亚氮时，应警惕抑制宫缩和缺氧的发生。

②恩氟烷、异氟烷和七氟烷

MAC要控制在小于1.0内，过高MAC值存在抑制宫缩风险。对宫缩的抑制作用比较：恩氟烷＞异氟烷＞七氟烷。

3. 产科剖宫产的麻醉前评估、麻醉选择与麻醉管理要点是什么？

（1）麻醉前评估

①病史采集：手术麻醉史、孕期保健、相关的产科病史。

②体格检查：气道、心肺检查、基础血压，若拟行椎管内麻醉则需行腰背部的体格检查。

③术前检查：血、尿常规、出凝血时间、血型交叉检查。

④预防误吸性窒息和肺炎措施：

a. 择期剖宫产麻醉前禁食6～8h（视食物种类而定），对于接受择期手术的非复杂妊娠患者，麻醉前2～3 h可摄入清液体（包括但不限于水、不含果肉颗粒的果汁、碳酸饮料、清茶以及运动饮料等）。

b. 麻醉前可酌情口服非颗粒性抑酸药0.3M枸橼酸钠30mL和（或）30min前静注或

口服H_2受体拮抗剂。

⑤实施麻醉前后应由专业人员监测胎儿的心率。

⑥对高危产妇，术前产科医师、麻醉科医师和多学科综合治疗小组成员之间应有沟通和交流。

（2）剖宫产麻醉注意事项

①妊娠期麻醉风险加大，麻醉前应对产妇、胎儿作出全面的评估。

②麻醉的物品和设备必须齐全。麻醉科医师应熟练掌握应对各种困难气道插管的策略。应准备好面罩、喉罩、声门上通气呼吸装置以及呼吸机保证正常工作状态。

③麻醉技术的选择应该做到个体化。对绝大多数剖宫产产妇而言，应首选椎管内麻醉。在需要术中抢救复苏时（如子宫破裂、脐带脱垂、严重胎盘早剥造成的大出血等），推荐首选全麻。

④腰麻时，应选择笔尖式穿刺麻醉针，以降低头痛等并发症的发生。

⑤注意保持子宫左倾位，预防仰卧位低血压综合征的发生。

⑥麻醉前或麻醉时适当静脉补液以降低麻醉引起低血压的发生率。

⑦去氧肾上腺素和麻黄碱为治疗椎管内麻醉引起的低血压的有效药物。对于无复杂情况的妊娠，如孕妇无心动过缓优先选用去氧肾上腺素、甲氧明等。

⑧在大出血的病例中，如果无法及时获取库血或患者拒绝输库血且条件具备、技术成熟的医疗单位，可考虑收集术中出血，洗涤加白细胞滤器过滤后回输患者体内。

（3）麻醉方法

①硬膜外麻醉

a. 优点：麻醉效果良好，麻醉平面和血压较容易控制，对母婴安全可靠。

b. 缺点：麻醉诱导和完善的时间较长；可能出现镇痛不全或牵拉反应。

c. 禁忌证：

孕产妇拒绝、精神病、严重神经官能症、精神高度紧张等不能配合操作的孕产妇。

脊柱外伤、腰腿痛的孕产妇。

血流动力学不稳定的孕产妇。

穿刺部位感染及脓毒症的孕产妇。

凝血异常的孕产妇。

d. 麻醉实施与管理：

麻醉前常规上肢开放静脉通道，给予输液。

复核孕产妇的血小板以及凝血功能情况。

穿刺点选择$L_1 \sim L_2$或$L_2 \sim L_3$间隙。

硬膜外穿刺成功后向头端置入导管3～5cm。

操作完成后，将产妇右髋垫高或向左侧倾斜手术床等方法，使子宫处于左倾位置，预防仰卧位低血压的发生。

硬膜外给予试验剂量1.5%利多卡因3～5mL（45～60mg），观察5min。

局部麻醉药一般选择1.5%～2%利多卡因或0.75%罗哌卡因或0.5%布比卡因，在紧急剖宫产时可用3%氯普鲁卡因或1.6%碳酸利多卡因。硬膜外用药剂量可比非孕妇适当减少。

麻醉平面应至少达到T_6。

硬膜外麻醉局部麻醉药用量较大，应警惕局部麻醉药中毒等不良反应。具体预防措施包括注药前回抽，给予试验剂量等。

②蛛网膜下腔麻醉

a. 优点：起效迅速、麻醉成功率高、肌松完善。局部麻醉药用量小，通过胎盘进入胎儿的药量少。

b. 缺点：麻醉时间有限；产妇容易出现低血压。

c. 禁忌证：

精神病、严重神经官能症、精神高度紧张等不能配合操作的孕产妇。

血流动力学不稳定的孕产妇。可能导致产妇血压骤降甚至心搏骤停。

穿刺部位有感染的孕产妇。可能将致病菌带入蛛网膜下腔，引起急性脑脊膜炎的危险。

凝血功能严重异常的孕产妇。

中枢神经系统疾病，特别是脊髓或脊神经根病变的孕产妇。

脊椎外伤或有严重腰腿痛病史的孕产妇。

d. 麻醉实施与管理：

麻醉前或同时，经静脉给予一定量的液体。

准备好去氧肾上腺素、甲氧明、麻黄碱等。

于$L_2 \sim L_3$或$L_3 \sim L_4$间隙穿刺。

常用药物为0.5%罗哌卡因或0.5%布比卡因，有效时间为1.5～2h。

操作完成后，将产妇右髋垫高或向左侧倾斜手术床等方法，使子宫处于左倾位置，以预防低血压的发生。如果上述方法仍不能达到恢复血压的目的，可直接将子宫搬起或及时应用血管活性药物调整血压。

③联合蛛网膜下腔与硬膜外腔阻滞（CSEA）

a. 起效迅速，阻滞完善，且能延长麻醉时间。笔尖式穿刺针对硬脊膜的损伤小、容易愈合，明显减少了脑脊液的外漏，使CSEA的头痛等并发症大大降低。

b. 由于首先使用了腰麻，硬膜外给药时局部麻醉药理论上可能通过硬脊膜上小孔扩散进入蛛网膜下腔，或硬膜外置管进入蛛网膜下腔，造成全脊髓麻醉。对以上潜在的问题应该引起高度重视，以免发生严重的并发症。

c. 禁忌证：同硬膜外麻醉和蛛网膜下腔麻醉。

d. 麻醉实施与管理：

于$L_3 \sim L_4$或$L_2 \sim L_3$间隙穿刺。

麻醉前或同时，经静脉给予一定量的液体。

硬膜外穿刺成功后，用笔尖式穿刺针穿破硬膜，观察有脑脊液流出后缓慢注入0.5%布比卡因7～10mg或有腰麻适应证的0.5%罗哌卡因10～15mg。

拔出穿刺针后置入硬膜外导管备用，需要时从硬膜外给药。

操作完成后，将产妇右髋垫高或向左侧倾斜手术床等方法，使子宫处于左倾位置，以预防低血压的发生。

④全身麻醉

a. 适用于有椎管内麻醉或区域阻滞麻醉禁忌证、术中须抢救和确保气道安全的产妇手术。

b. 诱导迅速，可立即开始手术；保证气道和通气的最佳控制；减少了血容量不足时低血压的发生。

c. 全麻可能发生反流误吸、新生儿抑制、术中知晓、插管拔管困难等。

d. 麻醉实施与管理：

评估检查气道，询问麻醉史、用药史、过敏史以及禁食水情况等。

检查上肢静脉通道是否通畅。

监测措施包括心电图、血压、脉搏血氧饱和度、呼气末二氧化碳监测。做好困难气道插管的准备。准备好吸引器、短柄喉镜，6.0 ~ 7.0号气管导管，以及预防气管插管失败的器械。

插管可选择快速顺序诱导。

诱导前吸纯氧3 ~ 5 min，或深吸气5 ~ 8次/min（5 ~ 6L/min氧气）。

手术的各项措施（如消毒、铺巾等）准备好之后开始麻醉诱导。

采用快速顺序诱导：静脉注射丙泊酚1.5 ~ 2.5mg/kg加1.0 ~ 1.5mg/kg琥珀胆碱或罗库溴铵0.6 ~ 1.0mg/kg。如果血流动力学不平稳，也可静脉注射0.2 ~ 0.3mg/kg依托咪酯或者1 ~ 1.5mg/kg氯胺酮。接受硫酸镁治疗的孕产妇肌松剂适当减量。

麻醉维持可采用吸入麻醉药或者静吸复合麻醉维持。

避免过度通气，防止胎儿酸中毒。

胎儿取出后，可适当追加芬太尼或舒芬太尼等阿片类镇痛药。降低吸入麻醉药浓度，以免影响宫缩。

（5）剖宫产中常用的血管活性药物

①去氧肾上腺素（苯福林，新福林或苯肾上腺素）：对α受体有强的兴奋作用，对α_1受体的激动作用远大于α_2受体，作用较弱而持久，毒性小，使收缩压和舒张压升高，可反射性兴奋迷走神经，减慢心率，降低心肌氧耗，起到心肌保护作用。如产妇不存在心动过缓，推荐作为首选用药之一。推荐用法：静脉50 ~ 100μg缓慢注射。

②盐酸甲氧明：高选择性α_1受体激动剂，仅激动外周血管α_1肾上腺素能受体，可使收缩压及舒张压同时升高，又能减慢心率，降低心肌氧耗，起到心肌保护作用。如产妇不存在心动过缓，推荐作为首选用药之一。推荐用法：静脉2 ~ 3mg缓慢注射。

③麻黄碱：直接兴奋α、β受体，也可促使去甲肾上腺素神经末梢释放去甲肾上腺素而产生间接作用，从而提升血压。其缺点是心率增快、心肌耗氧增加，可增加新生儿酸血症的发生率。推荐用法：酌情静脉注射5 ~ 15mg。

4. 如何实施高危产科患者的麻醉？

（1）前置胎盘

①麻醉前准备

a. 以产科处理前的最后一次检查来决定其分类，确定其类型（完全性前置胎盘或称中央性前置胎盘、部分性前置胎盘、边缘性前置胎盘、凶险型前置胎盘）。

b. 评估术前循环功能状态和贫血程度。

c. 术前检查：除血、尿常规、生物化学检查外，应重视血小板计数、纤维蛋白原定量、凝血酶原时间和凝血酶原激活时间检查，并做DIC过筛试验。

d. 警惕DIC和急性肾功能衰竭的发生，并予以防治。

e. 视具体情况术前进行桡动脉、颈内静脉穿刺、置管，行血流动力学监测。

②麻醉选择

a. 如果母体、胎儿情况尚好，估计出血量较少，可选择椎管内麻醉，备全身麻醉。

b. 如果母体、胎儿情况尚好，估计出血量较大，可先选择椎管内麻醉，娩胎后视出血情况改气管插管全身麻醉。

c. 如果胎儿情况较差要求尽快手术，选择全身麻醉。

d. 凡母体有活动性出血、低血容量休克，有明确的凝血功能异常或DIC，选择全身麻醉。

③麻醉管理

a. 全麻诱导注意事项同上。预计大出血或大出血产妇应以16G的套管针开放两条及以上静脉和深静脉穿刺置入单腔或双腔导管，监测中心静脉压。进行动脉穿刺置管，实时、动态监测动脉血压。记录尿量，预防急性肾功能衰竭，并做出对应处理。

b. 防治DIC：胎盘早剥易诱发DIC，围麻醉期应严密监测，积极预防处理。对怀疑有DIC倾向的产妇，在完善相关检查的同时，可预防性的给予小剂量肝素，并输入红细胞、血小板、新鲜冷冻血浆以及冷沉淀等。

c. 对于有条件的医院，术前可采用预防性动脉球囊导管阻断术，以减少术中出血，术中可考虑采用回收式自体血回输。如病例3。

（2）妊娠期高血压疾病

①妊娠期高血压疾病分类：a. 妊娠期高血压；b. 子痫前期；c. 子痫；d. 慢性高血压伴发子痫前期；e. 慢性高血压。

②重度子痫前期易并发心力衰竭、脑出血、胎盘早剥等严重并发症，其处理措施是行剖宫产中止妊娠。

③麻醉选择：根据患者相关脏器受损的情况而定，综合考虑妊娠期高血压疾病的病理生理改变及母婴安全。

a. 对无凝血异常、无DIC、无休克和昏迷的产妇应首选连续椎管内麻醉。

b. 对休克、DIC、昏迷、抽搐、凝血功能异常者，禁忌行椎管内麻醉，考虑选择全身麻醉。

④麻醉管理

a. 全面评估，完善相关检查。

b. 术前患者可能已采取限制食盐摄入和液体输入，且可能行利尿治疗，故麻醉前往往存在不同程度脱水、低钠血症和低血容量。

c. 患者术前已采用镇静解痉及降压治疗，应注意这些药物的副作用和对麻醉的影响。如果硫酸镁血药浓度过高，会产生呼吸抑制甚至心搏骤停；利血平可使儿茶酚胺消耗，低血压时对升压药不敏感等。

d. 有凝血功能异常的患者，禁忌实行椎管内麻醉。

e. 麻醉力求平稳，减轻应激反应。术中维持血压在合理水平，充分供氧，抽搐发作时可用镁剂治疗，但应监测血镁浓度。

f. 重度子痫前期或子痫时，术前、术中或术后容易发生心肾功能不全、肺水肿、脑出血、凝血障碍甚至DIC，麻醉科医师应密切关注病情，及时进行对症处理。麻醉后目标血压：孕妇未并发器官功能损伤，收缩压控制在130～155mmHg、舒张压控制在80～105 mmHg为宜；孕妇并发器官功能损伤，则收缩压控制在130～139mmHg、舒张压控制在80～89 mmHg为宜，且血压不低于130/80mmHg，以保证子宫胎盘血流灌注。胎儿娩出后准备抢救。

g. 围麻醉期加强监护，包括ECG、SpO_2、NBP、CVP、尿量、血气分析，及时发现问题、及时处理。必要时进行动脉穿刺置管，实时、动态监测动脉血压。

（3）HELLP综合征

①定义：HPELLP综合征是妊娠期高血压疾病患者的一种十分严重的并发症，其主要是在妊娠期高血压疾病的基础上并发以肝酶的升高与溶血以及血小板减少为主的临床综合征，一般发生在妊娠的中晚期以及产后的数日内。

②临床表现：主要有高血压、双下肢水肿、头晕头痛、肉眼血尿、少尿、视物模糊、上腹痛、恶心呕吐、抽搐以及昏迷等。

③诊断标准：a. 涂片外周血发现存在变形红细胞，且有较多网织红细胞数量，总胆红素超过 20.5mmol/L，乳酸脱氢酶（LDH）含量上升，超过 600U/L；b. 丙氨酸转氨酶（ALT）超过 70U/L 或谷草转氨酶（AST）存在异常；c. 血小板计数在 100×10^9/L 以下。上述 3 项均符合则可确诊为HELLP 综合征。

④麻醉处理：要全面评估产妇病情，完善各种化验检查。麻醉方式通常选择全身麻醉，也可考虑应用笔尖式腰穿针进行单次腰麻。麻醉用药应选择起效快、持续时间短、不经过肝肾代谢、对母胎影响小的药物。术中采取解痉、降压、扩容、脱水和其他相应的对症处理，给予动静脉置管，动态监测生命体征，监测血尿常规、电解质、凝血功能、肝肾功能、血气分析，记录出入量。纠正凝血异常与血容量不足，注意围术期应用的镁剂与肌松剂的相互影响。

（4）羊水栓塞

①病理生理特点：过敏性休克、急性呼吸循环衰竭、DIC等。

②临床表现：临床表现形式多样、复杂，突然出现的呼吸困难、发绀、与出血量严重不符的低血压、低氧血症、迅速进入昏迷，休克、DIC等。多数病例在发病时常首先出现寒战、烦躁不安、咳嗽、气急、发绀、呕吐等前驱症状。

③诊断：主要根据典型的临床表现，迅速作出初步诊断并立即组织抢救。在抢救的同时进行必要的辅助检查（包括X线片、DIC全套等），但不能等待检查结果再进行处理，失去抢救时机。

④抢救措施

a. 抗过敏：出现过敏性休克时应该给予大剂量皮质激素，常选用氢化可的松等。

b. 控制呼吸，充分给氧。

c. 解除肺动脉高压：可给予前列地尔（又称前列腺素E_1）、氨茶碱、罂粟碱、酚妥拉明等。

d. 抗休克：包括扩充血容量、纠正酸中毒、适当给予血管活性药物等。

e. 防治DIC：尽早使用小剂量肝素25～50mg，并在给肝素的基础上输新鲜血，并补充纤维蛋白原、血小板悬液及新鲜冷冻血浆等。

f. 预防心力衰竭：可用快速洋地黄制剂如西地兰，同时适当使用利尿剂。

g. 产科及其他支持对症处理。

（5）瘢痕子宫经阴道分娩的麻醉

剖宫产术后阴道分娩试产（trial of labor after previous cesarean delivery, TOLAC）须在分娩镇痛下进行，其一可以减少产妇强烈的产痛而减少过度用力、减少过强烈的宫缩；其二可以在发生先兆子宫破裂或子宫破裂时迅速通过硬膜外导管给药麻醉行即刻剖宫产。子宫破裂的共同临床表现为突然的胎心率下降，有的产妇会有突然的腹痛或腹痛加剧，故TOLAC一定要在严格的胎心监护下实施，分娩镇痛最好保留一定的宫缩痛为佳。TOLAC子宫破裂的发生率为0.1%～1%，故产程中的严密监测尤为重要。

（6）子宫破裂

①定义：子宫体部或子宫下段在妊娠期或分娩期发生破裂称子宫破裂。子宫破裂多数分为先兆子宫破裂和子宫破裂两个阶段。子宫破裂根据破裂程度，可分为完全性与不完全性子宫破裂两种。

②临床表现：胎心率的突然下降是主要的表现。完全性子宫破裂时，产妇突感腹部如撕裂样剧痛，破裂后产妇感觉腹痛骤减，宫缩停止，但不久腹痛又呈持续性，很快进入休克状态，面色苍白，呼吸表浅，脉搏细数，血压下降。

③诊断：主要根据病史、分娩经过、临床表现，迅速作出初步诊断，无论胎儿是否存活，均应抢救休克同时及时手术治疗。

④麻醉管理

a. 根据产妇相关特征以及系统变化进行全面评估，如果仅为先兆子宫破裂，产妇生命体征平稳，可以根据手术需要给予椎管内麻醉，已行分娩镇痛术产妇可以直接采用硬膜外麻醉；

b. 如果情况紧急、产妇失血较多或者麻醉平面未能达到满意高度则需采用全身麻醉；

c. 术中根据产妇具体情况实施有创血压、深静脉置管等操作，输注晶体液、胶体液以及血液制品。

（7）妊娠急性脂肪肝

①定义：为妊娠晚期特有的疾病，以初产妇及妊娠期高血压疾病患者居多，以黄疸、肝肾功能损害、凝血功能障碍为主要特征，有与重症肝炎相似的消化道症状、黄疸、出血倾向和肝肾功能衰竭，易误诊为急性重症肝炎。

②诊断标准：a. 无肝炎接触史，既往无肝病史。b. 妊娠晚期突然发生无原因的恶心、呕吐、上腹痛、黄疸。c. 实验室检查：白细胞（WBC）$\geq 15\times10^9$/L，血小板计数减少（$<100\times10^9$/L），外周血涂片可见肥大血小板、幼红细胞、嗜碱性点彩红细胞；血清转氨酶轻度或中度升高，血清碱性磷酸酶升高，血清胆红素升高；血糖降低，血氨升高；凝血酶原时间延长，部分凝血活酶时间延长，血浆抗凝血酶Ⅲ和纤维蛋白原减少；血尿酸、肌酐和尿素氮均升高；尿蛋白阳性，尿胆红素阴性。

d. 肝脏典型病理变化为肝细胞弥漫性、微滴性脂肪变性，炎症、坏死不明显。e. 超声主要表现为肝区弥漫的密度增高，呈雪花状，强弱不均，CT 显示肝实质均匀一致的密度减低。

③一旦确诊或被高度怀疑为妊娠期脂肪肝时，治疗原则为无论病情轻重、病程早晚、均应在积极纠正凝血功能及症状的同时尽快结束妊娠，分娩方式首选剖宫产。

④麻醉处理：要全面评估产妇病情，做好充分的术前准备，重视多学科综合治疗。根据产妇术前情况，特别是肝功能以及凝血功能选择椎管内麻醉或者全身麻醉，尽量选择不通过肝脏代谢的麻醉及相关药物。加强生命体征的监护，建立通畅的静脉通路，必要时行有创动静脉穿刺置管；尽可能纠正内环境紊乱，补充凝血因子；合理输液，维持血流动力学稳定。保护肝肾功能，预防并发症的发生，最大限度地确保母婴安全。

（8）产科困难气道

①妊娠期孕产妇自身的生理性改变：肥胖、舌体肥大、气道水肿等情况，均增加了产科全麻气管插管失败的发生率。故对每一位拟行产科手术的患者，都应强调在术前进行气道评估的重要性，以预测在气管插管、面罩通气或置入声门上气道装置，甚至开放颈前通路时可能出现的困难。若推测产妇具备显著的困难气道指征，则不适宜采用快速序贯诱导法，应在其临产前，制定出特殊且详尽的麻醉管理和产科手术方案。

②处理原则：a. 预充氧：呼吸暂停期间，预充氧能有效增加肺内的氧贮备。新鲜气体流量≥10L/min，持续2min的充分预给氧，方能实现有效的去氮给氧。b. 麻醉科医师必须熟悉各种各类直接喉镜的使用（直接喉镜、可视喉镜），掌握经气管导管（插管探条、光棒、可视管芯、纤维支气管镜）和声门上气道工具（引流型喉罩、插管型喉罩以及其他），了解它们各自的优势和局限性。c. 如果首次尝试气管插管失败，第二次的插管操作应当交由现场最具临床经验的麻醉科医师，换用其他的气道工具来实施。若预判外援无法即刻到达，在等待期间，推荐使用面罩供氧的方法，协助患者通气，并为下一次插管做好准备。如仍计划第三次气管插管，只允许由经验最丰富的临床麻醉专家，做最后的尝试。d. 一旦麻醉科医师宣布气管插管失败，应使用呼吸面罩或某种声门上气道工具维持患者氧合，同时预防误吸，在麻醉科医师宣布出现“无法插管，无法供氧”的紧急情况后，应该立即建立颈前入路气道。如果通过颈前入路操作建立急救气道成功，则由团队进行评估是否手术还是唤醒产妇；如果此时仍然无法有效恢复患者的氧合功能，则须遵循心搏骤停的抢救流程，着手开展心肺复苏和实施即刻剖宫产手术。

5. 产科围术期的血液保护措施有什么？

（1）剖宫产术中回收式自体输血

①一般原则：术中回收式自体输血是指利用血液回收装置，将患者手术失血进行回收、抗凝和洗涤，得到的红细胞回输给患者本人。剖宫产术中发生大出血时，往往出血速度快、出血量大，短时间内造成失血性休克，因此需要及时大量输血来抢救生命。回收式自体输血用于高危出血剖宫产患者不仅能够及时救助生命，还能够减少异体血输注量，改善患者预后，节约血资源。目前国内外已有较多证据证明其安全性

和有效性，但是由于羊水栓塞的病因和发病机制尚不明确，因此剖宫产术中回收式自体输血需要有效的去除羊水成分，在临床使用时应注意其特殊性。剖宫产术中回收式自体输血应由麻醉科与相关科室配合实施，麻醉科医师同时负责实施过程中的医疗监护。自体血液回收机应由经过培训的专业人员进行操作，按照制造商的规定进行安装。血液回收应采用合格的设备（经CFDA认证的机器），回收处理后的自体血应达到一定的质量标准。

②适应证：a. 预计出血量大于1000 mL，如术前诊断为凶险性前置胎盘和（或）胎盘植入；b. 术中各种原因导致的失血性休克或严重贫血，不立即输血将危及患者生命；c. 术中持续渗血，预期需要输血但异体血源紧张；d. 患者拒绝异体输血；e. 多次剖宫产史，既往有大出血病史。

③基本操作流程为：血液回收装置吸引术野出血→混合肝素生理盐水→吸引至储血罐→进入自体血液回收机进行离心分离→洗涤产生一定血细胞比容的自体血→通过白细胞滤器→回输产妇。

④注意事项：血液回收以后根据具体病情决定是否回输。目前没有剖宫产术中回收式自体输血导致严重不良反应的证据，但是应在患者输血时和输血后一段时间内加强监护，如发生不良反应，应及时治疗并详细记录。回收式自体输血只能输注红细胞成分，当出血量较大时应监测凝血功能，及时补充血浆等纠正凝血功能异常，具体参考《临床输血技术规范》。Rh(–)剖宫产患者进行回收式自体输血，确认胎儿血型为Rh(+)时，为预防下一胎的免疫性溶血，推荐使用不少于1500 IU的抗D球蛋白。

（2）介入手术在产科血液保护中的应用

近些年来，医学多学科的共同发展促成了产科围术期血液保护的新技术，尤其是血管与影像介入技术，明显减少了剖宫产患者大出血和子宫切除的情况。剖宫产相关介入技术主要包括动脉球囊阻断和动脉栓塞，其各自具有不同的意义。胎儿娩出后进行动脉球囊阻断，能够即刻减少术野出血，为下一步手术创造良好条件；在子宫缝合后再进行动脉栓塞，可以预防术后出血和子宫切除。介入手术在产科的应用，最具争议的就是射线对围产儿的影响，目前认为200mGy以下放射剂量对新生儿的影响无临床意义，而放置球囊时胎儿辐射剂量通常控制在10mGy以下。因此，目前认为剖宫产患者行介入手术是安全可行的。

①术前准备：高出血风险剖宫产手术需要产科、麻醉科、介入科和输血科等医师共同参与。术前超声和磁共振检查可以为前置胎盘/胎盘植入提供诊断依据，从而实现为该类患者预防性使用动脉球囊阻断，及时有效的控制术中出血。各科医师需要向患者及家属详细解释围术期的风险、治疗措施及其并发症等。患者应开放大静脉做好补液输血的准备，建议进行有创血压监测，准备自体血回收装置，做好抢救和输血的准备。同时做好新生儿抢救的准备工作。

②动脉球囊阻断与动脉栓塞：剖宫产术中动脉球囊阻断的位置有低位腹主动脉、双侧髂总动脉、双侧髂内动脉以及双侧子宫动脉。动脉栓塞通常是子宫动脉栓塞。

③麻醉管理

a. 麻醉方法：麻醉方法的选择应根据实际情况。如果孕妇合并有严重的并发症，最好采用全身麻醉。若为急诊手术麻醉，准备时间有限，禁食禁饮时间不定，应在较短的时间内作好充分准备，迅速作出选择。在高危出血患者行剖宫产联合介入手术时，即使选择椎管内麻醉，也要做好预期全麻的准备。

b. 血流动力学监测：动脉球囊阻断会影响患者血流动力学变化。临床观察发现快速充盈球囊后上肢动脉，血压可能发生迅速上升，采取加深麻醉等措施可以一定程度上维持血压平稳。麻醉科医师应与介入医师相互配合，在充盈球囊时关注患者血压变化，如果发现充盈球囊会造成患者血压迅速上升，应告知介入医师放慢充盈速度并做进一步处理。

c. 并发症与术后监护：剖宫产联合介入手术的并发症包括立即出现的并发症（血管损伤、血管破裂、血肿、假性动脉瘤、股动脉夹层等）和迟发并发症（盆腔及下肢动脉血栓形成、缺血性损伤、子宫与膀胱壁坏死、神经损伤等）。其中下肢动脉血栓最常见，这可能与产妇血液的高凝状态有关。剖宫产介入手术术后应加强监护，及早发现动脉血栓等并发症，密切注意患者双下肢及股动脉脉搏，双足颜色和温度，患者出现下肢疼痛尤其是爆发性疼痛应及时上报医师，股动脉鞘需间断用肝素盐水冲洗，球囊导管和股动脉鞘应分别做标记，不能冲洗球囊导管。

6. 孕产妇死亡的主要原因是什么？

产后出血、产褥感染、妊娠合并心脏病、严重的妊娠期高血压疾病是孕产妇死亡的四大原因。另外还有羊水栓塞、难产、子宫破裂、深静脉血栓栓塞、不安全的人工流产、妊娠期间的疟疾、贫血和艾滋病毒/艾滋病等疾病均可导致孕产妇死亡。预防孕产妇死亡必须从妊娠期、分娩期、产褥期三个阶段进行。

妊娠期应加强孕期系统管理，合理膳食，及时、定期筛查高危因素，发现妊娠合并症、并发症。对高危孕妇定时追访，及时治疗妊娠合并症、并发症，及时转诊，适时终止不宜继续妊娠的孕妇及高危孕妇的妊娠期限。加强孕期保健宣传，提高全民自我保健意识，及早确定妊娠及妊娠部位，并定期做好孕期保健。

分娩时应严密观察产程，及时发现异常并给予适时正确的处理，针对不同个案进行具体处理，对高危孕妇要求是具有助产经验丰富的主治医师亲自处理，接生人员至少是两人。科学测量产后2h内的出血量，密切观察产后子宫收缩、阴道流血情况及生命体征变化，及时发现产后出血、查找原因并给予正确的处理，适时行子宫切除术；严格催产素应用指征，禁止乱用催产素、米索等药物无指征引产；严格控制剖宫产手术指征，注重解剖关系，严格无菌操作，加强术后护理。

注重产后访视，及时发现产褥感染及治疗，降低产褥期发病率。

对于意外妊娠的终止要求是严格无菌操作，严禁暴力操作，并注意观察术后出血量，严防术后残留及感染。杜绝个体非科学接生，实行住院分娩等均是防止孕产妇死亡的主要手段。

7. 什么是产后出血？产后出血的病因、预防与处理是什么？病例 1 产妇病情不断恶化的可能原因是什么？

（1）产后出血：是指胎儿娩出后24h内失血量超过500mL，剖宫产时超过1000mL，居我国产妇死亡原因首位。

（2）病因

①子宫收缩乏力：最常见原因，主要由于羊水过多、巨大儿、子宫肌瘤、多胎妊娠和妊娠高血压综合征、重度贫血、精神过度紧张、产程过长。

②胎盘因素：胎盘滞留、胎盘植入、胎盘部分残留。

③软产道裂伤。

④凝血功能障碍。

（3）预防

①产前预防：加强围生期保健，产前检查血红蛋白，纠正贫血。产前查血型，对有出血高危因素的患者应提前做好准备，包括配血和第二产程时建立静脉通道。

②产时预防：消除孕妇分娩时的紧张情绪，密切观察产程进展，防止产程延长。合理使用子宫收缩药物及镇静剂，正确处理第二、第三产程，尽早使用缩宫素。

③产后预防：因产后出血多发生在产后2h内，故胎盘娩出后，应分别在第15min、30min、60min、90min、120min监测生命体征，包括血压、脉搏、阴道出血量、子宫高度、膀胱充盈情况，及早发现出血和休克。鼓励产妇排空膀胱，与新生儿早接触、早吸吮、以便能反射性引起子宫收缩，减少出血量。

（4）处理

①子宫收缩乏力

a. 按摩子宫。

b. 应用宫缩剂。

c. 宫腔填塞。

d. 背带式（子宫底压迫）缝合。

e. 结扎盆腔血管（子宫动脉上行支）。

f. 介入性动脉栓塞术。

g. 切除子宫。

②胎盘因素

a. 保守治疗，清理残留。

b. 切除子宫。

③软产道损伤： 查清损伤，缝合止血。按解剖层次缝合，第一针超过裂伤顶端0.5cm，不留死腔，宫颈裂伤<1cm且无活动性出血不需缝合，若裂伤>1cm且有活动性出血应缝合，软产道血肿应切开血肿，清除积血，彻底止血、缝合，必要时可置橡皮引流。

④凝血功能障碍：首先排除子宫收缩乏力、胎盘因素、软产道损伤等原因，尽快输血、血浆、补充血小板、纤维蛋白原或凝血酶原复合物、凝血因子等。如并发DIC，按DIC处理。

病例1产妇病情不断恶化的原因是产后出血导致的失血性休克。还有一个附加的可能原因是发生了羊水栓塞。

三、病例总结

（1）几乎所有的镇痛、镇静等药都能迅速透过胎盘。肌肉松弛药（包括去极化和非去极化肌松药）因高离解度和低脂溶性、大分子而不易通过胎盘，临床剂量的肌肉松弛药很少透过胎盘。

（2）硬膜外麻醉在剖宫产的应用

①优点：麻醉效果良好，麻醉平面和血压较容易控制，对母婴安全可靠。

②缺点：麻醉诱导和完善的时间较长；可能出现镇痛不全或牵拉反应。

③禁忌证：

孕产妇拒绝、精神病、严重神经官能症、精神高度紧张等不能配合操作的孕产妇。

脊柱外伤、腰腿痛的孕产妇。

血流动力学不稳定的孕产妇。

穿刺部位感染及脓毒症的孕产妇。

凝血异常的孕产妇。

（3）蛛网膜下腔麻醉在剖宫产的应用

①优点：起效迅速、麻醉成功率高、肌松完善。局部麻醉药用量小，通过胎盘进入胎儿的药量少。

②缺点：麻醉时间有限；产妇容易出现低血压。

③禁忌证：

精神病、严重神经官能症、精神高度紧张等不能配合操作的孕产妇。

血流动力学不稳定的孕产妇。可能导致产妇血压骤降甚至心搏骤停。

穿刺部位有感染的孕产妇。可能将致病菌带入蛛网膜下腔，引起急性脑脊膜炎的危险。

凝血功能严重异常的孕产妇。

中枢神经系统疾病，特别是脊髓或脊神经根病变的孕产妇。

脊椎外伤或有严重腰腿痛病史的孕产妇。

（4）联合蛛网膜下腔与硬膜外腔阻滞在剖宫产的应用

①起效迅速，阻滞完善，且能延长麻醉时间。笔尖式穿刺针对硬脊膜的损伤小、容易愈合，明显减少了脑脊液的外漏，使CSEA的头痛等并发症大大降低。

②由于首先使用了腰麻，硬膜外给药时局部麻醉药理论上可能通过硬脊膜上小孔扩散进入蛛网膜下腔，或硬膜外置管进入蛛网膜下腔，造成全脊髓麻醉。对以上潜在的问题应该引起高度重视，以免发生严重的并发症。

（5）HPELLP综合征是妊娠期高血压疾病患者的一种十分严重的并发症，其主要是在妊娠期高血压疾病的基础上并发以肝酶的升高与溶血以及血小板减少为主的临床综合征，一般发生在妊娠的中晚期以及产后的数日内。

（6）HPELLP综合征的麻醉处理：要全面评估产妇病情，完善各种化验检查。麻醉方式通常选择全身麻醉，也可考虑应用笔尖式腰穿针进行单次腰麻。麻醉用药应选择起效快、持续时间短、不经过肝肾代谢、对母胎影响小的药物。术中采取解痉、降压、扩容、脱水和其他相应的对症处理，给予动静脉置管，动态监测生命体征，监测血尿常规、电解质、凝血功能、肝肾功能、血气分析，记录出入量。纠正凝血异常与血容量不足，注意围术期应用的镁剂与肌松剂的相互影响。

（7）产后出血、产褥感染、妊娠合并心脏病、严重的妊娠期高血压疾病是孕产妇死亡的四大原因。

四、病例考核

1. 全麻行剖宫产手术，会抑制子宫收缩，应慎用的是：（单选题 ）E

A. 硫喷妥钠
B. 氯胺酮
C. 琥珀胆碱
D. 氧化亚氮
E. 七氟烷

2. 对于产科静脉全身麻醉，下列哪项错误？（单选题　）A

A. 氯胺酮可用于严重妊高症产妇
B. 丙泊酚对新生儿呼吸有抑制
C. 硫喷妥钠对新生儿呼吸有抑制
D. 羟丁酸那慎用于妊高症产妇
E. 氯胺酮对新生儿呼吸无抑制

3. 下列哪些因素会影响子宫胎盘的血流灌注？（多选题）ABCDE

A. 腔静脉压
B. 二氧化碳蓄积
C. 子宫张力
D. 血压
E. 缺氧

4. 完全性前置胎盘行剖宫产手术前，麻醉准备有哪些？（多选题　）ABCDE

A. 以产科处理前的最后一次检查来决定其分类，确定其类型（完全性前置胎盘或称中央性前置胎盘、部分性前置胎盘、边缘性前置胎盘、凶险型前置胎盘）

B. 评估术前循环功能状态和贫血程度

C. 术前检查：除血、尿常规、生物化学检查外，应重视血小板计数、纤维蛋白原定量、凝血酶原时间和凝血酶原激活时间检查，并做DIC过筛试验

D. 警惕DIC和急性肾功能衰竭的发生，并予以防治

E. 视具体情况术前进行桡动脉、颈内静脉穿刺、置管，行血流动力学监测

（马军）

第十七章 脊柱侧凸矫形术的麻醉

一、临床病例

【病例1】患儿，女，6岁，110cm，12kg。诊断为先天性脊柱侧凸，拟在全身麻醉下行脊柱侧凸矫治术。手术从11：00开始，使用大剂量氨甲环酸方案[负荷量100 mg/kg，维持量10 mg/（kg·h）]。麻醉维持：吸入0.5MAC七氟烷，静脉持续泵注右美托咪定0.4 μg/（kg·h）及瑞芬10 μg/（kg·h），间断给维库溴铵。15 : 40外科医生在进行截骨减压时监护仪呼末二氧化碳从32 mmHg突然降到13 mmHg，心率从80次/min上升到125次/min，血压开始下降，脉搏血氧饱和度降到88%。

【病例2】患者，男性，14岁，诊断为脊柱侧凸（肌源性脊柱畸形，胸椎前凸），拟在全身麻醉下行脊柱侧凸矫形术。麻醉完成摆放俯卧位时患儿出现呼气末二氧化碳升高，当时考虑与呼吸参数的设置不当有关，予增加分钟通气量排二氧化碳，但效果不佳。手术在剥离了一侧椎旁肌肉后胸椎开始下沉，在打钉过程中先表现为一侧桡动脉搏动波变弱及变小，继之术者发现手术视野血色变为暗红色；麻醉医生发现患儿的气道阻力急剧升高，呼吸机不能送气；很快桡动脉搏动波消失（一条直线）。立即抬高患儿胸椎(本拟予体外心脏按压)，气道马上变得通畅并且桡动脉搏动波马上恢复正常。一旦放下胸椎，又出现麻醉机压不进气及动脉搏动波消失的情况。抬高胸椎，则气道及桡动脉立马变得通畅。更改手术方式为单纯矫形（一直抬着胸椎），手术顺利，清醒实验显示双下肢自主运动良好。术毕在SICU停留6天后患儿安返病房。

【病例3】患者，男性，42岁，142cm，55kg。诊断为特发性脊柱侧凸，拟行俯卧位下的脊柱侧凸矫形术。手术历时10h，术中出血11000 mL，输晶体液3000 mL，胶体液3500 mL，浓缩红细胞15 U，血浆2400 mL，冷沉淀20 U，血小板2个治疗量。术后带管送ICU治疗，第二天早上7 : 00拔管。拔管后ICU护士发现病人右眼失明。

问题：

1. 什么是脊柱侧凸？
2. 脊柱侧凸术前评估内容有哪些？
3. 病例2术中出现高二氧化碳的原因是什么？
4. 脊柱侧凸矫形术术中需要采取哪些监测指标？
5. 脊柱侧凸麻醉诱导期间要注意什么？
6. 病例1脊柱侧凸矫形术中使用大剂量氨甲环酸的目的是什么？大剂量氨甲环酸的治疗方案是什么？大剂量氨甲环酸的适应证和禁忌证有哪些？
7. 脊柱侧凸矫形术在麻醉维持期间要注意什么？
8. 病例1外科医生在进行截骨减压时监护仪呼末二氧化碳从32 mmHg突然降到13 mmHg，心率从80次/min上升到125次/min，血压开始下降，动脉血氧饱和度下降到88%，你的诊断是什么？如何处理？
9. 病例2胸椎前凸患儿在手术剥离椎旁肌肉而胸椎下沉后为什么会出现呼吸心跳骤停？
10. 病例3中术中发生大出血的原因有哪些？为什么患者的右眼会失明？
11. 脊柱侧凸矫正术术后的麻醉关注点有哪些？

二、病例讨论

1. 什么是脊柱侧凸？

脊柱侧凸是一种脊柱偏离中线和旋转畸形的疾病，在青少年中的发病率为1%～4%。特发性脊柱侧凸最为常见，约占所有病例的70%，其次为先天性因素（马凡综合征、神经纤维瘤和Scheuermann病）和神经肌肉疾病（如进行性假肥大性肌营养不良）。女：男比例为4：1，且严重的畸形常见于女性。

特发性脊柱侧凸累及胸、腰椎，导致脊柱的旋转畸形和胸廓畸形。随着弯曲程度的增加，旋转畸形加重，胸腔狭窄导致限制性肺病。而严重的弯曲造成通气/血流比例失调和肺动脉高压，最终导致肺源性心脏病。Cobb法常用来评估脊柱侧凸的严重程度。具体的方法：在下段椎的上缘画一条斜向弯曲凹侧的横线，再在上端椎的下缘画一条斜向弯曲凹侧的横线，再分别作这两条直线的垂线，两条垂线的夹角即Cobb角。Cobb角见图17-1。

特发性脊柱侧凸手术指征为：保守治疗患者Cobb角进展大于40°，骨骼未发育成熟者Cobb角大于40°～45°，骨骼发育成熟者Cobb角大于50°。弯曲度大于100°常合并严重的呼吸功能不全。

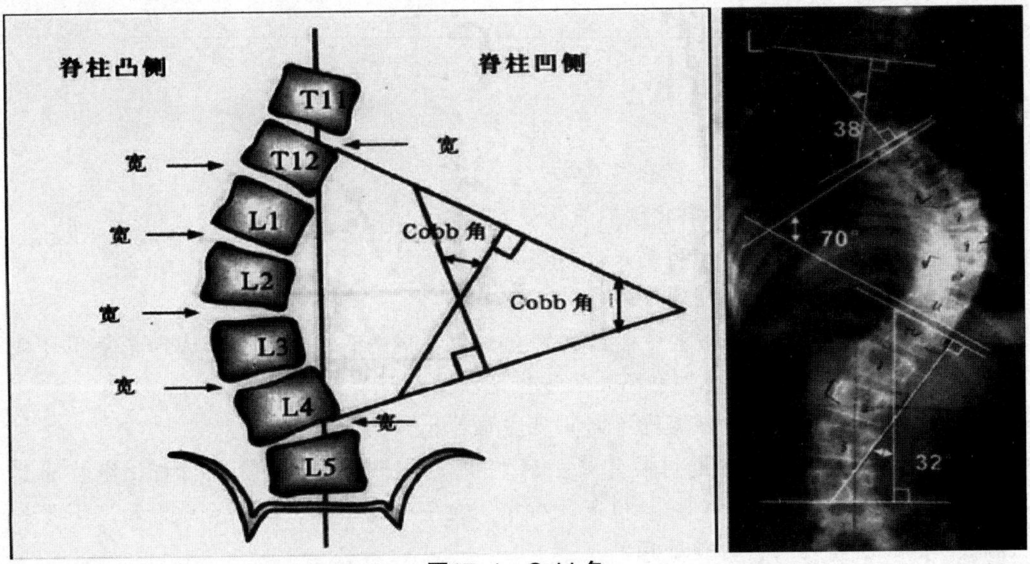

图17-1　Cobb角

2. 脊柱侧凸术前评估内容有哪些?

（1）术前病史评估要点见表17-1。病史和体格检查重点是心肺方面。

（2）应该教育患者如何正确应用奖励呼吸法和术后自控镇痛。

（3）和患者及家属讨论相关风险，包括失明、术中知晓、肺栓塞、截瘫、心肌梗死、脑血管意外、返回ICU监护治疗等。

（4）告知患者术中可能唤醒。

（5）要求患者在家中和术前等候区练习以配合唤醒。

表17-1　脊柱侧凸术前评估要点

系统	受累表现	病史	体征	辅助检查
气道/头眼耳鼻喉	喉镜置入困难和困难插管；神经纤维化时颈部脊柱侧凸和后凸；侧凸或者后凸会限制颈椎的正常活动	麻醉和困难气道的病史	头颈部的活动范围、体型、Mallampati分级	寰枕伸展度、甲颏距离、颈部长度和粗细
中枢神经系统	在神经肌肉型和先天性脊柱侧凸中，需要对患者神经系统功能进行详细评估和记录		神经系统缺陷	术前体感诱发电位和运动诱发电位
心血管系统	常合并先天性心脏病和二尖瓣脱垂（例如马凡综合征）；Friedreich运动失调和肌肉疾病，常合并心肌病（杜氏营养不良是儿童期肌营养不良最常见和最严重的形式）	活动耐量	心脏杂音	心电图、超声心动图、胸部X线
呼吸系统	限制性肺疾病的程度和Cobb角成正相关。肺活量和肺总量均降低。如果肺活量小于40%预计值，通常需要术后机械通气支持	活动耐量和呼吸困难	发绀、杵状指，并可能存在浅快呼吸	胸部X线、动脉血气、肺功能检查、流速-容量环

续表17-1

系统	受累表现	病史	体征	辅助检查
血液系统	术前自身出血以及凝血功能检查；术前7～10天避免使用血小板抑制剂	是否有易出现瘀斑和出血的病史、是否存在使用氨甲环酸的禁忌证		全血细胞分析、血小板计数和功能以及PT、APTT、INR
消化系统	神经肌肉型脊柱侧凸患者存在反流和误吸的可能	患者及家属的主诉		

3. 病例 2 术中出现高二氧化碳的原因是什么?

此病例的患者为胸椎前凸型脊柱侧凸，通常会导致脊柱的旋转畸形和胸廓畸形。随着弯曲程度的增加，胸腔狭窄导致限制性肺疾病。而严重的弯曲造成通气/血流比例失调和肺动脉高压。而神经肌肉型脊柱侧凸患者，不管侧凸的严重程度如何，肺功能受损都很严重。麻醉后改俯卧位后，进一步加重了胸廓的畸形，使胸壁顺应性显著降低，从而导致气体交换受限，分钟通气量减少，呼末二氧化碳升高。

4. 术中需要采取哪些监测指标?

（1）监测项目包括美国麻醉医师学会（ASA）标准监测项目：包括心电图、血氧饱和度、无创血压、呼吸末二氧化碳和中心体温。

（2）考虑直接有创动脉血压监测：可以提供连续、可靠、准确的血压数据，同时术中可方便地用于抽血化验，检查血气分析、电解质和血细胞压积。动脉传感器应当放置于患者外耳道水平，以确保重要脏器（脑、心脏、肾脏、脊髓和眼球等）的血流灌注及氧气输送。

（3）放置中心静脉导管：监测中心静脉压以评估术中容量状态并为术后胃肠外营养提供通路。在俯卧位时，CVP可能会误导左心室和右心室舒张末期容积的读数。更重要的是监测CVP的趋势，而不是绝对数值。

（4）脊髓监测：包括体感诱发电位（SSEP）、运动诱发电位（MEP）、经颅运动诱发电位（TcMEP）、肌电图（EMG）和唤醒试验。

（5）BIS监测：可以降低术中知晓的发生率、避免麻醉过深。

（6）失血量：从吸引器瓶、自体血回收装置和纱布评估失血量。

（7）尿量及体温监测：放置尿管评估尿量并监测核心温度，维持正常体温非常重要。

（8）手及脚测血氧饱和度：在下段腰椎前向暴露时在第一趾处连接血氧饱和度监测仪以评估髂动脉受压程度。

5. 脊柱侧凸麻醉诱导期间要注意什么?

（1）根据患者气道和健康状态来决定诱导方式，如果颈椎后仰受限，采用清醒纤支镜插管。

（2）在所有麻醉药物中，吸入麻醉药可能对体感诱发电位影响最大，可引起剂量依赖性的波幅降低、潜伏期延长。如使用，尽量使MAC在0.5左右。临床剂量的静脉麻醉药对诱发电位的影响较小。如果监测运动诱发电位，避免使用肌松药。

（3）面罩通气后，给予短效肌松药进行诱导。如果使用经头皮颅骨刺激面肌诱发电位或者肌电图监测，术中不使用肌松剂。琥珀胆碱不得用于多发萎缩和肌病患者以及脊髓损伤患者，因为这可能导致横纹肌溶解、高钾血症和心脏骤停。

（4）使用全凭静脉麻醉时加用咪达唑仑1mg/h以防止术中知晓的发生。静脉麻醉药对体感诱发电位或者运动诱发电位的影响较小。

6. 病例 1 脊柱侧凸矫形术中使用大剂量氨甲环酸的目的是什么？大剂量氨甲环酸的治疗方案是什么？大剂量氨甲环酸的适应证和禁忌证有哪些？

脊柱侧凸矫形术中使用大剂量氨甲环酸的目的：减少手术出血。大剂量氨甲环酸可使手术渗血减少三分之二。使用大剂量氨甲环酸策略主要是基于脊柱矫形手术时间长、术中失血量大，为了在较长的手术时间内能有效地减少术中出血。

大剂量氨甲环酸的治疗方案：治疗方案一般是指氨甲环酸负荷量为100mg/kg，30min内泵注完；然后维持量10mg/（kg·h）持续泵注直至手术结束。有研究表明，应用大剂量氨甲环酸治疗策略能明显减少脊柱矫形术的出血量。

但大剂量氨甲环酸也可能会发生深静脉血栓和肺栓塞等严重并发症。对于年龄较轻（小于40岁）、术前没有凝血功能障碍的脊柱手术患者使用大剂量氨甲环酸是安全、有效的。而老年、有凝血功能障碍且本身合并心血管基础疾病的脊柱手术患者则可能带来较高风险，需要临床研究进一步证实。

7. 脊柱侧凸麻醉维持期间要注意什么?

（1）避免腹部、乳腺、腋窝、生殖器及眼睛受压：俯卧位时，保持腹部和腋窝不受压。建议使用软垫，并确保眼部不受压以防视力受损或角膜损伤（使用合适的头枕或者使用专门的俯卧位头垫），建议每隔15～30min查看眼部受压情况。

（2）保温：使用吹风毯加热装置，预热静脉液体和血液制品，以维持正常的体温。

（3）手术步骤：当脊柱暴露、器械安装后，完成矫形；然后去皮质、植骨并关闭伤口。

（4）控制出血：在暴露以及去骨皮质过程中、椎管减压、椎体切除过程中可能大量失血，控制出血的策略包括控制性降压（脊柱手术术中平均动脉压目标：健康年轻患者维持在MAP＞60 mmHg。老年或者合并其他内科疾病的患者维持在MAP＞85 mmHg）、抗纤维蛋白溶解药（青少年患者可以考虑使用大剂量氨甲环酸）。术前使用促红细胞生成素、自体血回输机、术前预存自体血以及血液稀释法（目前已弃用）。另外俯卧位于Jakson床、Wilson架或垫枕上，有助于避免腹部受压，减少硬膜外静脉充盈，从而减少出血，避免回心血量及心输出量减少。

（5）血液制品及液体复苏：使用血液制品进行复苏。使用胶体液以及晶体液来维持血管内容量并减少术后水肿。

（6）监测体感诱发或者运动诱发电位以防截瘫：如果体感诱发电位幅度降低50%以上或者强度增加超过10%，或者经头皮颅骨刺激面肌诱发电位幅度降低75%，则提示术中可能出现了显著的神经生理变化。此时需要对可能的神经损害进行系统性评估。脊柱矫形发生截瘫高风险患者为严重脊柱侧凸畸形＞120°、脊柱后侧凸、神经纤维瘤病、先天性脊柱侧凸，或已存在神经缺陷，并且在脊柱手术中需要放置更多矫形器的患者。

（7）唤醒试验：即使监测了诱发电位，矫形术中及手术结束大多会进行唤醒试验以检测下肢运动功能以早期发现神经损伤。此实验需要患者配合，但有气管插管或动静脉通路脱落的风险。唤醒试验时，需要维持较浅的镇静程度并且要求患者按指令完成肢体活动。

（8）空气栓塞：大量椎骨暴露以及手术切口相对于心脏平面位置抬高，可以导致术中空气栓塞的发生，一般表现为手术野冒气泡、低血压、低呼吸末二氧化碳分压、心率增快和血氧饱和度下降。如有食道超声心动图，则更为敏感。严重的脊柱侧凸由于术野水平面较低，相对于脊柱后凸造成空气栓塞的几率相对较低。处理的办法包括：立即用生理盐水封闭手术野，减少空气进入硬膜外静脉、椎旁静脉和去皮质骨的静脉窦；纯氧通气，停止氧化亚氮的吸入，减少空气栓子的容量；加快输液增加中心静脉压，降低开放静脉与右心房间的压力差，减少空气进入循环系统；注射血管加压药。严重循环紊乱需要复苏时，患者置于左侧卧位能减少空气栓子滞留在肺流出道，增加肺血；也可以通过中心静脉导管吸出栓子或直接进行心内吸引去除空气栓子。如果血流动力学严重不稳：立即求助！如果心脏骤停，改仰卧位进行CPR。

（9）预防失明：术前贫血、合并血管危险因素（高血压、颈动脉疾病、青光眼、肥胖及糖尿病）、手术时间长（超过6.5h）、大量失血（达到平均血容量的45%）、输注大量晶体液是术中失明的危险因素。糖皮质激素的使用是一项保护性因素。脊柱侧凸矫形术后视觉丧失的发生率约为0.1%，其中60%发生于术后24h内。脊柱手术后的视觉丧失最常见的原因是缺血性视神经病变(由于全身性低血压)，其次是视网膜中央动脉阻塞和皮质性失明。预防术中失明应加强术中血压管理、出现大量失血时，胶体液和晶体液应该同时使用，术中应维持血红蛋白至少94g/L以上，高危患者摆体位时应保证头部和心脏同一水平或高于心脏水平，并避免眼球受压。高危患者术后清醒后应当评估患者的视力。

8. 病例 1 外科医生在进行截骨减压时监护仪呼末二氧化碳从 32 mmHg 突然降到 13 mmHg，心率从 80 次 /min 上升到 125 次 /min，血压开始下降，动脉血氧饱和度下降到 88%，你的诊断是什么？如何处理？

患者出现的临床症状强烈提示发生了静脉空气栓塞。

处理：立即在手术野灌注生理盐水，用纯氧通气，加快静脉输液以增加中心静脉压。空气最可能从开放的硬膜外静脉、椎旁静脉和去皮质骨的静脉窦进入血液。如发生了心跳骤停，应快速用无菌纱布等遮盖切口并翻身行心肺复苏，在心脏按压期间，把患者置于左侧卧位可以使滞留在肺流出道的气栓破裂，从而增加肺血流量。也可通过中心静脉导管抽气。

9. 病例 2 胸椎前凸患儿在手术剥离椎旁肌肉而胸椎下沉后为什么会出现呼吸心跳骤停?

病例2有胸椎前凸（见图17-2及图17-3），患者出现呼吸心跳骤停的原因为手术将椎旁肌肉松解后胸椎下沉，加重了胸椎前凸，从而压迫了胸骨及胸椎间的气管、心脏及大血管，造成呼吸循环阻断。

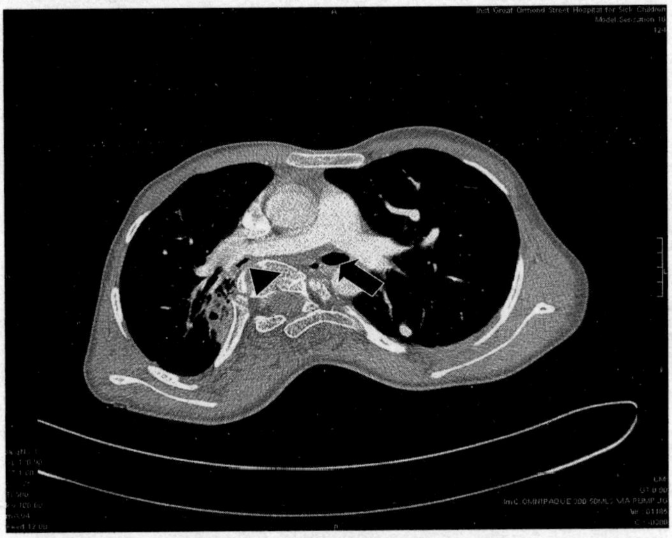

图17-2 胸部CT显示胸椎前凸

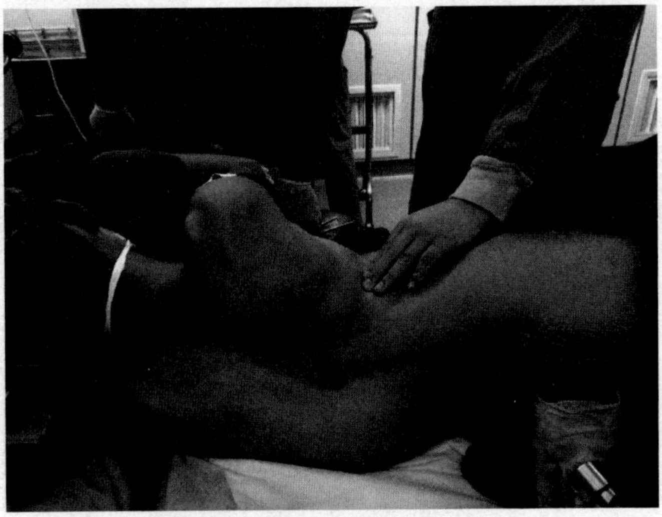

图17-3 侧卧位下的胸椎前凸患者

10. 病例 3 中术中发生大出血的原因有哪些？为什么患者的右眼会失明？

复杂脊柱手术常伴大出血，特别是长节段以及翻修手术。有研究显示无任何血液保护措施的手术患者输血率高达81%。脊柱侧凸手术前半部分多平稳，出血匀速；一般大出血多出现在截骨减压的步骤，常在几分钟内出血超过1000mL。另外脊柱手术大多在俯卧位下完成，恰当的体位非常重要。不佳的俯卧位会增加腹内压和胸内压，从而增加下腔静脉和硬膜外静脉的压力，导致出血量增加。

病例3患者的右眼会失明的原因可能在于：右眼在俯卧位手术过程中保护欠佳，右眼受压造成血液循环障碍而失明。预防：俯卧位下，双眼一定要空出来。每隔半小时必须检查一次双眼是否受压。

11. 脊柱侧凸矫正术术后的麻醉关注点有哪些？

（1）部分患者术后需要机械通气。需要机械通气的危险因素包括：神经肌肉疾病、严重的限制性肺病、先天性心脏病、心力衰竭、肥胖、手术时间长、开胸术以及失血过多等。

（2）采用多种模式镇痛措施。包括椎管内/全身应用阿片类、局部麻醉和非甾体类抗炎药。多种模式镇痛可以降低肠梗阻的风险。

（3）通过监测尿量进行容量管理。术后抗利尿激素水平可能较高，需要及时治疗和监测。

（4）术后可能出现肺不张、肺炎以及肺功能下降。

三、病例总结

（1）Cobb法常用来评估脊柱侧凸的严重程度。具体的方法为在下段椎的上缘画一条斜向弯曲凹侧的横线，再在上端椎的下缘画一条斜向弯曲凹侧的横线，再分别作这两条直线的垂线，两条垂线的夹角即Cobb角。

（2）脊柱侧凸术前评估重点在心肺方面。

（3）脊柱侧凸矫形手术监测项目除外ASA标准监测项目之外，还需监测有创动脉压、中心静脉压、脊髓监测、中心体温以及尿量监测。

（4）在所有麻醉药物中，吸入麻醉药可能对体感诱发电位影响最大，可引起剂量依赖性的波幅降低、潜伏期延长。如使用，尽量使MAC在0.5左右。临床剂量的静脉麻醉药对诱发电位的影响较小。如果监测运动诱发电位，要减少肌松药的使用。

（5）使用全凭静脉麻醉时加用咪达唑仑1mg/h以防止术中知晓的发生。

（6）在暴露以及去骨皮质过程中、椎管减压、椎体切除过程中可能大量失血，控制出血的策略包括控制性降压、术前使用促红细胞生成素、自体血回输机、术前预存自体血以及血液稀释法。

（7）大剂量氨甲环酸可使脊柱侧凸矫形手术的渗血减少三分之二。

（8）如果体感诱发电位幅度降低50%以上或者强度增加超过10%，或者经头皮颅骨刺激面肌诱发电位幅度降低75%，则提示术中可能出现了显著的神经生理变化，需要及时评估神经损害。

（9）术中发生空气栓塞，一般表现为手术野冒气泡、低血压、低呼吸末二氧化碳分压、心率增快和血氧饱和度下降。食道超声心动图对检测空气栓塞最为敏感。

（10）术前贫血、合并血管危险因素、手术时间长、大量失血、输注大量晶体液等是术中失明的危险因素。

（11）脊柱侧凸矫正术术后麻醉要重点关注患者肺功能及疼痛情况。

四、病例考核

1. 以下关于特发性脊柱侧凸手术指征，正确的是：（单选题）D

A. 保守治疗患者Cobb角进展大于40°

B. 骨骼未发育成熟在Cobb角大于40°～45°

C. 骨骼发育成熟者Cobb角大于50°

D. 以上均正确

2. 脊柱侧凸器官受累的表现，以下说法不正确的是：（单选题）C

A. 侧凸或者后凸会限制颈椎的正常活动

B. 常合并先天性心脏病和二尖瓣脱垂

C. 限制性肺疾病的程度和Cobb角无关

D. 如果肺活量小于40%预计值，通常需要术后机械通气支持

3. 关于脊柱侧凸的麻醉注意事项，以下说法正确的是（多选题）ABCD

A. 俯卧位时，使用合适的头垫确保眼部不受压以防视力受损或角膜损伤

B. 控制出血的策略包括控制性降压、使用抗纤维蛋白溶解药、术前使用促红细胞生成素、自体血回输机、术前预存自体血以及血液稀释法等

C. 如果体感诱发电位幅度降低50% 以上或者强度增加超过10%，或者经头皮颅骨刺激面肌诱发电位幅度降低75%，则提示术中可能出现了显著的神经生理变化

D. 术前贫血、合并血管危险因素、手术时间长、大量失血、输注大量晶体液是术中失明的危险因素

（屈启才）

第十八章
臂丛神经阻滞麻醉

一、临床病例

【病例1】患者，男，23岁，因全身多处烧伤导致“左肘关节僵硬”，拟行“左肘关节松解术”。患者气管切开病史，小口畸形，张口度1横指，头后仰受限。考虑患者存在困难插管，手术为单一上肢手术，选择超声引导下臂丛肌间沟+腋路神经阻滞，给予肌间沟0.4%罗哌卡因20mL+腋路0.4%罗哌卡因10mL，阻滞效果理想，给予右美托咪啶0.4μg/（kg·h）持续泵注。阻滞完善后患者自述呼吸困难。观察呼吸，胸廓起伏良好，血氧饱和度正常，除左上肢不能抬离床面外，其余肢体活动正常，循环平稳。手术顺利。

【病例2】患者，男，45岁，因“左桡骨粉碎性骨折”而拟行“左桡骨切开复位内固定术”。麻醉选择超声引导下左侧腋路肌间沟阻滞。给予0.4%罗哌卡因30mL，药物注射后感觉头晕，耳鸣，给予咪达唑仑2mg，面罩吸氧，严密监测生命体征，几分钟后缓解。手术开始后，手术部位镇痛完善，但止血带区域有不适感觉。手术后患者自觉小手指麻木，其他区域无异常。

问题：

1. 臂丛神经的解剖是什么？臂丛神经阻滞有几种入路？入路如何选择？
2. 臂丛神经阻滞对呼吸功能有何影响？患者出现呼吸困难的原因是什么？如何处理？
3. 臂丛阻滞发生神经损伤的因素有哪些？
4. 臂丛神经阻滞发生局麻药中毒的临床表现、处理及预防是什么？
5. 如何减轻上肢的止血带疼痛？

二、病例讨论

1. 臂丛神经的解剖是什么？臂丛神经阻滞有几种入路？入路如何选择？

（1）臂丛神经的解剖

臂丛由C_5 ~ C_8 和T_1脊神经的前支组成，少数人群C_4和T_2也参与组成臂丛。自起始处向远端下行，臂丛各段分别命名为根、干、股、束以及各终末支。C_5 ~ C_8 和T_1脊神经前支发出的五个神经根形成三个神经干，上、中、下干，其在前、中斜角肌之间发出，位于颈后三角底部。臂丛的根段位于椎前筋膜的深面，而干段被椎前筋膜的外侧延续（即腋鞘）所包绕。臂丛各干在锁骨后面、腋窝顶端分为前后两股。六股形成三束，根据与腋动脉的关系分别命名为外侧束、内侧束和后束。从此处开始，各束向远端下行，形成各个终末分支。（图18–1）

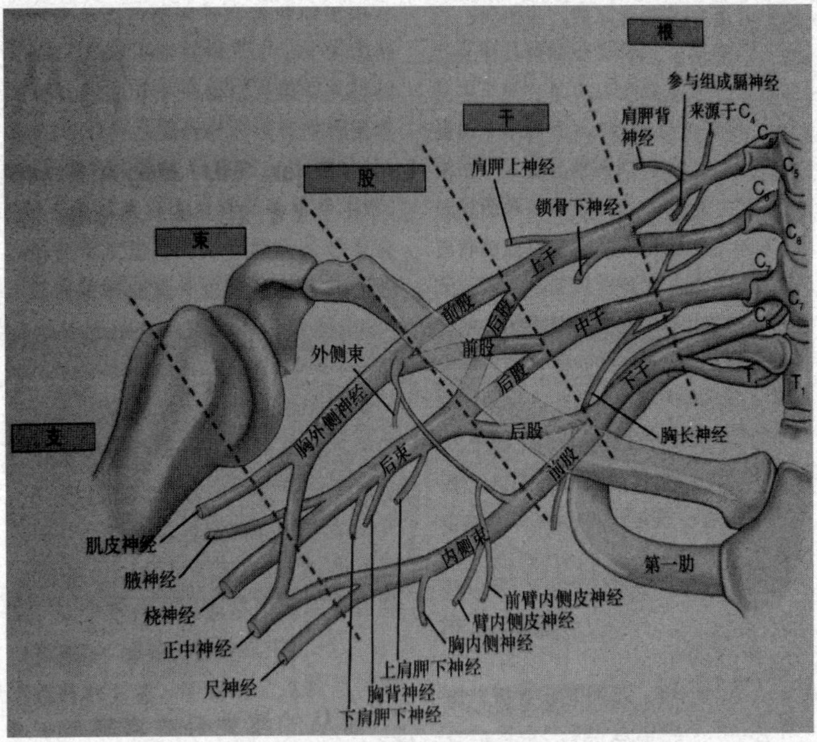

图18–1　臂丛的功能性分类和终末神经形成的示意图

（2）臂丛神经阻滞的几种入路

臂丛走行的各个水平都可以行神经阻滞，根据穿刺部位的不同分为：肌间沟、锁骨上、锁骨下和腋路。

①肌间沟臂丛神经阻滞

适用于肩部和上臂手术。超声探头放置位置：横向放置在颈部，横跨颈静脉表面，锁骨上3～4cm处。注射目标：局麻药在前、中斜角肌之间，臂丛的上、中干周围扩散。局麻药：0.3%～0.4%罗哌卡因15～25mL。

优点：对上肢位置要求低，上肢不能活动的也可以操作，可能同时阻滞颈丛，气胸的发生率低。缺点：桡侧效果较尺侧好，药物主要在上干与中干扩散。可能损伤肩胛背神经，可能阻滞膈神经（C_3～C_5），导致呼吸困难。可能阻滞迷走神经、喉返神经，出现Horner综合征和声音嘶哑。穿刺过深可能导致椎管内麻醉，甚至全脊麻，可能刺破椎动脉。

②锁骨上臂丛神经阻滞

适用于上臂、肘部、前臂和手部的手术，相当于整个上肢的手术，但是肩部手术需加颈丛。

超声探头放置位置：横向放置于颈部，锁骨中点的上方。注射目标：局麻药在锁骨下动脉外上方的臂丛周围扩散。局麻药：0.3%～0.4%罗哌卡因10～30mL。优点：不受肢体活动受限的影响，所需局麻药用量小，起效迅速。缺点：锁骨下动脉损伤、气胸，超声引导可以降低发生率。若穿刺时患者突然咳嗽，说明可能穿刺到胸膜，术中术后严密观察有无气胸的发生。

③锁骨下臂丛神经阻滞

与锁骨上臂丛相似，适用于上臂、肘部、前臂和手部的手术，相当于整个上肢的手术。超声探头放置位置：锁骨下近矢状位、喙突内侧。注射目标：局麻药在腋动脉周围扩散。局麻药0.3%～0.4%罗哌卡因10～30mL。优点：不受肢体活动受限的影响，所需局麻药用量小，起效迅速。缺点：穿刺经过胸大肌和胸小肌，疼痛刺激大，腋动脉损伤，气胸、血气胸、乳糜胸的发生几率较大，超声引导可降低并发症。

④腋路臂丛神经阻滞

适用于前臂和手部手术。超声探头放置位置：平行于手臂短轴，近胸大肌远端。注射目标：局麻药在腋动脉周围扩散。局麻药：0.3%～0.4%罗哌卡因10～30mL。优点：解剖标志清楚，容易掌握，不会出现气胸、椎管内麻醉等并发症。缺点：由于此处血管丰富，容易发生局麻药中毒，肌皮神经、肋间臂神经、臂内侧皮神经不能阻滞，因此，上止血带还需阻滞上述神经。

病例1的患者臂丛选择肌间沟或者锁骨上、下入路都可以。

表18-1　臂丛神经阻滞几种常见入路总结

	肌间沟入路	锁骨上入路	锁骨下入路	腋窝入路
适应证	肩、锁骨、上臂近端	肩、除上臂内侧皮肤外的上肢	除上臂内侧皮肤外的上肢	肘关节以下上肢
不足	臂丛内侧束阻滞不全	尺神经阻滞可能不全	桡神经阻滞可能不全	肌皮神经不能阻滞
常见并发症	椎管内、椎动脉注药、膈神经阻滞	气胸	腋动静脉损伤、气胸	腋动静脉损伤

2. 臂丛神经阻滞对呼吸功能有何影响？患者出现呼吸困难的原因是什么？如何处理？

臂丛神经阻滞对呼吸功能的影响：肌间沟臂丛神经阻滞可能导致同侧膈肌麻痹，造成膈肌运动减弱。阻滞后用力肺活量和一秒用力呼气量可下降25%。肺功能下降程度在15min达到平台，与膈肌麻痹发生的时间相近。另外，由于肋间肌和其他吸气肌活动增加可导致胸廓上抬幅度增加，出现同侧膈肌麻痹。由于膈肌麻痹导致吸气无力、咳嗽和清除分泌物的能力下降，肺功能降低。因此，对于需要臂丛神经阻滞的患者需要注意评估术前肺功能，若患者存在对侧膈肌麻痹或拒绝行局部麻醉，则禁忌臂丛神经阻滞。

患者出现呼吸困难的原因：膈肌麻痹。

处理：呼吸困难多为轻度或呼吸感觉改变，应注意检查血氧饱和度探头位置并持续吸氧，告知并安慰患者，条件允许可以将患者坐位以增加用力肺活量。怀疑气胸时需要进行胸部X线检查。严重呼吸困难可通过面罩或气管内插管行正压通气（气胸未经引流不应正压通气，防止张力性气胸）。另外，肌间沟阻滞后的呼吸困难还需要注意排除颈段硬膜外麻醉和蛛网膜下腔麻醉导致的全脊麻，还要排除焦虑导致的呼吸困难。临床上应注意监测，辅助吸氧，准备控制呼吸所需的气管导管及药物等，小剂量咪达唑仑有利于减轻患者焦虑，但应排除其他可能因素的前提下才能应用。

3. 臂丛阻滞发生神经损伤的因素有哪些？

臂丛神经阻滞后可能发生持续性神经功能障碍（0.1%～1.9%），其机制与若干因素有关。其中包括：①阻滞相关事件：如针刺创伤，神经内注射，局麻药的神经毒性；②手术因素：如手术损伤、拉伤、止血带应用过久、血肿压迫、加压包扎过紧和体位；③已经存在的疾病：如骨骼畸形、周围神经疾病。对于术前神经功能有损伤的患者和手术部位接近神经结构的手术应谨慎选择神经阻滞，最好不要使用，如神经探查、松解，全肩关节成形术和肱骨近端骨折固定术等。进行神经阻滞前应检查有无神经缺陷，局部麻醉虽然可以提供满意的术后镇痛，但不利于术后早期评估神经功能，有时难以明确的神经损伤是由于手术还是麻醉所致。针刺损伤可能罕见，对于大多数患者而言，神经内注射似乎是神经损伤的可能机制。注射时阻力高和注射过程中患者剧痛，提示神经内注射以及随之而来的神经束断裂。外周神经结构复杂，由神经外膜包裹，其内穿行由神经内膜环绕的多重神经束。每个神经束内含有髓鞘的神经，局麻药的神经束内注射可以损伤这些神经。神经束内注射通过导致神经束水肿肿胀及随后的神经血管损伤导致神经损伤。

止血带膨胀时间过长、止血带压力大于400mmHg都与四肢手术后神经功能缺损的发病率上升有关。髋关节置换手术中拉钩对股神经的损伤，肩关节置换术中的臂丛神经牵拉伤，以及术前足外翻畸形相关的腓总神经损伤，膝关节置换术后的屈曲挛缩，可能均是导致术后神经功能缺损的额外机制。

像病例2中的患者手术只有小手指麻木，其他尺神经支配的区域没有麻木，可能与手术有关，与麻醉关系不大。

4. 臂丛神经阻滞发生局麻药中毒的临床表现、处理及预防是什么？

（1）临床表现：中枢神经系统毒性出现在局麻药血管吸收或血管内注射之后，表现为患者神志或精神状态的改变，或是患者感觉到类似金属的味道，轻则耳鸣、口舌麻木和/或烦躁，重则惊厥抽搐甚至心跳骤停。中枢神经系统毒性往往出现在心血管毒性之前，通常持续时间短暂。

（2）处理：①有耳鸣和/或口舌麻木时，暂停局麻药注射并吸氧；②有烦躁则静注咪达唑仑0.1mg/kg，停止局麻药注射并吸氧；③有惊厥抽搐则静注咪达唑仑0.15mg/kg或者丙泊酚1.5mg/kg，停止局麻药注射、吸氧并扶助呼吸；④有心跳骤停则按心肺复苏处理。

（3）中毒机制：局麻药对心脏及外周血管有直接效应，并能通过阻滞交感神经或副交感神经传出纤维间接影响循环系统（造成低血压、心律失常和心血管虚脱）。局麻药对心肌有剂量依赖性的负性变力作用，高浓度可扩张血管。布比卡因导致不可逆心血管衰竭，毒性较强，临床使用要特别小心，可以换用罗哌卡因。

（4）局麻药中毒的预防：①临床行神经阻滞前应备有急救物品：监护仪、氧气、气道管理用品和急救药物，开通静脉通路；②肌间沟阻滞容易损伤椎动脉，腋路臂丛血管丰富容易局麻药中毒，锁骨上入路容易损伤锁骨下动脉，锁骨下入路容易损伤腋动脉，在行神经阻滞时最好在超声引导可视下进行；③注药前反复回抽，无血才能注药。④剂量不能超过中毒剂量，注意联合用药时毒性会增加，注药速度不宜过快。

5. 如何减轻上肢的止血带疼痛？

腋路臂丛阻滞时常有止血带疼痛，因为止血带放置处的肌皮神经、臂内侧皮神经、肋间臂神经没有阻滞，超声引导下可见肌皮神经在肱二头肌与喙肱肌之间，局麻药0.3%～0.4%罗哌卡因5mL可以阻滞。肋间臂与臂内侧皮神经可以在腋动脉上方皮下脂肪层给予0.3%～0.4%罗哌卡因10mL局麻药完成阻滞，也可以在上臂内侧皮下接近腋窝的位置给予局麻药0.3%～0.4%罗哌卡因10mL，环形阻滞也可满足止血带疼痛。也可以在局麻药总量不超出中毒剂量的情况下行肌间沟加腋路臂丛阻滞，效果更好。超声引导下可以减少局麻药用量，避免穿刺相关并发症。

三、病例总结

（1）肘关节及以上手术选择肌间沟效果较好，在超声引导平面内进针行肌间沟阻滞时注意肩胛背神经的损伤，穿刺时如果患者感觉肩胛部有异感要注意可能碰到肩胛背神经。锁骨上、下入路可以满足整个上肢手术，临床工作中超声可视化可以提高安全性，特别锁骨上、下入路容易刺破胸膜和血管。局麻药的量根据不同入路决定，原则为不要超过患者的最大使用量，建议使用罗哌卡因，因其安全性高，心脏毒性较布比卡因低，联合用药毒性增加，要注意总用量。

（2）腋路臂丛注意止血带疼痛的问题，可以按照上述方法阻滞肌皮神经、臂内侧皮神经、肋间臂神经，使用镇痛药物如阿片类，可以联合右美托咪啶，效果较好，能很好耐受止血带反应，延长耐受时间。

（3）腋路臂丛阻滞注意适用于肘关节以下手术，周围血管丰富，容易局麻药中毒，注意预防局麻药中毒，准备好抢救设备和药物，反复回抽，分次给药。

（4）如果发生局麻药中毒，咪达唑仑可以有效控制，注意监测呼吸和氧合情况，严密观察心血管毒性反应，及时对症治疗。

（5）在行肌间沟臂丛阻滞时发生呼吸困难，首先考虑同侧膈肌麻痹可能，及时排除硬膜外或者蛛网膜下腔麻醉，高位硬膜外或全脊麻，可以通过测试感觉平面，活动对侧上肢来辅助判断，注意循环变化。在行锁骨上、下入路阻滞时如果有呼吸困难，要听诊和胸部X线检查，排除气胸的可能。

（6）神经损伤在超声引导下很少发生，如何判断是否有神经损伤，可以查看患者肢体麻木的范围，如果麻木范围与所行神经阻滞走形密切相关，损伤的可能性大。临床工作中主要在选择神经阻滞时，要评估术前患者是否存在神经相关问题，还有一些骨折比如肱骨中段骨折容易损伤桡神经，如果麻醉前没有很好评估，术后很难辨别是麻醉导致还是患者自己的问题。一些神经探查手术，发现本来就有神经症状，最好不要行神经阻滞，避免术后不好观察以及不好判断是否有损伤，避免纠纷。

四、病例考核

1. 患者行腋路阻滞，要抑制止血带反应，还需要阻滞哪些神经？（多选题）BCD

A. 正中神经

B. 肌皮神经

C. 肋间臂神经

D. 臂内侧皮神经

2. 患者行肌间沟阻滞，阻滞后呼吸困难，可能原因有：（多选题）ABCD

A. 膈神经麻痹

B. 气胸

C. 高位硬膜外麻醉

D. 全脊麻

（周臣）

第十九章
颅内动脉瘤手术的麻醉

一、临床病例

【病例1】 患者男，55岁，因“突发头痛伴意识障碍1天”入院。CT检查提示：①蛛网膜下腔出血；②右侧颈内动脉前床突上段动脉瘤；③双上肺肺大泡；④双下肺感染；⑤双侧胸腔少量积液。患者术前CK肌酸激酶54U/L，血糖7mmol/L，血钠137mmol/L。术前心电图：窦性心动过缓，心率53次/min。入院诊断为：①右侧颈内动脉床突上段动脉瘤；②自发性蛛网膜下腔出血；③颅内感染；④肺部感染；⑤胸腔积液。患者入院时查体：P 68次/min，R 16次/min，BP 93/58mmHg，格拉斯哥昏迷评分15分。

体格检查：患者意识清醒，语言清晰，左右瞳孔等圆（3mm），光反射迟钝，颈部抵抗，左侧肌张力正常，右侧肌张力正常，四肢肢肌力5级，肌张力正常，双侧Babniski征未被引出。入院后第3天拟行全麻下的择期右侧颈内动脉瘤夹闭术。患者于17：35由平车推入手术室，入室时：血压130/70mmHg，心率70次/min，呼吸20次/min，吸空气下的SpO_2 94%，使用面罩吸氧后SpO_2 100%。在麻醉诱导前，局麻下行右桡动脉穿刺置管测压。麻醉诱导时，静脉给与舒芬太尼50μg，丙泊酚100mg，罗库溴铵50mg，利多卡因40mg。此时，患者心率58次/min，血压130/70 mmHg，插管后心率80次/min，血压128/62 mmHg，呼吸末CO_2 30 mmHg。诱导插管完成后，给予1%七氟烷吸入，丙泊酚120mg/h泵入，瑞芬太尼0.2mg/h泵入维持麻醉。诱导完成后，在B超引导下行右股静脉穿刺置管输液。由于外科手术还未开始，刺激不大，患者血压维持在120/70mmHg左右，心率60次/min。手术于18：50开始。此时，患者已经在术中输注500mL晶体，500mL胶体。手术开始切皮时，患者有创血压升高到130/70 mmHg，心率90次/min。此时，考虑是因为患者麻醉深度不够引起血压、心率升高，于是加大七氟烷浓度到2%，并给予泮托拉唑80mg。由于患者术中未监测BIS，主要通过观察患者的心率及血压来判断麻醉深度。在术者开颅前，通过增加患者潮气量，维持呼气末二氧化碳在27～30mmHg之间。当手术者打开颅骨后，则维持呼气末二氧化碳在32～35mmHg。手术者于8：15充分暴露动脉瘤体，立即追加罗库溴铵20mg，手术者夹闭动脉瘤。此时血压110/55 mmHg，心率80次

/min。术中输注晶体液2000 mL，胶体液1000 mL。术中失血150 mL，尿量150mL。手术结束后，静脉给与咪达唑仑1mg，地佐辛注射液10mg，带气管导管送后神经外科。

【病例2】患者，男，80岁，75 kg，身高170cm。因跌倒后昏迷1h而入院。入院时查体：NBP 180/100 mmHg，HR 50次/min，呼吸不规则，SpO_2 88%，浅昏迷，烦燥，瞳孔不等大。既往体健。头部CT提示：颅内动脉瘤破裂基底节出血。拟在全麻下行去骨瓣减压及颅内动脉瘤止血术。入手术室后行局麻下行桡动脉穿刺置管测IBP(有创血压)及右颈内静脉穿刺置管测CVP。麻醉诱导：静注丙泊酚130mg、芬太尼0.2mg及罗库溴铵50mg后顺利完成气管插管，插完管后IBP 160/88 mmHg，HR 50次/min，SpO_2 88%，$P_{ET}CO_2$ 31mmHg。麻醉维持：持续吸入2%七氟烷（MAC为0.7），持续泵丙泊酚0.2g/h及瑞芬太尼0.8mg/h。手术开始后测颅内压（ICP）为30 mmHg。神经外科医师在开颅去骨瓣减压后，患者的血压自动降至120/60 mmHg。手术用时4h。手术及麻醉顺利，手术结束后患者带气管导管入ICU。术后第2天清醒并拔除气管导管，术后第3天转回神经外科。术后第14天出院，遗留有半侧肢体轻度偏瘫。

问题：

1. 如何选择动脉瘤和动-静脉畸形的手术时机？
2. 什么是昏迷指数？
3. 病例1患者发生了脑盐消耗综合征吗？
4. 如何处理脑血管痉挛？
5. 术中麻醉管理的目标导向是什么？
6. 术中麻醉输液的策略是什么？输液的晶胶比是多少？
7. 病例1的麻醉还有什么缺陷？
8. 病例2脑出血颅内高压患者为什么在入院时血压会增高？此例病人在开颅前是否可以将血压降到160/88 mmHg（MAP 110 mmHg）以下？为什么患者的血压在神经外科医师开颅后会自动降至120/60 mmHg左右？

二、病例讨论

1. 如何选择动脉瘤和动－静脉畸形的手术时机？

患者为“突发头痛，伴意识障碍1天”入院，CT提示是：①蛛网膜下腔出血；②右侧颈内动脉前床突上段动脉瘤。通常，颅内动脉瘤在发生蛛网膜下腔出血（SAH）后应早期手术，最好在出血后24h，最晚不超过48h。选择手术治疗患者的时机是比较早的，这样的临床措施对于患者的神经功能的恢复有积极作用。世界神经外科医师联盟分级1～3或4级患者，都应该早期干预。如果无法早期手术，则推迟至少10～14天以安全度过血管痉挛的最危险期。

世界神经外科医师联盟委员会–蛛网膜下腔出血（WFNS–SAH）分级：

格拉斯哥评分15分，无运动障碍。

格拉斯哥评分13～14分，无运动障碍。

格拉斯哥评分13～14分，无运动障碍。

格拉斯哥评分13～14分，有运动障碍。

格拉斯哥评分7～12分，有或无运动障碍。

格拉斯哥评分3～6分，有或无运动障碍。

然而，早期干预可能增加手术者操作的难度。在发生SAH后早期，脑组织水肿比2周后严重。血流流入蛛网膜下腔后常常导致轻度脑水肿。这也增加了手术操作的难度。因为出血处凝血时间很短，早期干预可能增加术中动脉瘤破裂风险。

2. 什么是昏迷指数?

昏迷指数即格拉斯哥昏迷指数评分，是医学上评估病人昏迷程度的指标，现今用的最广的是格拉斯哥昏迷指数（GCS, Glasgow Coma Scale）。此指数是由格拉斯哥大学的两位神经外科教授Graham Teasdale与Bryan J. Jennett在1974年所发表。见表19–1。

表19–1　格拉斯哥昏迷指数（GCS, Glasgow Coma Scale）评分表

睁眼反应	分数	言语反应	分数	运动反应	分数
正常睁眼	4	回答正确	5	遵命动作	6
呼唤睁眼	3	回答错误	4	定位动作	5
刺痛睁眼	2	含混不清	3	肢体回缩	4
无反应	1	唯有叹息	2	肢体屈曲	3
		无反应	1	肢体过伸	2
				无反应	1

将三类得分相加，即得到GCS评分（最低3分，最高15分），选择评判时的最好反应计分。注意运动评分时左侧右侧可能不同，使用较高的分数进行评分。

3. 病例 1 患者发生了脑盐消耗综合征吗?

在发生蛛网膜下腔出血(SAH)后出现抗利尿激素分泌异常或异常分泌综合征的患者应限制输液。该病例中的患者并没有出现脑盐消耗综合征。

在临床上，发生蛛网膜下腔出血后的低钠血症更可能是脑钠尿肽的释放而引起的脑盐消耗综合征所致。其表现为低钠血症、容量减少和尿中高钠（大于50mmol/L）三联症。前者的治疗应限制液体输注。后者限制输液和进一步的容量减少可能对机体特别不利。该患者的术前的尿常规红细胞、白细胞及上皮细胞增高，凝血功能正常，及电解质结果提示该病例中的患者并没有发生脑盐消耗综合征。

4. 如何处理脑血管痉挛？

血管痉挛可能多发生于脑盐消耗综合征后，是由积蓄在Willis环血管周围的血红蛋白的裂解产物所致。当临床上怀疑有脑血管痉挛，应当推迟手术，行TCD、血管造影或其他影像检查。已证实的血管痉挛通常采用“3H”治疗，有时也采用球囊血管成形术或动脉内使用血管扩张药。“3H”治疗是：高血容量，血液稀释，高血压。去氧肾上腺素和多巴胺是最常用的升压药，大多数情况下MAP的目标是高于基础收缩压20～30mmHg。术前使用钙离子通道阻滞剂可减少脑盐消耗综合征后脑缺血的发生率。脑盐消耗综合征能导致可逆的、与“顿抑”相似的心肌损伤。心肌功能障碍的严重程度与神经功能障碍的严重程度有很好的相关性。有时需要足够的升压药支持。此类患者通常肌钙蛋白会升高。心电图通常出现除了典型的“峡谷T波”外，还有非特异性的T波改变、QT间期延长、ST段压低和出现U波。特别是脑盐消耗综合征后经常出现QT间期延长（大于550ms），这种ECG异常与恶性室性心律失常的发生率增加有关。在该患者身上，并未发生血管痉挛以及心肌顿抑。在临床工作中仍然需要考虑到以上问题。

根据患者的病情，早期手术对患者的预后有很大帮助，同时，早期手术也给手术操作和麻醉管理提出了挑战。所以，在术前充分了解患者病情，评估患者病情的严重程度，并最终对相关病理做出相应应对措施，最终让患者预后得到改善。患者的病情特点不同，麻醉中的关注点和处理重点也不近相同。只有充分、详细地评估术前患者的病历特点，才能有所放矢，不至于出现准备不充分的困局。

5. 术中麻醉管理的目标导向是什么？

该患者在术中，应用有创动脉测压，实时监测动脉血压的变化，维持血压的波动范围在患者正常基础血压水平或高于正常血压。在确保手术视野充分暴露的前提下，尽量使MAP维持在相对高的水平，这样做的目的是保证良好的脑灌注。动脉瘤破裂出血后常常伴随着脑血管痉挛，高于正常的MAP对于脑功能的保护是有帮助的。

6. 术中麻醉输液的策略是什么？输液的晶胶比是多少？

神经外科麻醉中液体管理的总原则是：①维持正常血容量；②避免血清渗透压降低。在大多数神经外科手术中和监护时一般应维持正常的MAP。维持正常的血容量只是维持MAP的一个因素。而血清渗透压降低则会导致脑组织水肿。许多择期开颅手术可以不补充胶体液。但在需要大量输液的情况下，如多发伤、动脉瘤破裂、脑静脉窦撕裂、巴比妥类药物所致的昏迷是需要补充液体以支持充盈压，联合应用等张晶体液和胶体液可能更为合适。

手术过程中尽量做到：①应该绝对避免急性高血压，以避免发生血管再破裂的危险；②手术中维持脑松弛，便于实施动脉瘤手术；③维持一个高于正常平均的动脉压，防止近期受损的、目前灌注接近正常的区域或主要依靠侧支循环的区域的CBF明显减少；④当手术医生试图钳夹动脉瘤或控制破裂的动脉瘤出血时，包括临时进行血管阻断，都应精确控制MAP。

过去的通常做法中，麻醉医师往往会尽量维持血压在一个相对低的水平。这样做的目的主要是预防术中动脉瘤破裂。然而，这样的做法往往带来患者在整个手术过程中的脑灌注减低。由于麻醉中，患者自身脑血流的自身调节功能丧失。患者颅内压通常高于正常的状态使得患者脑灌注相对不足。这类型的患者通常并发脑水肿，脑部的功能状态不佳。所以，一个高于正常值10%～20%的血压值，往往更有利于患者的预后。

在麻醉药物选择的问题上，需要注意的是：在颅内压（ICP）升高或手术野张力增大时，应用吸入麻醉药不太适合。在动脉瘤夹闭手术中，阵发性高血压是唯一需要预防的。常规使用控制性降压越来越少，然而，一旦需要降低血压，麻醉医生应立即精确地降低血压。麻醉医师需要准备相应控制血压的药物。有时，在活动性出血时，麻醉医生需要控制MAP在40～50mmHg，因此，需要维持血容量正常，使用降压药物相对会更安全。在临时阻断动脉时，为了增加侧支脑血流（CBF）,可能需要升高血压，钳夹动脉瘤后，有些外科医生需要穿刺动脉瘤来确定合适的钳夹部位，可能需要升高收缩压至150mmHg，通常使用去氧肾上腺素升压。

术者有时需要在术中使用脱水剂来提高一个更好的术野。通常可以在硬膜打开前使用甘露醇，剂量为1g/kg，有些外科医生在暂时阻断血流前15min再次输注1g/kg甘露醇，认为可以提高脑组织血流。术中使用甘露醇有可能对于个别循环不稳定的患者不利，通常需要使用血管活性药物维持血压。麻醉医生应根据患者具体情况选择性使用甘露醇。

外科医生有时需要阻断动脉瘤的血供，这样的操作常用于较大的动脉瘤。Samson等通过对神经功能预后的临床观察得出，人体在正常体温、正常血压时可耐受的阻断时间少于14min。

术中维持脑灌注压（CPP）在正常值的高限。现在认为控制性降压可能导致或加重一定程度的脑血管痉挛患者发生脑缺血。所以，术中维持高于正常的血压值，对患者更加有益。

7. 此次麻醉过程中还有些什么缺陷？

首先，患者的脑功能监测是欠缺的。脑电双频指数（BIS）监测通常使用在手术中，用于帮助麻醉医师了解患者的麻醉深度。一个量化的麻醉深度对于麻醉医师调控麻醉深度很有帮助。通常情况下，我们总是担心患者的麻醉深度不够，浅麻醉会引发患者的交感神经兴奋，出现高血压、心率快、体动等术中不良事件。通常我们可以通过使用肌松剂抑制体动反应，避免术中发生体动带来灾难性后果。但是这样做，也会掩盖麻醉过浅的事实，诱发术中知晓的发生。给患者造成精神损害。与之相反的，如果术中麻醉过深，对患者的抑制过深，患者的神经系统将再次经受打击。对于已经有器质性病变的神经外科患者来说，影响往往是不好的。通过BIS检测麻醉深度可以维持一个理想的麻醉深度，使患者受益。

其次，术后患者是带气管导管返回病房。这样做的原因是考虑到患者的神经系统功能经受自身疾病的打击后并未完全恢复，过早地拔管往往给患者带来再次插管、术后上呼吸道梗阻、反流误吸等的风险。我院通常的做法是给与足够的镇痛药物，辅以镇静催眠药物。患者通常能耐受气管导管，自主呼吸恢复，带气管导管回病房。

8. 病例 2 脑出血颅内高压患者为什么在入院时血压会增高？此例病人在开颅前是否可以将血压降到 160/88 mmHg（平均动脉压 110 mmHg）以下？为什么患者的血压在神经外科医师开颅后会自动降至 120/60 mmHg 左右？

患者因为发生了脑出血及颅内高压，故入院时有Cushing反射的表现：血压增高，心率减慢及呼吸不规则。

根据欧姆定律：脑血流量（CBF）= 脑灌注压（CPP）/ 脑血管阻力（CVR）；而脑灌脑注压（CPP）= 平均动脉压（MAP）–颅内压（ICP），平均动脉压=1/3收缩压+2/3舒张压。因一般情况下老年高血压患者的脑血管阻力一般在2.0 mmHg左右，所以不论是血压降低或者是颅内压升高都将引起脑血流量减少。而脑血流量一般恒定为40～50mL/100g · min，故脑灌注压一般不能低于80mmHg，否则病人容易发生脑缺血（脑血流量低于40mL/100g · min）。

患者入院时因颅内出血导致颅内压高达30mmHg，为了保证脑血流量大于40mL/100g · min，故在颅内出血发生后，机体代偿性自动将血压升到180/100mmHg（脑灌注压为96 mmHg）。而当神经外科医师开颅后（此时颅内压接近于0 mmHg），为让脑血流量恒定在40～50mL/100g · min，机体会自动将血压降到120/60 mmHg（脑灌注压为80mmHg）左右。如在开颅以前，麻醉医师就将血压降到160/88 mmHg（平均动脉压 110 mmHg）以下，则术中会发生脑缺血（脑血流量低于40mL/100g · min）。

三、病例总结

（1）术前详细了解患者病史及生命体征，对患者的精神状态，脑功能水平进行准确判断，并据此选择相应的麻醉深度，血压维持范围。

（2）术中维持一定麻醉深度，使用肌松剂严格避免体动。

（3）有颅内高压的患者，应该维持相对正常水平略高的平均动脉压，保证脑灌注。

（4）为了给术者提供必要的脑松弛，可以适时给予甘露醇脱水治疗。

（5）在术者进行动脉瘤夹闭时，尽量降低血压，避免动脉瘤破裂。

（6）术后患者脑功能恢复尚需时日，带气管导管回监护室，仍然是比较安全的措施。

（7）术中做好出现急性大量失血的应急预案，避免患者发生失血性休克。

（8）颅内高压患者可能会有Cushing反射的表现：血压增高，心率减慢，呼吸不规则。

（9）脑血流量（CBF）=脑灌注压（CPP）/ 脑血管阻力（CVR）；而脑灌脑注压（CPP）= 平均动脉压（MAP）–颅内压（ICP）。

（10）颅内动脉瘤在发生蛛网膜下腔出血（SAH）后应早期手术，最好在出血后24h，最晚不超过48h。

四、病案考核

1. 对于发生了颅内动脉瘤在发生蛛网膜下腔出血的患者，如何选择手术时择?（单选题）A

A. 尽可能早期干预手术

B. 选择两周后进行手术

C. 尽量避免开颅手术

D. 根据患者的病情，进行选择

2. 脑动脉瘤手术过程中，麻醉医师应该尽量做到的不包括：（单选题）C

A. 应该绝对避免急性高血压

B. 手术中维持脑松弛

C. 尽量维持明显低于正常平均动脉压

D. 精确控制MAP

3. 术中需要使用甘露醇脱水时，推荐剂量是：（单选题）B

A. 0.5g/kg

B. 1g/kg

C. 1.5g/kg

D. 2g/kg

4. 蛛网膜下腔出血能导致可逆的、与“顿抑”相似的心肌损伤。心电图通常出现：(多选题）ABCD

A. 峡谷T波

B. 特异性的T波改变

C. 出现U波

D. QT间期延长、ST段压低

（张淞）

第二十章
肥胖患者的麻醉

一、临床病例

【病例】男性，68岁，170cm，100kg，BMI=34.6 kg/m^2；平素活动可，代谢当量为6分，最近1月双上肢麻木，双下肢活动不灵，双下肢中度水肿，卧床3天。辅助检查：MRI示：脊髓受压，活动受限。ECG示：完全性右束支传导阻滞。X胸片示：双肺间质性改变，肺淤血可能，主动脉型心。腹部B超示：肝胆胰脾肾正常。UCG示：左房大、主动脉增宽、心肌内脂质沉积、左室舒张功能减退。肺功能示：轻度限制性通气功能障碍。心肌损伤标志物示：肌钙蛋白0.016ng/mL。因“脊髓型颈椎病”拟行“经前路椎体次全切、钛网植骨、钢板螺钉内固定+经后路椎管减压、钉棒固定术”。入室：HR 60次/min、IBP 154/100mmHg（否认高血压病史）、RR 27次/min、SpO_2 85%（FiO_2 21%）；面罩吸氧6L/min后SpO_2升至96%；血气分析（吸空气下）：PaO_2 52mmHg，$PaCO_2$ 42mmHg。开通动静脉后予以甲泼尼龙40mg静脉推注，沙丁胺醇气雾剂吸入；诱导方案：舒芬太尼40μg、丙泊酚200mg、罗库溴铵50mg，3min后经可视喉镜顺利行气管内插管术（钢丝导管，ID=8），听诊双肺呼吸音清，双侧对称（备口咽、咽通气道）；术中予以丙泊酚+瑞芬太尼+七氟烷联合麻醉维持；连接呼吸机行机械通气，潮气量600mL，呼吸频率 12次/min，PEEP 4cmH$_2$O，术中情况较为平稳，术毕送至ICU继续监护治疗。

问题：

1. 肥胖的病理生理改变是什么？
2. 如何完善肥胖患者的术前评估及术前准备？
3. 该肥胖患者存在哪些麻醉风险？
4. 术中如何管理呼吸？
5. 如何选择肥胖患者的药物？

二、病例讨论

1. 肥胖的病理生理改变是什么？

肥胖可以被定义为一种“疾病”，因为它是由于环境、遗传以及内分泌原因所引起的机体生理功能障碍，当长期摄入的食物热量超过能量消耗时，可发生肥胖。体重指数（body mass index，BMI）是评估患者体重状态时使用最为广泛的工具。BMI定义是患者的体重（以kg计算）除以患者的身高（以m计算）的平方，单位为kg/m^2。患者BMI在25 ~ 29.9 kg/m^2时被认为是超重，在30 ~49.9 kg/m^2时被认为是肥胖，当超过50 kg/m^2及以上被认为是极度肥胖，健康问题的出现风险也随着BMI增加而急剧增加。一些特殊疾病与肥胖相关，而肥胖也伴随着多种疾病。通常包括：胰岛素抵抗、2型糖尿病、阻塞性睡眠呼吸暂停（obstructive sleep apnea，OSA）、低通气、心血管疾病、高血压、某些恶性肿瘤及骨性关节炎。

肥胖的病理生理改变包括以下几个方面：

（1）脂肪分布

腹部肥胖在男性更为常见，髋部、臀部周围的外周脂肪更多见于女性。如脂肪主要在腹部和腹腔内蓄积过多，称为“中心型肥胖”。中心型肥胖相关的代谢紊乱发生率较高，更易合并代谢综合征。

（2）代谢综合征

肥胖患者多合并代谢综合征（metabolic syndrome, MS），伴有腹型肥胖、血脂代谢异常、血糖升高或胰岛素抵抗、高血压以及其他特点，MS与心血管事件显著相关。

（3）呼吸系统表现为功能残气量下降、肺顺应性降低，静息代谢率、氧耗及呼吸做功增加以及睡眠呼吸暂停（OSA）。OSA定义为睡眠期间呼吸暂停时间大于10s，睡眠期间可有频繁出现的呼吸暂停和低通气。肥胖是导致睡眠呼吸暂停最主要的危险因素。肥胖患者睡眠时周期性地出现部分或完全的上呼吸道梗阻，可有频繁出现的呼吸暂停和低通气。

（4）心血管系统：肥胖患者患轻度至中度系统性高血压的概率比瘦者高3~6倍，50%~60%肥胖患者患高血压。冠心病在中心型肥胖患者中更常见。肥胖是心力衰竭的一项独立危险因素。窦房结功能紊乱和传导系统脂肪浸润可导致心律失常的发生率增加。

（5）肝胆疾病：肥胖是非酒精性脂肪肝病最重要的危险因素，多合并肝功能异常，因此选择麻醉药物时，应关注其对肝功能的影响。胃排空及胃食道反流，肥胖患者在平卧位时，腹内压明显升高，合并胃容量的扩大，围术期发生反流误吸的可能性增高。

（6）血栓形成：肥胖患者处于高凝状态，进而增加心肌梗死、卒中、静脉血栓形成的风险。肥胖女性术后静脉血栓发生率是体重正常者的10倍。术后的高凝状态持续时间可能超过2周，预防血栓形成的时间长短要考虑手术类型和BMI。

（7）其他：肥胖患者围术期感染发生率增加，称为肥胖炎性综合征。肥胖患者脑卒中风险增加，还可伴有自主神经系统功能障碍和周围神经病变症状。骨关节炎和退行性关节病趋势与肥胖的流行密切相关，此类患者手术时需特别关注。

2. 如何完善肥胖患者的术前评估、术前准备？

所有肥胖患者均应进行全面的术前评估，病史采集和体格检查应着重于对呼吸系统、气道及心血管系统的评估，同时应重点识别和筛查阻塞性睡眠呼吸暂停低通气综合征（OSAHS）和高血栓风险的患者。

（1）呼吸系统评估：常规进行困难气道的评估，如肥胖面颊、颈围大小、头颈活动度、颞下颌关节活动度、舌体大小、张口度以及Mallampati分级等。据估计约10%肥胖患者存在面罩通气困难，1%肥胖患者存在气管插管困难，应做好困难气道的准备。病史采集和体格检查应尽量识别提示呼吸性疾病的症状和体征，还需进行规范的血液检查、胸部X线、肺功能检查等。

（2）心血管系统病史采集应询问患者有无胸痛、劳累性呼吸困难、端坐呼吸、疲劳和晕厥及睡眠时体位。应常规行心电图检查，必要时行动态心电图及超声心动图等检查评估心血管状况，还可通过评估患者活动耐力，合并症以及预期手术部位和时长，进行心肺运动试验预测术后并发症风险。

3. 该肥胖患者存在哪些麻醉风险？

患者100kg，BMI=34.6 kg/m^{2}为肥胖患者，心肌损伤标记检查肌钙蛋白0.016ng/mL，提示该患者术前存在心肌损伤，围术期血流动力学不稳定易发生缺血性心脏病，氧耗量增加显著降低心血管储备功能，增加围术期的风险。该患者可能存在OSA、低通气量、高碳酸血症以及困难气道风险，可能出现插管困难及误吸。患者此次手术为俯卧位手术，体位影响可能引起心指数降低、下腔静脉受阻、功能残气量增加、肺通气和肺血流再分配。眼球、腹部和生殖器受压可能导致术后功能异常，长时间的俯卧位还可导致神经损伤。

4. 术中如何管理呼吸？

低氧血症是肥胖患者围术期的主要危险，肥胖与胸壁沉重和胸壁向外后坐力受损引起的胸膜压力升高有关。PEEP不足甚至在没有肺部病变的情况下也会导致肺泡塌陷、肺不张和低氧血症。通过增加PEEP可平衡较高的胸膜压力来防止肥胖患者的肺泡塌陷导致的肺不张。机械通气时容量控制或压力控制模式均可应用。适当增加患者的吸入氧浓度（＞50%），采用中低水平的PEEP（5 ~10cmH$_2$O）可能更有助于改善肥胖患者术中和术后的氧合功能。对于术中采用高浓度氧通气仍难以维持充分氧合的患者，采用间断鼓肺复合PEEP的肺复张方式可能有效。推荐病态肥胖患者常规行动脉血气分析监测。预防气压伤可通过及时调节呼吸机相关参数及完善肌松来实现。

5. 如何选择肥胖患者的麻醉药物？

与正常体质量患者相比，影响肥胖患者药物分布的主要因素有血浆蛋白结合率、身体结构的组成、局部血流，上述任一因素的改变都可引起药物分布容积的改变。肥胖患者的肌肉组织和脂肪组织都增多，但脂肪组织的增多大于肌肉组织。相对于正常体质量的人来讲，肥胖患者每千克体质量有更少的肌肉组织和更多的脂肪组织。通常流经脂肪的血流量较少，约占心排血量的5%，而流经内脏的血流则占73%，肌肉为22%。肥胖患者体质量的增加直接引起血容量的增加，从而心排血量也增高，使血运丰富的器官有很好的灌注。这对静脉麻醉药和吸入麻醉药都有影响。下表为静脉麻醉药物推荐剂量（见表20-1）：

表20-1　肥胖患者静脉麻醉药物推荐剂量

药物名称	作用	具体作用
丙泊酚	诱导:IBW 维持:TBW	肥胖患者的初始分布容积没有变化。全身清除及稳态分布容积与TBW关系密切。丙泊酚与脂肪组织及血流丰富的器官有较高的亲和力。肝脏的摄取与代谢转化与TBW相关
硫喷妥钠	TBW	脂溶性药物使分布容积增大，同时血容量、心排血量及肌肉重量增加，所以需要增加药物剂量，作用时间延长
咪达唑仑	TBW	体重增加使中央室分布容积增加。尽管属于短效药物，但为了能够达到足够的药物浓度通常需要较大的初始剂量，导致作用时间延长
琥珀酰胆碱	TBW	血浆胆碱酯酶活性与体重呈比例增加，应增加剂量
维库溴铵	IBW	由于血容量增加导致分布容积增加，同时肥胖可能导致肝功能受损，如果按实际体重给药可能造成恢复延迟
罗库溴铵	IBW	肥胖患者起效时间可能更快，恢复时间略长。药动学和药效学无明显改变
阿曲库铵/顺式阿曲库铵	TBW	清除、分布容积、清除半衰期均无改变。由于代谢不依赖器官功能，所以使用剂量不受影响，也不会影响恢复
芬太尼	TBW	分布容积和清除半衰期的增加与肥胖程度呈正相关。在多余脂肪组织与肌肉组织中的分布同样广泛。舒芬太尼是高度脂溶性药物，故清除半衰期延长
舒芬太尼	诱导:TBW 维持:IBW	
瑞芬太尼	IBW	应按照理想体重计算剂量

注：IBW:理想体重；TBW:总体重

吸入麻醉药七氟烷和地氟烷的血中溶解度较低，这可加速麻醉药的摄取和分布以及在停药后更快地恢复。由于挥发性麻醉药很少在脂肪组织中分布，并在停药后能很快排出体内，故病态肥胖患者非常适合使用挥发性麻醉药。

三、病例总结

（1）肥胖患者麻醉前评估除详细了解病史及体检外，应重点关注心肺功能及气道情况，同时关注有无糖尿病、高血压及阻塞性呼吸睡眠暂停等。气道评估和充足的准备对于肥胖患者必不可少。

（2）术中进行机械通气时，充分肌松、适当的呼气末正压、根据理想体重设置潮气量以及必要时进行肺复张等有助于改善通气。

（3）俯卧位体位可能引起心指数降低、下腔静脉受阻、功能残气量增加、肺通气和肺血流再分配。眼球、腹部和生殖器受压可能导致术后功能异常，长时间的俯卧位还可导致神经损伤。

（4）影响肥胖患者药物分布的主要因素有血浆蛋白结合率、身体结构的组成、局部血流。麻醉药物的选择应基于药物的脂溶性以及是否增加迟发性呼吸抑制的风险等。挥发性麻醉药很少在脂肪组织中分布，并在停药后能很快排出体内，故病态肥胖患者非常适合使用挥发性麻醉药。七氟烷和地氟烷较为推荐。

四、病例考核

1. 肥胖患者BMI值标准为：单选题C

A. 20~24.9 kg/m^2
B. 25~29.9 kg/m^2
C. 30~49.9 kg/m^2
D. 50~59.9 kg/m^2

2. 影响肥胖患者药物分布的主要因素有：多选题ACD

A. 血浆蛋白结合率
B. 肌肉含量
C. 身体结构的组成
D. 局部血流

（欧阳杰）

第二十一章
小儿气管内异物取出术的麻醉

一、临床病例

【病例1】患儿男，1岁3月，体重11kg，因“摔倒后呛咳咳喘2h”入院。患儿2h前摔倒后哭闹，突发剧烈呛咳，患儿家属发现少了一颗牙。随后患儿出现口唇青紫及憋气，不能说话，持续数秒后自行缓解，之后仍有阵发性咳喘。查体：T 38.2℃，神志清楚，精神差，大汗淋漓，口唇发绀，吸凹征（+），双肺呼吸音粗。颈部CT提示声门下异物。入院后拟在全身麻醉下行急诊的硬支气管镜检查术。麻醉拟采用保留自主呼吸的全麻方案。患儿入室后，用面罩吸入8%七氟烷及8L/min的氧气诱导。开放静脉通路，静脉注射阿托品0.15mg及甲泼尼龙20mg。持续吸入七氟烷，待MAC达到2.3及SpO_2达到90%时，插硬支气管镜入声门处并抓住牙齿往外拉。拟取出牙齿时，牙齿卡在声门无法取出并再次滑落入气道，随后有大量呕吐物从口鼻涌出,立即吸引出呕吐物。面罩加压给氧阻力很大，SpO_2逐渐降至50%。决定行气管内插管，试插入4.5号无囊气管导管但无法通过声门。换4.0号无囊气管导管后勉强通过声门。插入气管导管后，立即行气管内吸引，然后手控呼吸。听诊右肺无呼吸音，左肺呼吸音粗。继续手控呼吸，并给予琥珀酰胆碱20mg及丙泊酚20mg，待SpO_2升至95%时再次行硬支气管镜检。手术医生在右主支气管口发现牙齿一颗并顺利取出，术毕患儿带气管导管安返ICU。

【病例2】患儿女，7岁，24kg，以“咳嗽、间断进行性加重呼吸困难1月余”入院。查体：体温37.2℃，心率92次/min，呼吸频率28次/min，SpO_2为87%（吸空气下）。可见明显的间断性吸气性三凹征，双肺呼吸音粗。电子喉镜提示：活动性声门下异物。患儿入室后经面罩吸入8%七氟烷及8L/min的氧气诱导，保留自主呼吸下开放静脉并静注阿托品0.2mg及甲泼尼龙20mg。观察患儿呼吸幅度和频率，如果发现呼吸抑制，酌情降低氧流量或松开面罩以降低吸入药浓度。待七氟烷达到2.2～2.3MAC并静注丙泊酚30mg后，手术医生开始用硬性支气管镜取异物。在取异物时，发现异物在迅速爬动，手术医生立即钳夹住异物，最终在隆突处抓住异物。异物取出后发现是一条活的水蛭。随后患儿气道阻力增大及出现哮鸣音，立即静注舒芬太尼4μg、罗库溴铵6mg及丙泊酚60mg后行气管内插管。插管成功后，在气管内吸出10mL的黏性分泌物，改行机控呼吸。半小时后拔除气管导管，送患儿安返病房。

【病例3】患儿男，9岁，25kg，因“咳喘半月余，发热4天”入院。患儿及家长否认异物吸入史。查体：体温 38.9℃，神志清楚，精神可，口唇无发绀，吸凹征（－），右上肺呼吸音明显降低，右肺可闻及较多湿啰音。胸部CT三维成像显示右侧支气管针状金属异物，右上肺炎伴不张。患儿入院后次日拟在全身麻醉下行硬支气管镜检查术。拟采用保留自主呼吸的静吸复合麻醉，七氟烷吸入诱导后开放静脉。静脉注射阿托品0.25mg和甲泼尼龙40mg，停止吸入七氟烷。持续输注丙泊酚12mg/（kg·h）和瑞芬太尼0.05μg/（kg·h）。麻醉满意后，用直接喉镜挑起会厌，沿声门插入硬性支气管镜，在右侧支气管开口处发现针状异物，周围有较多的黏脓性分泌物，异物钳夹住针尖与支气管镜一并退出。异物到达声门位置时，感觉阻力较大，此时患儿突然出现屏气，SpO_2下降至 5 %，心率从120次/min下降至60次/min。迅速松开异物并将异物推入右支气管。退出支气管镜，予面罩加压给氧，静推丙泊酚40mg并吸入5%七氟烷加深麻醉。约 1 min后，患儿心率及血氧饱和度逐渐恢复至正常。再次插入支气管镜，在隆凸上发现异物为一红色图钉，用异物钳夹住图钉的针尖部并往外拉，但异物再次卡在声门处。麻醉医生立即静推琥珀酰胆碱50mg待自主呼吸消失后，顺利取出异物。

【病例4】患儿，男，1岁，12 kg，以“误吸花生后反复咳嗽、气喘2天余”入院。查体：体温38.2℃，心率137次/min，呼吸频率31次/min，脉搏血氧饱和度92%（吸空气下）。右颈前及胸骨上窝可扪及皮下捻发感。右肺呼吸运动较左侧弱，叩诊过清音，呼吸音弱；左肺呼吸音粗，可闻及喘鸣音及少许痰鸣音。胸部CT示：① 右主支气管开口处管腔内异物可能；② 右侧气胸（肺组织压缩30%），右肺中叶不张；③ 双侧颈根部、前胸壁及纵隔内多发积气；④ 左肺炎症。诊断：气管异物，气胸，纵隔气肿，肺炎。患儿入室后开放静脉通路，自主呼吸下给予面罩给氧。静注阿托品0.1mg、舒芬太尼2μg、罗库溴铵5mg、丙泊酚30 mg及甲泼尼龙20mg后，予面罩给氧手动控制呼吸，听诊双肺呼吸音同术前。予丙泊酚6mg/（kg·h）持续泵入维持麻醉及面罩给氧手动控制呼吸（氧流量3 L/min），将SpO_2维持在95%以上。异物取出过程中采用高频喷射通气（频率60次/min），将SpO_2维持在95%以上。10 min后异物顺利取出。退出气管镜后立即行气管内插管，予呼吸机控制呼吸：气道压13cmH_2O（1cmH_2O=0.098 kPa），呼吸频率15次/min，氧流量1 L/min。5min后SpO_2逐渐下降，最低降至38%，HR最低降至30次/min。给予阿托品0.2 mg、肾上腺素0.3 mg及氨茶碱24 mg，紧急行右侧胸腔闭式引流，SpO_2逐渐上升至90%。手术用时2 h，术中静滴复方电解质注射液200 mL。

问题：

1. 小儿气管异物的流行病学情况如何？
2. 小儿气管异物的病因及病理生理学是什么？
3. 小儿气管异物的病程分期分几期？
4. 如何诊断小儿气管异物？
5. 儿童常见的气管异物有哪些？各有什么特点？
6. 如何选择手术方式和手术时机？病例1患儿是否需立即进行手术？
7. 如何进行小儿异物取出术的麻醉前评估？
8. 如何选择小儿异物取出术的麻醉方法？病例1该患儿的所选择的麻醉方法是否存在问题？
9. 如何处理气管异物取出术过程中发生的严重反流及误吸（如病例1）？
10. 在取异物的手术过程中，当发生气道痉挛（如病例2）时应如何处理？
11. 在小儿气管异物取出术的过程中，如果使用高频通气模式（如病例4）需注意什么？

二、病例讨论

1. 小儿气管异物的流行病学情况如何？

（1）发病率及好发年龄

在我国，气管支气管异物占0～14岁儿童意外伤害的8%～18%，约80%的患儿好发年龄在1～3岁。异物的发生具有明显性别、城乡和季节分布特征，男性多于女性，农村远高于城市，冬春季节多于夏秋季节[1]。气道异物是导致4岁以下儿童意外死亡的主要原因，国内报道的入院后病死率在0.2%～1.0%，美国报道的入院后病死率为3.4%[2]。

（2）异物的位置

异物的大小决定了异物的位置，综合文献报道，气管异物约占呼吸道异物的11%～18%，右侧支气管异物约占45%，左侧支气管异物约占36%，双侧支气管异物约占1%。

2. 小儿气管异物的病因及病理生理学是什么？

（1）病因

气管支气管异物的病因与儿童生理心理发育、家庭看护、医源性等多种因素有关。如3岁以下儿童磨牙未萌出，咀嚼功能不完善，吞咽协调功能和喉的保护功能不健全，喜欢口含玩物，以上均可导致本病的发生。看护不当时，可以造成昏迷患儿误吸内源性异物，如塑形支气管炎、肉芽等也是本病的成因。

（2）病理生理学

病理反应取决于异物在气道所处的位置，阻塞程度、异物种类、异物存留时间等因素。声门或气管异物可立即出现气道痉挛、呼吸困难、窒息等；在术前、术中和术后的围手术期，均可因胸膜腔极度负压引起负压性肺水肿。

异物吸入气道造成的损伤可分为直接损伤和间接损伤。直接损伤又包括机械损伤（如黏膜损伤、出血等）和机械阻塞。异物吸入后可能嵌顿在肺的各级支气管，造成阻塞部位以下的肺叶或肺段发生肺不张或肺气肿。异物存留会导致不同的阀门效应，如双向阀（bypass valve）效应，指气流可进可出但部分受限（图21-1A）；止回阀(check valve)效应，指气流进入多于流出，导致阻塞性肺气肿（图21-1B）；球阀(ball valve)效应，气流能进入但不能流出，导致阻塞性肺气肿（图21-1C）；截止阀(stop valve)效应，指气流无法进出，肺内气体吸收导致阻塞性肺不张（图21-1D）。间接损伤是指存留的异物导致炎症反应、感染或肉芽形成等。

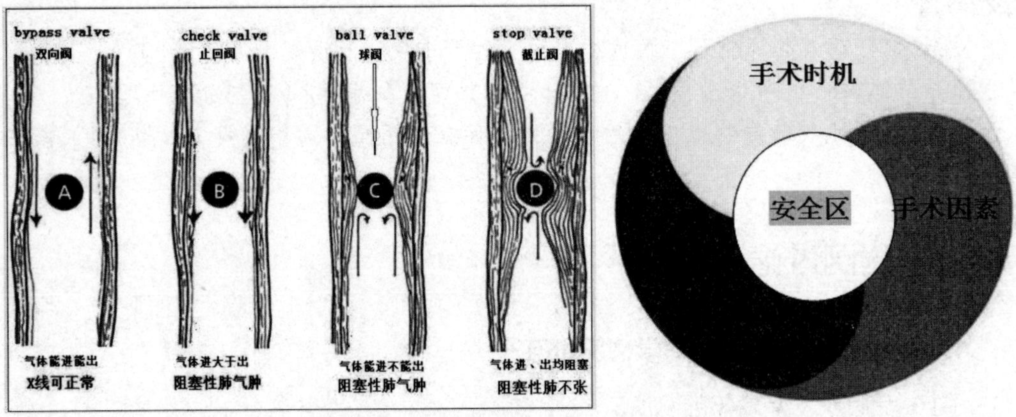

图21-1　气道异物引起的阀门效应

3. 小儿气管异物的病程分期分几期?

（1）异物进入期：患儿有呛咳、喉喘鸣、憋气、作呕和痉挛性呼吸困难等症状。

（2）无症状期：时间长短不一，与异物性质、感染程度有关，此时由于症状不典型易漏诊、误诊。

（3）症状再发期：异物刺激和感染引起炎性反应，分泌物增多，咳嗽加重，出现呼吸道炎性反应或高热症状。

（4）并发症期：表现为肺炎、肺不张、哮喘、支气管扩张、肺脓肿等。

4. 如何诊断小儿气管异物?

（1）病史

①异物吸入史：异物吸入史（目击误吸异物后剧烈呛咳）是诊断呼吸道异物的重要依据[3,4]，具有采集便利、诊断灵敏度高的特点[5]。

②咳嗽病史：当出现突发咳嗽或慢性咳嗽，经治疗无效或治疗有效但病情反复时，以及同一部位的反复肺炎或肺脓肿也需注意异物吸入的可能。

（2）临床表现：有咳嗽、喘息、发热、呼吸困难、喘鸣、发绀等。双肺听诊可闻及异物侧呼吸音弱，当异物位于声门下时常可听到特征性的声门下拍击音，而双肺呼吸音对称。

（3）影像学检查：胸透、胸片、颈侧位片、CT等影像学检查可以协助诊断。一般认为，胸透见呼吸时纵膈摆动具有较大的诊断意义。约25%的患儿胸片显示正常，只有约10%的异物能在X线照射下显影，大多数情况下胸片显示的是一些提示气道异物的间接征象，如肺气肿、肺不张、肺渗出等。胸片结合胸透检查可以提高早期诊断率。颈侧位片有助于发现声门下气道异物。CT三维重建技术可以准确地识别异物，检查结果与传统硬支气管镜检查结果的符合率较高，可以作为诊断气道异物的一个选择。

5. 儿童常见的气管异物有哪些，各有什么特点？

气管异物的分类可按以下来源、性质来分。按异物的来源，绝大多数为外源性异物，占99%，由口鼻误入的外界异物为外源性异物。内源性异物仅占1%，患者自身来源或接受手术时产生的血液、脓液、呕吐物及干痂等为内源性异物。按异物的性质，植物性异物最常见，约占92%，以可食性异物为主，其中花生米、瓜子和豆类等坚果类约占80%；动物性异物约占3%，以骨头最常见，其次为肉类；其他异物约占5%，如弹簧和金属丝、塑料笔帽、纸片和口哨等异物亦可出现。医源性异物是指在医院内实施诊断、手术、治疗等技术操作时造成的气道异物，常见的有患者脱落的牙齿、医用耗材和医疗器械配件等。不同的异物有不同的性质，手术难度各有不同，如以下情况：

（1）坚硬的气管异物比柔软的气管异物手术难度大。其中植物性气管异物的手术难度比矿物性气管异物手术难度大。在植物类的气管异物中，带外壳的气管异物比没有外壳的气管异物容易取出。植物性异物对呼吸道黏膜有显著的刺激性，如花生米，黄豆等含有游离脂酸，具有刺激性，日久可产生肉芽组织，可阻塞支气管腔，增加手术的难度。

（2）气管异物存留的时间越长手术难度越大。异物存留愈久愈容易出现并发症。

（3）左侧支气管异物比右侧支气管异物手术难度大。

（4）气管异物往支气管分支的方向愈深手术难度越大。

（5）气管异物越大或越小均造成手术难度加大。气管异物越大愈容易与气管内壁嵌顿，使气管异物钳钳取的空间愈小，造成手术难度的增加。气管异物越小就愈容易掉入愈深的气管分支方向，加大了手术的难度。

（6）圆形气管异物或尖锐气管异物手术难度加大。圆形气管异物在钳夹时容易滑脱，尖锐气管异物在钳夹时容易刮伤气管内壁，均使手术难度增加。

（7）患儿年龄越小手术难度越大[6]。

病例2：病例2中患儿的气道异物为水蛭，水蛭既为活的，就会到处游走，又会分泌大量黏液，刺激气道。这对手术医生和麻醉医生提出了更高的要求，既要保证一定的麻醉深度，还不能刺激活着的异物，因为异物会到处游动，手术医生也需具有相当熟练的操作技巧。

6. 如何选择手术方式和手术时机？病例 1 患儿是否需立即进行手术？

门诊中对于因异物阻塞气管而有窒息、神志不清等症状需立即处理的急症患者，无手术和其他条件时可尝试使用海姆立克急救法（Heimlich maneuver）。硬支气管镜

（最常用的是Karl–Storz支气管镜）下取异物，仍是目前气道异物取出术最常用的手术方法。近年来，因其具有易操作、损伤小等优点，经纤维支气管镜钳取气道异物在临床上得到了广泛应用。一般认为，对于诊断明确的病例，首选硬支气管镜取出异物；而对于可疑病例，首选用纤维支气管镜来检查、诊断或排除异物。

病例1：气管异物手术是手术医师与麻醉医师共用一个气道，因此全麻下支气管镜检是风险较大的操作。针对问题“只要是气管异物，就一定立即进行手术吗？”首先让我们来看一下急诊支气管镜检的指征：

（1）已存在呼吸道梗阻（主气道堵塞，呼吸衰竭）。

（2）可能完全性呼吸道梗阻，喉部异物较大。

（3）尖锐异物。

（4）纵膈气肿至纵膈移位。

（5）异物较大且体积可能增大，如花生（含油脂可膨大）应立即进行支气管镜检。

对于非急性、非致命性气管异物或单侧支气管异物，不符合急性支气管镜检指征的，推迟手术不会增加患儿风险（比如饱胃患儿）。

病例1：病例1中的患儿CT检查已提示声门下异物，且患儿精神差，口唇发绀，异物危及生命，所以必须行急诊支气管镜检。

7. 如何进行小儿异物取出术的麻醉前评估？

首先要快速评估患者有无窒息、呼吸窘迫、发绀、意识不清等需要紧急处置的危急状况；若患者一般情况比较平稳，可以继续进行以下详细的麻醉前评估：

（1）患者一般情况：患者的年龄以及是否合作对于麻醉诱导方案和通气方式的选择非常重要。不合作的小儿可采取七氟烷吸入诱导方案，小于10个月的患儿置入喷射通气导管可能影响支气管镜的置入和操作视野，可选择保留自主呼吸或经支气管镜侧孔的通气方案。

（2）判断有无气道异物以及异物的位置、大小、种类及存留时间。

（3）评估是否存在呼吸系统的合并症和异物导致的并发症：如果患儿在术前伴有上呼吸道感染、肺炎、哮喘发作等合并症，则术中比较容易出现低氧血症，术后也容易发生喉痉挛、低氧血症、气胸等呼吸系统不良事件。如果患儿在术前因气道异物发生肺气肿、肺不张、肺炎、气道高敏反应等，围术期麻醉管理也将比较困难。如果肺气肿明显，可考虑采用保留自主呼吸的麻醉方案以避免正压通气造成气压伤。

（4）对医疗团队的评估：除了对患者的病情进行评估以外，麻醉科医师还需要对耳鼻喉科医师的操作技能和麻醉科医师自身的经验进行评估。如耳鼻喉科医师置入支气管镜的操作不够娴熟，则可采用保留自主呼吸或喷射通气的方式以提供从容的置镜时间，而选择哪一种用药方案则依据麻醉科医师以及所在单位和团队的经验而定。

8. 如何选择小儿异物取出术的麻醉方法？

一般按照气道异物的位置和术前是否有明显的呼吸窘迫来选择不同的麻醉方法，术前有明显呼吸窘迫或高度怀疑异物嵌顿在声门周围或声门下时，尽可能保留自主呼吸；术前无明显呼吸窘迫、考虑异物在一侧支气管内时，可以使用肌肉松弛药控制呼吸。此外，还需考虑患者的年龄、异物是否容易取出、耳鼻喉科医师操作是否熟练、麻醉科医师自身的经验等因素。

硬支气管镜下取异物一般根据异物的类型及吸入时间的长短及有无并发症采用表面麻醉和全身麻醉，但是否保留自主呼吸存在争议[7,8]。常规的硬支气管镜检查采用全身麻醉保留自主呼吸，但对于较大的气管异物，出声门困难时，给予短效肌松药，可使声门区松弛扩大，避免了气管切开取异物[9]。硬支气管镜下取异物虽然手术时间短，但麻醉要求高，手术的成功与麻醉师的配合密不可分，术前术中与麻醉医生就病情充分沟通是手术成功的关键。

当患者因异物阻塞主气道而有明显发绀、意识不清等症状时，应立即由耳鼻喉科医师插入支气管镜取出异物或将异物推入一侧支气管，手术条件不具备时也可由麻醉科医师尝试气管插管建立气道，此时可以不用麻醉药且不拘泥于传统的麻醉方案。

气道异物取出术的麻醉原则是维持气道通畅，保证氧合充分，减少并发症的发生。术前有明显呼吸窘迫或高度怀疑异物嵌顿在声门周围或声门下时，尽可能保留自主呼吸；术前无明显呼吸窘迫、考虑异物在一侧支气管内时，可以使用肌肉松弛药控制呼吸。

总之，目前尚没有一种完美的麻醉方法可以适用于所有气道异物患者，麻醉科医师要依据异物的具体情况、患者的全身情况、肺部病变以及医护团队的技术和经验，选择合适的麻醉药物和通气方式，并根据术中情况灵活应变，对术中可能发生的危急事件做好应对准备，从而减少并发症的发生，降低该类患者的死亡率。

病例1：针对病例1中的患儿术前已明确异物在声门下，采取了保留自主呼吸的全麻方式。此例患者采取了单纯七氟烷吸入，此种麻醉方式虽能较好的保留自主呼吸，但由于呼吸回路并非完全封闭，七氟烷有部分泄露而影响麻醉效果，所以患儿容易发生体动、呛咳、气道痉挛。采用七氟烷麻醉保留自主呼吸时可辅助静脉麻醉或表面麻醉。特别是完善的表面麻醉可有效减轻气道高反应。但表面麻醉操作本身很容易引起屏气、喉痉挛等不良事件发生，因此必须在足够的麻醉深度下完成。具体方法：全麻诱导后，麻醉达到一定深度时用喉镜暴露声门，以2%利多卡因(3 ~ 4 mg/kg)在声门上和声门下喷雾行表面麻醉。

9. 如何处理气管异物取出术过程中发生的严重反流、误吸（如病例 1）？

对于气管异物取出过程中发生严重反流、误吸的患儿（如病例1），可以进行支气管冲洗。这种方法操作简单，效果显著。但支气管冲洗必须在气管插管后进行，冲洗液可选择以下几种：

（1）生理盐水：作用是湿化痰液、黏稠食物及血凝块。

（2）立止血：滴入气管局部止血，无湿化痰液等作用。

（3）糜蛋白酶：用于稀释痰液，消除血块、脓性分泌物和坏死组织。冲洗量：一般新生儿0.5 ~ 1mL/次，儿童1 ~ 5mL/次，青少年及成人5 ~ 20mL/次。边注边吸，反复冲洗至清亮。

10. 在取异物的手术过程中，当发生气道痉挛（如病例 2）时应如何处理?

在异物取出术中发生支气管痉挛时，可考虑吸入麻醉药加深麻醉，给予沙丁胺醇、异丙托溴铵喷雾治疗，静脉给予氢化可的松（4mg/kg）；若不能缓解，可考虑静脉注射氯胺酮（0.75mg/kg）、氨茶碱（3 ~ 5mg/kg）、小剂量肾上腺素（1 ~ 10μg/kg）或硫酸镁（40 mg/kg，20min内缓慢输注）等治疗方法。采用上述综合方案通常都可以达到良好治疗效果。在气管异物取出术中，除了容易发生支气管痉挛，还有可能以下并发症：

（1）喉痉挛：部分喉痉挛时托起下颌、以纯氧行正压通气通常可以缓解；完全喉痉挛时，气道完全梗阻，以吸入或静脉麻醉药（丙泊酚）加深麻醉，给予琥珀胆碱（0.5 ~ 1mg/kg）后经面罩或插入气管导管行正压通气。小剂量的琥珀胆碱（0.1mg/kg）静脉注射可以有效缓解喉痉挛，同时保留自主呼吸。术中应用肌松药可减少喉痉挛的发生。

（2）声门水肿：声门水肿可因多次置入支气管镜、操作粗暴或取出较大异物时异物擦伤声门所致。除氧疗外，可给予糖皮质激素治疗。

（3）二氧化碳蓄积：非密闭呼吸回路可造成患儿术中通气不足，肺部炎症较重的患儿肺换气功能较差，以上两点可造成术中二氧化碳蓄积。术闭置入喉罩或气管导管后，如发现$P_{ET}CO_2$较高，应适当调整呼吸参数予以纠正。

（4）气胸：发生气胸后要尽快使患者恢复自主呼吸，避免正压通气。请胸外科医师会诊行保守治疗或胸腔闭式引流术。因气胸严重而导致呼吸循环功能不能维持时，要及时果断地在患侧第二肋间肋骨上缘（腋中线或锁骨中线）行胸腔穿刺减压术。

（5）肺不张：如果发生肺不张，在明确诊断并排除气胸以后，可以用20 ~ 30cmH_2O的气道压力进行鼓肺，促使萎陷的肺泡复张。必要时再次置入支气管镜将分泌物吸除。

（6）异物嵌顿窒息：钳取异物过程中可能发生异物脱落、嵌顿于声门下造成窒息等紧急情况，此时如果难以快速取出异物，可将异物推入一侧支气管，待通气状况改善后再行支气管镜检查。

11. 在小儿气管异物取出术的过程中，如果使用高频通气模式（如病例 4）需注意什么?

如果在异物取出术中需要使用高频通气，有以下事项需要注意：

（1）频率调至100次左右，压力设定在0.1kPa。

（2）环甲膜穿刺针和紧急气管切开包应随手可及。备好从小号到适于该患者的气管导管，特制细管能连接通气装置并方便插入气管镜中通气，同时备好16号粗针头以备术中紧急胸腔放气。

（3）术中根据胸廓起伏、氧合情况调整上述参数。喷射压力过程中，以胸廓起伏正常和维持可接受的血氧饱和度即可，避免高喷射通气压、胸廓起伏过度和胸廓回缩不良。

（4）使用喷射压力时，应确保呼吸道通畅，一旦发现胸廓回缩不好，应迅速调小喷射压力。如果仍未改善，应立即终止经此途径给氧通气，否则有可能因高气道压力引起支气管、肺泡破裂出现气胸、皮下气肿可能。

（5）气管镜进入一侧主支气管或更下一级支气管时，可能出现血氧饱和度下降。增加通气压力应慎重，最好将气管镜退回主支气管，充分氧供后继续手术。

如有以下情况时，应慎用高频通气。患儿较小，置入喷射通气导管可能影响支气管镜的置入和操作视野时，或异物取出难度较大，采用支气管镜侧孔通气方案可能导致反复的低氧血症时，可以考虑采用保留自主呼吸的麻醉方案。此外，如果患儿术前有明显肺气肿时，为避免正压通气导致的气压伤，一般应采用保留自主呼吸的麻醉方案。

三、病例总结

（1）小儿气管内异物取出术的手术难度：花生米、瓜子和豆类等坚果类异物占气管异物的80%。坚硬的气管异物比柔软的气管异物手术难度大。气管异物存留的时间越长手术难度越大。左侧支气管异物比右侧支气管异物手术难度大。气管异物往支气管分支的方向愈深手术难度越大。气管异物越大或越小均造成手术难度加大。圆形气管异物或尖锐气管异物手术难度加大。患儿年龄越小手术难度越大。

（2）麻醉方法选择：一般按照气道异物的位置和术前是否有明显的呼吸窘迫来选择不同的麻醉方法，术前有明显呼吸窘迫或高度怀疑异物嵌顿在声门周围或声门下时，尽可能保留自主呼吸；术前无明显呼吸窘迫、考虑异物在一侧支气管内时，可以使用肌肉松弛药控制呼吸。此外，还需考虑患者的年龄、异物是否容易取出、耳鼻喉科医师操作是否熟练、麻醉科医师自身的经验等因素。

（3）硬支气管镜下取异物的麻醉选择：一般根据异物的类型及吸入时间的长短及有无并发症采用表面麻醉和全身麻醉，但是否保留自主呼吸存在争议常规的硬支气管镜检查采用全身麻醉保留自主呼吸，但对于较大的气管异物，出声门困难时，给予短效肌松药，可使声门区松弛扩大，避免了气管切开取异物。硬支气管镜下取异物虽然手术时间短，但麻醉要求高，手术的成功与麻醉师的配合密不可分，术前术中与麻醉医生就病情充分沟通是手术成功的关键。

（4）当患者因异物阻塞主气道而有明显发绀、意识不清等症状时，应立即由耳鼻喉科医师插入支气管镜取出异物或将异物推入一侧支气管。手术条件不具备时也可由麻醉科医师尝试气管插管建立气道，此时可以不用麻醉药且不拘泥于传统的麻醉方案。

（5）气道异物取出术的麻醉原则是维持气道通畅，保证氧合充分，减少并发症的发生。术前有明显呼吸窘迫或高度怀疑异物嵌顿在声门周围或声门下时，尽可能保留自主呼吸；术前无明显呼吸窘迫、考虑异物在一侧支气管内时，可以使用肌肉松弛药控制呼吸。

（6）在异物取出术中发生支气管痉挛时，可考虑吸入麻醉药加深麻醉，给予沙丁胺醇、异丙托溴铵喷雾治疗，静脉给予氢化可的松；若不能缓解，可考虑静脉注射氯胺酮、氨茶碱、小剂量肾上腺素或硫酸镁等治疗方法。

四、病例考核

1. 气管、支气管异物最常见的是：（单选题）A

A. 植物类异物
B. 动物类异物
C. 金属类异物
D. 化学类制品
E. 内生性异物

2. 下列可确诊支气管异物的是：（单选题）C

A. X线检查
B. CT检查
C. 支气管镜检
D. 病检
E. 磁共振检查

3. 气管支气管异物常发生于：（单选题）D

A. 左上叶
B. 左下叶
C. 右上叶
D. 右下叶
E. 总气道

4. 气管异物最长发生于：（单选题）：B

A. 一岁以下儿童
B. 三岁以下儿童
C. 五岁以下儿童
D. 七岁以下儿童
E. 十岁以下儿童

五、参考文献

[1] 中华医学会耳鼻咽喉头颈外科学分会小儿学组. 中国儿童气管支气管异物诊断与治疗专家共识[J]. 中华耳鼻咽喉头颈外科杂志, 2018, 53(5): 325-338. DOI: 10.3760/cma.j.issn.1673-0860.2018.05.002.
[2] 左云霞, 冯春, 刘金柱, 等. 气道异物取出术麻醉专家共识（2017）.
[3] Yan CX. Pediatric otolaryngology [M].Tianjin: Tianjin science and technology press, 2000.
[4] Zhang J, Zhang YM. How to reduce the incidence of complication and mortality in pediatric tracheobronchial foreign body patients[J]. Chin J Otorhinolaryngil, 2004, 39(11):658-662.
[5] Hitter A, Hullo E, Durand C, et al. Diagnostic value of various investigations in children with suspected

foreign body aspiration: review [J]. Eur Ann 0torinolaryngol Head Neck Dis, 2011, 128(5):248-252.
[6] 邓碧凡, 汤伟光, 谢睿彬. 气管异物的类型和手术难度相关性研究[J] 中国中西医结合耳鼻咽喉科杂志, 2018, 26(1), 58-60.
[7] 宏梗, 王艳辉, 施萍萍, 等. 顺式阿曲库铵与琥珀胆碱用于小儿气管异物取出术的比较[J] .临床麻醉学杂志, 2014, 30(12):1196-1198.
[8] Fidkowsi C W, Zhang H, Firth P G. The Anesthetic Considerations of Tracheobronchial Foreign Bodies in children:　A Literature Review of 12979 Cases[J]. Anesth Analg .
[9] 张亚梅, 张振英 . 特殊类型的小儿气管支气管异物的处理[J] .　中华耳鼻咽喉科杂志, 2001, 36(3):75-78.

（张明　杜文康）

第二十二章 小儿喉乳头状瘤切除术的麻醉

一、临床病例

【病例1】患儿男，9个月，体重9kg。声嘶伴呼吸困难 3个月，逐渐加重。入院查体：神清，呼吸频率快（25次/min）。声音嘶哑明显，轻度三凹征。咽部无充血，咽后壁洁。双肺呼吸音清。无干、湿啰音。辅助检查：电子喉镜显示双侧声带前联合处有乳头状增生物，随呼吸上下运动，遮盖声门，基底较宽。动脉血气分析：pH值7.25，$PaCO_2$ 55 mmHg。其他生化检查、凝血功能及心电图未见异常。入院后诊断为喉乳头状瘤，于入院第3天行喉乳头状瘤切除术。

患儿术前禁奶4h，禁水2h，神志清醒，坐位被推入手术室，吸氧下心率165次/min，经皮SpO_2 95%。在手术医师将器械准备就绪后，麻醉医师开始使用七氟烷吸入麻醉，给予8%七氟烷，6L/min氧流量面罩吸入诱导，约1min后患儿意识消失。将患儿从坐位改为仰卧位，下颌松弛后，继续给予4%七氟烷，2L/min氧流量继续吸入。经过2min左右，患儿对抬下颌等强刺激无任何反应后，给予静脉药物舒芬太尼 1μg、丙泊酚 10 mg、地塞米松 5 mg，在保留自主呼吸下，置入喉镜，将会厌挑起，用1%利多卡因进行声门及声门下表面麻醉，经过表面麻醉后，插入3.0mm（ID）带囊气管导管。固定牢固，连接呼吸回路，插管过程顺利，经皮SpO_2 100%。随后实施机械通气，VT 80mL，RR 25次/min，I∶E=1∶2。用4%七氟烷吸入维持，完成喉乳头状瘤切除术。手术时间在30min左右，出血1mL，术中补充50 mL复方电解质液。术后停止吸入七氟烷，同时开大氧流量至6L/min，患儿于手术结束后8min出现不能耐受气管导管情况，充分吸痰后，确保气管内无大量分泌物及出血后拔除气管导管。转送至术后恢复室，等患儿意识恢复，自主呼吸平稳后送回病房。

【病例2】患儿，男，3岁，体重14kg。因夜间鼾声伴声嘶8个月而入院。患儿家属述患儿平日体健，白天活动不受影响，而在睡觉后可闻及鼾声，并有呼吸困难的表现。喉CT检查示假声带前联合壁有一软组织肿块影，向上突入喉前庭，与周围组织边界清楚。纤维内镜示左声带肿物，花生粒大小，表面不光滑。ECG示窦性心律不齐，HR 107次/min。动脉血气分析：pH值7.36，PCO_2 37mmHg。入院诊断：喉乳头状瘤。于入院后第3天拟在全麻下行支撑喉镜喉乳头状瘤激光冷切术。

麻醉过程：术前禁食6h，禁水4h。患儿清醒入室，常规吸氧，BP、HR、ECG及SpO_2大致正常。采用七氟烷吸入诱导，给予8%七氟烷，6L/min氧流量面罩吸入诱导，约1min后意识消失、下颌松弛；继续给予4%七氟烷，2L/min氧流量继续吸入，经过2min左右，患儿对抬下颌等强刺激无任何反应后，给予静脉药物舒芬太尼1.5μg、丙泊酚20mg、地塞米松5mg，同时持续静脉泵注丙泊酚120mg/h，在保留自主呼吸下，置入支撑喉镜，用1%利多卡因进行声门及声门下表面麻醉。经右侧鼻孔处放一根3.0mm（ID）带囊气管导管到声门附近，接呼吸回路持续供氧。若在手术过程中出现缺氧，可在最短时间内直视完成气管插管。手术开始，在最清晰的术野中切除喉乳头状瘤。手术时间在15min左右，出血1mL，术中补充100mL复方电解质液。术后停止泵注丙泊酚，患儿仍处于自主呼吸状态，但呼吸幅度不规律。10min后患儿逐渐苏醒并被送至术后恢复室，观察1h无异常后送回病房。

问题：

1. 病例1中患儿是否可以用肌肉松弛剂？
2. 病例1中9个月的患儿为何选择3.0mm（ID）带囊气管？导管应该怎么选择？
3. 喉乳头状瘤手术结束后可以在深麻醉下拔出气管导管吗？
4. 对于保留自主呼吸开放气道的麻醉方案，如何选择麻醉药物？
5. 在手术过程中，如果发喉痉挛时应如何处理？
6. 小儿喉乳头状瘤的特点是什么？
7. 如何管理小儿喉乳头状瘤切除术的麻醉？

二、病例讨论

1. 病例 1 中患儿是否可以用肌肉松弛剂？

喉乳头状瘤切除术是手术医师与麻醉医师共用一个气道，其麻醉风险较高。术前需详细了解瘤体的生长部位，以及气道梗阻程度，避免应用抑制呼吸的术前药物。

该患儿是否可以用肌肉松弛剂？麻醉诱导中可根据患儿症状和电子喉镜等检查结果决定是否使用肌松药，喉乳头状瘤部分或完全阻塞气道时尽量避免使用肌松药，防止气道建立困难时发生呼吸困难危象。如果术前患儿气道梗阻情况不严重，可以给予琥珀胆碱（0.5～1mg/kg），进行气管插管，但在使用肌肉松弛剂之前一定要充分评估气道情况。

2. 病例1中9个月的患儿为何选择3. 0mm(ID)带囊气管？导管应该怎么选择？

当选择保留自主呼吸的全身麻醉，常选择吸入诱导方式，备好低于正常同龄患儿型号的气管导管，并做好气管切开解除梗阻的准备。

该患儿9个月大，为何选择3.0mm（ID）带囊气管？导管应该怎么选择？一般来讲，喉乳头状瘤我们选择的导管偏细，主要是给外科医生留有足够的操作空间，为最小限度地避免遮盖术野。术毕估计离拔管尚早时，可换一较大的气管导管，以减小气道阻力，避免通气不足，避免缺氧和二氧化碳蓄积。

3. 喉乳头状瘤手术结束后可以在深麻醉下拔出气管导管吗？

术后拔管需谨慎，需等患儿完全清醒，呼吸平稳后拔管，常规应用激素，防止手术刺激部位水肿。

可以在深麻醉下拔出气管导管吗？不建议在深麻醉下拔出气管导管，该手术会存在气道内出血的情况，完全清醒下可以将气管内的出血咳出，以免分泌物、血块、肿瘤碎片流入气道，患儿又无力咳出，再次造成气道梗阻或诱发喉痉挛。

4. 对于保留自主呼吸开放气道的麻醉方案，如何选择麻醉药物？

麻醉维持尽量选择对呼吸影响小的药物，在保证手术麻醉深度的同时，尽量维持自主呼吸。

麻醉药物的选择：对于保留自主呼吸开放气道的麻醉方案，可以选择艾司氯胺酮、盐酸右美托咪定以及羟丁酸钠等呼吸抑制很小的药物。

5. 在手术过程中，如果发喉痉挛时应如何处理？

喉痉挛是一种少见但较为严重的症状，喉痉挛是指喉部肌肉反射性痉挛收缩，从而使声带内收，声门部分关闭或完全关闭从而导致病人出现不同程度的呼吸困难，严重者可出现完全性的呼吸道梗阻等严重并发症，从而危及患者生命。

喉痉挛的处理：发生部分喉痉挛时，托起下颌、以纯氧行正压通气通常可以缓解；发生完全喉痉挛时，气道会完全梗阻，以吸入或静脉麻醉药（丙泊酚）加深麻醉，给予琥珀胆碱（0.5 ~ 1mg/kg）后经面罩或插入气管导管行正压通气。

6. 小儿喉乳头状瘤的特点是什么？

喉乳头状瘤是儿童最常见的呼吸道良性肿瘤，主要临床表现为声嘶、喘鸣和呼吸困难，严重者可出现完全性喉梗阻导致窒息。但其具有多发性、易复发等特征，多次手术可引起喉狭窄和发声障碍，给患儿及其家庭造成沉重的经济和心理负担。儿童喉乳头状瘤的病原体主要为人乳头状瘤病毒(human papilloma virus,HPV)，且主要为低危型HPV_6、HPV_{11}型感染和发病年龄早，更容易导致不良预后。目前认为幼儿HPV感染途径主要为宫内感染、经阴道接触感染。

特别是近年来随着性病和传染性疾病的增多，小儿喉乳头状瘤有明显增多的趋势，其发病部位一般认为有其组织学特点，即易发生于呼吸道纤毛上皮和鳞状上皮交界处。有这种组织学特点的主要解剖部位有软腭的鼻咽面、会厌喉面中央、喉室上下缘、声带下面、气管隆突、支气管树等。大体观察典型的乳突状瘤病变具有特征性的肉色菜花状外观，显微镜下为良性鳞状上皮乳突状增生。乳头结构整齐，不侵犯基底膜，复发肿瘤的组织形态仍保持良好。

在临床上分为成人型和幼儿型两种。幼儿型一般为多发型，较成人发展快，易复发，很少恶变。成人型一般为单发，易恶变。小儿喉乳头状瘤(juvenileonset laryngeal papilloma , JLP)年发病率为3.6 ~ 4.3 /10万 , 80 %发生于7 岁以前，尤以4 岁以下多见。无明显性别差异，其临床特点是侵袭性、多发性和复发性，最小发病年龄为1日龄。最常见的症状是进行性声嘶，肿瘤较大时可出现喉喘鸣甚至失声，严重者导致呼吸困难。喉镜检查可见多发或单发、淡红或暗红色、表面不平、呈菜花或乳头状的肿瘤。

乳头状瘤可以发生在鼻前庭至肺部呼吸道的各个部位，喉是最常受累的部位，其中约有96%的患儿累及喉，声带又是喉部最易被侵犯的部位，在发声时影响声带的正常闭合，从而导致声嘶。术前评估重点在于了解气道梗阻的程度，有无喘鸣、发绀和三凹征，长期持续性气道梗阻可引起胸骨下陷，甚至肺动脉高压、肺心病。病例1的患儿已经出现呼吸困难症状，术前要避免应用麻醉性镇痛药，以免加重呼吸困难，可应用抗胆碱药减少呼吸道分泌物。

7. 如何管理小儿喉乳头状瘤切除术的麻醉？

（1）小儿乳头状瘤手术的特点：小儿喉乳头状瘤手术的特点是手术时间短，在声门区操作，支撑喉镜下刺激强度大，同时咽喉部神经丰富，应激反应明显，对麻醉要求较高。不但要有良好的通气、足够的麻醉深度及要保持声带松弛、无咽喉反射，而且整个过程中要求心血管反应轻，术毕苏醒快。

（2）麻醉醉时应注意以下几点

①充分的麻醉前准备。喉乳头状瘤患儿发病年龄小，易引起呼吸困难，术前对气管内肿瘤分布情况和梗阻程度的了解非常重要，对呼吸困难明显者应了解有无酸碱失衡及氧供情况。

②因小儿的气管尚处于发育阶段，气管切开后易造成气管狭窄，且有学者认为气管切开对乳头状瘤气管内扩散有促进作用，而气管插管无创面损伤，瘤体向气管内种植的可能性相对较小，因此主张在呼吸道阻塞情况下，首选气管内插管，尽量避免气管切开。但对于气管内、声门下肿瘤，尤其是带蒂的肿瘤应在局麻下行气管切开，盲目插管易造成肿物脱落，阻塞气管、支气管，导致严重的通气困难。

③加强生命体征的监测，尤其是呼吸情况。小儿插入气管内导管长度仅2 ~ 3 cm，且气管导管不好固定，手术操作易导致气管导管脱出，必须加强监测。

④行气管插管时动作要轻柔，防止肿瘤出血和脱落，阻塞气管或加重原有的阻塞。麻醉前要备齐不同规格的气管导管，便于选择。

⑤为最小限度地避免遮盖术野，宜选择尽可能细的气管导管。术毕估计离拔管尚早时，可换一较大的气管导管，以减小气道阻力，避免缺氧和二氧化碳蓄积。

⑥由于静脉全麻深度难以掌握，因此术中难以避免患儿的屏气、呛咳和呼吸抑制。应用肌松药使下颌松弛良好，声门解剖部位暴露清楚，虽然很多时候在喉镜下瘤体将声门完全堵塞，但多数情况下可以顺利将导管沿会厌下方的肿瘤缝隙中插入气管内，

减少了对口腔组织的损伤,也可避免屏气、呛咳、喉痉挛等。

⑦适量静脉注射地塞米松以减轻手术操作和气管插管后喉水肿。

（3）麻醉诱导

①麻醉诱导时务必要有有经验的手术医师及麻醉医师在场，准备好气管切开等紧急抢救措施。麻醉药物主要以吸入麻醉药为主，避免使用呼吸抑制作用较强的药物，对于重度喉阻塞（Ⅲ度）的患儿，清醒时已存在部分气道梗阻，在麻醉后可能转变为完全梗阻，甚至无法进行面罩正压通气，从而造成插管困难，不能通气的危急情况，所以麻醉需谨慎，如何实现气管内插管解除喉梗阻是首先要考虑的问题。

②对于轻度喉阻塞（Ⅲ度以下）的患儿，例如病例2中的患儿，麻醉中保持自主呼吸，由手术医师行喉支气管内镜检查，以确定喉部病变范围，悬吊喉镜进行声带部位肿瘤彻底切除，减少正常组织的损伤。

③由于瘤体生长部位及程度不同，插管前无法估计声门裂大小，因此诱导前必须准备好多种型号的导管，暴露声门后再根据窥视所见选择合适的导管型号。导管应尽量选择加强气管导管，并放置硬质管芯，从声门裂瘤体的间隙插入，严重喉阻塞患儿无法窥视声门裂，可由麻醉助手按压患儿胸部，使呼出气流冲开瘤体，来判断声门裂的位置。如果采用上述方法仍无法窥见声门裂，可由手术医师迅速钳取部分瘤体，暴露声门裂再行插管，但这是最危险的做法，必须争分夺秒。导管还应选择带气囊的，可以保护气道，避免声门上瘤体碎块和血液流入气道。

④麻醉维持可采用三种通气方式：第一是保留自主呼吸，使用吸入麻醉、静脉麻醉或两者结合维持麻醉深度，在无气管插管麻醉下完成手术；第二种方法是喷射通气法，使用全凭静脉麻醉辅以肌松药。喷射通气途径包括声门上喷射通气和声门下喷射通气两种方式，声门上喷射通气可能会造成胃内积气，或将带有病毒颗粒的组织播散到气道远端造成气道内播散，而声门下喷射通气，由于肿瘤导致气道部分阻塞而使得气体流出道受阻，导致高压肺损伤的风险增加。喷射通气在昆明市医院很少使用；第三种是气管内插管控制通气，应作为重度喉阻塞的常规麻醉方法。如使用激光手术则应使用特制的抗激光气管导管，成功的气管插管是挽救生命的关键步骤。

⑤与其他气道手术一样，术中应给予激素和阿托品以减轻气道水肿和减少气道分泌物，麻醉诱导时如有时间应给予喉头和气管内利多卡因液喷洒，有助于减轻气道应激反应和维持平稳的麻醉。

⑥麻醉诱导中可根据患儿症状和电子喉镜等检查结果决定是否使用肌松药，喉乳头状瘤部分或完全阻塞气道时尽量避免使用肌松药，防止气道建立困难时发生呼吸困难危象。

（4）手术后是否需要留置气管导管要根据患儿的气道恢复情况而定。大多数患儿因气道梗阻明显改善，拔管并无困难。注意尽量不要在深麻醉下拔管，以免分泌物、血块、肿瘤碎片流入气道，而患儿又无力咳出，容易再次造成气道梗阻或诱发喉痉挛。拔管后还要密切监护，严重气道梗阻的患儿在拔管后，应警惕反应性呼吸暂停的可能，这是由于长时间缺氧导致二氧化碳蓄积，使得呼吸中枢兴奋性阈值提高，一旦梗阻解除，中枢神经系统对相对较低的二氧化碳刺激反应降低而导致呼吸暂停。

三、病例总结

（1）喉乳头状瘤是儿童最常见的呼吸道良性肿瘤，主要临床表现为声嘶、喘鸣和呼吸困难，严重者可出现完全性喉梗阻导致窒息。但其具有多发性、易复发等特征，多次手术可引起喉狭窄和发声障碍，给患儿及其家庭造成沉重的经济和心理负担。术前评估重点在于了解气道梗阻的程度，有无喘鸣、发绀和三凹征。长期持续性气道梗阻可引起胸骨下陷，甚至肺动脉高压、肺心病。

（2）小儿喉乳头状瘤手术的特点是时间短，在声门区操作，支撑喉镜下刺激强度大，同时咽喉部神经丰富，应激反应明显，对麻醉要求较高，不但要有良好的通气、足够的麻醉深度及要保持声带松弛、无咽喉反射，而且整个过程中要求心血管反应轻，术毕苏醒快。

（3）麻醉醉时应注意以下几点：①术前对气管内肿瘤分布情况和梗阻程度的了解非常重要，对呼吸困难明显者应了解有无酸碱失衡及氧供情况。②在呼吸道阻塞情况下，首选气管内插管，尽量避免气管切开。但对于气管内、声门下肿瘤，尤其是带蒂的肿瘤应在局麻下行气管切开，盲目插管易造成肿物脱落，阻塞气管、支气管，导致严重的通气困难。③加强生命体征的监测，尤其是呼吸情况。小儿插入气管内导管长度仅2～3cm，且气管导管不好固定，手术操作易导致气管导管脱出，必须加强监测。④行气管插管时动作要轻柔，防止肿瘤出血和脱落，阻塞气管或加重原有的阻塞。麻醉前要备齐不同规格的气管导管，便于选择。⑤为最小限度地避免遮盖术野，宜选择尽可能细的气管导管。术毕估计离拔管尚早时，可换一较大的气管导管，以减小气道阻力，避免缺氧和二氧化碳蓄积。⑥由于静脉全麻深度难以掌握，因此术中难以避免患儿的屏气、呛咳和呼吸抑制。应用肌松药使下颌松弛良好，声门解剖部位暴露清楚。⑦适量静脉注射地塞米松以减轻手术操作和气管插管后喉水肿。

（4）喉痉挛的处理：发生部分喉痉挛时，托起下颌、以纯氧行正压通气通常可以缓解；发生完全喉痉挛时，气道完全梗阻，以吸入或静脉麻醉药（丙泊酚）加深麻醉，给予琥珀胆碱（0.5～1mg/kg）后经面罩或插入气管导管行正压通气。

四、病例考核

1. 喉乳头状瘤常用的方法有：（多选题）B D

A. 激素治疗　　B. 手术治疗　　C. 放射治疗　　D. 免疫治疗

2. 喉乳头状瘤描述正确的是：（多选题）A B C D

A. 为喉最常见良性肿瘤
B. 好发于儿童
C. 容易复发
D. 小儿乳头状瘤有自限趋势

（张明　杜文康）

第二十三章
有多种合并症的老年患者拟行腹部手术的麻醉前评估和麻醉前准备

一、临床病例

【病例1】男性，67岁，170cm，81kg。病史：主诉：右侧腹股沟区发现可复性包块2月。现病史：患者入院前2月无明显诱因出现右侧腹股沟区坠胀感并见肿物突出，平卧减轻或消失，偶有坠痛。无发热、绞窄样疼痛、呕吐、肛门停止排气排便等。经查体、超声等相关检查、鉴别诊断后，诊断为“右侧腹股沟斜疝”，拟行“腹腔镜下疝无张力修补术”。既往史：本次入院前5年诊断“冠心病”并行支架植入术，术后曾复查冠脉造影及CT，并遵医嘱持续口服“阿司匹林、氯吡格雷、琥珀酸美托洛尔、瑞舒伐他汀”，同时诊断“原发性高血压病”，服药如上述。30余年前诊断“甲亢”并行“双侧甲状腺部分切除术”，术后出现“甲减”，持续服用“优甲乐”并间断监测甲功。入院前2年因“反复眩晕”入我院诊治，诊断“多发腔隙性脑梗死”。吸烟40余年，20支/d。

辅助检查资料：

腹部相关检查：①腹部平片示未见肠梗阻征象。②超声示右侧腹股沟区腹压增加时探及不均质回声团，与腹腔相通联，减低腹压后可完全回纳入腹腔。

心血管相关检查：①冠脉支架植入术后3年复查的冠脉CT提示左冠状动脉主干（LM）混合斑块，管腔轻度狭窄，左前降支（LAD）全程多发混合斑块及软斑块，管腔轻度狭窄，中段一支架影，支架形态正常，管腔通畅，左旋支（LCX）全程多发混合斑块及软斑块，管腔轻度狭窄；右冠状动脉（RCA）粗大，全程多发混合斑块及软斑块，管腔轻度狭窄。②心脏彩色多普勒超声提示左房径增大，左室舒张功能减退，轻度二尖瓣、三尖瓣反流、主动脉瓣钙化并轻度反流。EF65%，左室壁厚度分别为室间隔（IVST）9.6mm，左室后壁（LVPWT）10.7mm，估测肺动脉收缩压（PASP）30mmHg。③心电图提示窦性心律，正常心电图。④动态心电图示偶发室上性、室性早搏，有时成对，偶有阵发性室上性心动过速，下壁导联T波低平。

甲状腺相关检查：入院前2个月门诊随访甲状腺超声提示甲状腺部分切除术后，峡部未显示，残余甲状腺体积大，左侧叶约5.8cm×2.5cm×2.3cm，右侧叶约7.2cm×3.3cm×2.8cm，甲状腺实质回声弥漫性不均匀，呈结节状。甲状腺核素扫描提示双叶残余甲状腺肿大，摄锝功能增强，右叶为甚，需结合临床及其他检查。

呼吸系统相关检查：胸部CT提示双肺间质改变。肺功能提示FEV_1(实测/预计）2.3/3.0　78%，FVC(实测/预计）2.7/3.9　71%，MVV未测，舒张试验阴性。

血管超声：颈部血管超声示双侧颈总动脉、颈内动脉颅外段、颈外动脉及椎动脉显示段动脉粥样硬化伴左侧颈总动脉主干及膨大处斑块形成声像。下肢血管超声示：下肢动脉系统显示段内膜毛糙，静脉系统未见明显血栓声像。

实验室检验资料：

表23-1　心肌损伤标记物参考范围及实测值

项目	参考范围	实测值(术前1天)	实测值(术后)
肌酸激酶同工酶(CK-MB)	＜4.870 ng/mL	2.34	1.790
肌红蛋白(MYO)	28 ~ 72 ng/mL	49.35	50.04
肌钙蛋白T (hs-NT)	＜0.014 ng/nL	0.008	0.007
N端脑钠肽前体(NT-proRNP)	0.0 ~ 125. 0 pg/mL	59.8	95.2

表23-2　甲状腺功能检查参考范围及实测值

项目	参考范围	实测值(入院前2月门诊)	实测值(入院前1月门诊)	实测值(入院时)
促甲状腺激素(TSH)	0.35 ~ 4.94 mIU/L	0.02	＜0.01	62.14
三碘甲状原氨酸(T3)	0.89 ~ 2. 44 nmol/L	1.70	1.8	0.54
游离三碘甲状原氨酸(FT3)	2.63 ~ 5.70 pmol/L	5.52	4.86	＜1. 54
甲状腺素(T4)	62.68 ~ 150.84 rmol/L	129. 79	96. 69	＜12. 87
血清游离甲状腺素(FT4)	9 ~ 19.05 pmo1/L	19.95	16. 23	＜5.15
甲状腺球蛋白(TC)	3.5 ~ 77.0 ng/nL	＞500. 00	24. 06	24.79
甲状腺球蛋白抗体(aTC)	＜4.11 IU/mL	35.22	126.63	109.87
甲状腺过氧化物酶抗体(aTP0)	＜5.61 IU/m	＞1000. 00	＞1000. 00	＞1000. 00
促甲状腺激素受体抗体(aTSHR)	＜1.75 IU/mL	0.73	1.21	\

血常规、血生化、凝血功能 未见明显异常。

术前诊断：

①右侧腹股沟斜疝

②冠心病多支病变，冠脉支架植入术术后，NYHA Ⅱ级

③原发性高血压病待分级，很高危组

④甲状腺功能亢进行甲状腺部分切除术后，亚临床甲状腺功能减退

拟行手术：腹腔镜下右侧腹股沟斜疝无张力修补术

麻醉及手术过程：

麻醉诱导和维持：患者入室心率55次/min，血压110/78mmHg，SpO_2 92%，满足足够吸氧去氮的同时局麻下行桡动脉穿刺置管监测有创动脉压力并备采血通道，观察生命体征仍稳定后开始麻醉诱导，诱导用药为舒芬太尼、瑞芬太尼、丙泊酚、罗库溴铵。气管插管静吸复合维持麻醉。术后续以静脉通路行病人自控镇痛。

手术过程：手术平顺，历时1.5h，失血20mL，自患者禁饮禁食至离开手术室约11h，输液1500 mL，间断予去氧肾上腺素20μg/次，两次。手术开始及结束时两次。血气分析结果如下（表23-3）

表23-3　手术开始及结束时血气分析结果

项目	手术开始	手术结束
pH	7.293	7.304
PaO_2 (mmHg)	258.9	276.7
$PaCO_2$ (mHg)	50.8	50.3
BE(mmol/L)	−2.8	−2.2
Lac (mmol/L)	0.8	0.8
Glu(mmo1/L)	4.7	5.0
Hb (g/dL)	11.2	11.4
FiO_2 (%)	70	70

问题：

1. 如何确定手术的时机？
2. 术前如何评估和处理合并的心血管疾病？
3. 术前如何评估和处理合并的甲状腺基础疾病？

二、病例讨论

1. 如何确定手术的时机？

围术期评估都应从现病的手术时机入手，明确患者处于急诊、限期还是择期手术范畴。本病例诊断腹股沟斜疝，没有疝嵌顿的临床表现，属于择期手术→限期手术

的范畴。反之，在嵌顿疝、肠绞窄等急诊手术时，积极医患沟通交代围术期风险的同时，应迅速实施麻醉和手术以解决危及生命的主要矛盾，并尽量优化监测和救治策略。本病例非此范畴，鉴于其基础疾病多，总体思路是：首先，应慎重筛选是否存在麻醉和手术的禁忌证；其次，对于功能代偿受损的器官系统，应提出解决方案且尽量术前改善；再次，应与外科医生沟通，包括手术与麻醉方式的契合、用药的调整；最后，贯穿始终的是医患沟通，详细了解病史、兼顾点面交代围术期并发症风险、医嘱围术期治疗调整、取得患者及其家属的理解配合。

我们看到患者的既往史和检查资料提示冠心病及甲状腺病史是两大关注点，下面我们分列叙述，理清思路。

2. 术前如何评估和处理合并的心血管疾病？

（1）打牢基础理论。对于麻醉规范化住院医师培训学员（之后简称为“住培医师”）来说，第一步奠定好内科学基础、厘清重要概念，如动脉粥样硬化性疾病的危险因素、靶器官损害表现（心、脑、肾、大血管）；冠心病分型、心绞痛、心梗的症状体征、特异性检查指标、诊断标准、鉴别诊断；冠状动脉的主要分支、供血区域、心电导联与室壁投影的对应关系；短暂性脑缺血发作（TIA）、脑卒中及其分类；心脏瓣膜疾病中各瓣膜病变类型对应的血流动力学改变特点；心功能分级等。麻醉医生有扎实的基础知识是解析和调控围术期病理生理机制的前提，也是能够更新理论和运用指南等临床工具的前提。另外，麻醉、外科、内科医生的认知对称有利于多学科协作。本病例存在的动脉粥样硬化性疾病的危险因素包括年龄、血压、吸烟、肥胖（潜在的血脂和血糖代谢异常），即使在冠心病治疗期间，危险因素的存在仍然会延续靶器官的损害，治疗只是延缓了疾病的进程。

（2）认识围术期安全环（表23-4）。围术期心血管事件的风险高低要考虑到三个方面的因素及其相互作用，即：①手术时机；②手术规模和创伤程度；③患者本身的心血管疾病或者心血管疾病的危险因素。如前述，急诊手术往往由于缺乏评估资料和治疗调整，并发症的风险明显增加。对于择期和限期手术病人则有一定的时间来评估和调整患者因素、手术因素，优化围术期方案。

（3）评估流程和内容。2017年中华医学会麻醉学分会发布了《冠心病患者非心脏手术麻醉及围术期管理的专家共识》，它借鉴了2014年美国和欧洲的接受非心手术患者围术期心血管评估处理指南。我们联系本病例，介绍相关的评估和处理思路。

①通过表23-4可以评估手术本身的规模和创伤所带来的心血管不良事件的风险，患者如果接受开放腹股沟疝修补术则仅归类为低危手术，如果接受腹腔镜手术，由于气腹带来的呼吸循环影响以及腹腔脏器的应激，则应上升为中危手术。

表23-4　手术风险分级表

分级	手术类型
高风险(IACE＞5%)	主动脉及主要大血管手术 外周血管手术、血运重建或血栓清除术 食管切除、肺切除、肺或肝移植术

续表23–4

分级	手术类型
	颈动脉内膜剥脱术
	头颈外科手术
中度风险(MLACE 1 ~ 5)	非大型胸腔手术、腹部手术
	矫形外科手术
	前列腺手术
	浅表部位手术
	眼科、牙科手术
低风险(ILACE＜1%)	乳腺手术
	内镜手术
	门诊手术

说明: 1. 主要心血管不良事件(major dnre cuduomouar crant, MaC), 主要包括三个终点事件:心血管死亡、心肌梗死、卒中

2. 门诊手术指在手术当天入院并在同一天返回家中的手术

②患者是否存在择期或限期手术的心血管禁忌证，主要是从两大方面进行考量：一方面是心功能储备，一方面是否存在活动性心脏病。

通过图23–1患者体能状态评估（METs评分体系）来了解心功能代偿情况，代偿良好的患者手术创伤的耐受性明显提高。经询问本例患者的体力活动情况，估计其体能状态评分可以达到7METs，所以不存在心功能失代偿情况，心功能储备允许接受手术治疗。目前，国际上广泛认可的是，体能状态＜4METs，则心血管危险大幅度增加。对于存在心功能失代偿的患者，判断心衰的来源，给予适当治疗可以提升其储备，为手术创造条件，这基于麻醉、外科、内科的协作。

代谢当量	体力活动
1 MET	能否照顾自己？
	能否吃饭、穿衣或使用卫生间？
	能否室内散步？
	能否在平路上以 3.2~4.8km/h 的速度行走 1~2 街区？
	能否在家里干轻活，如吸尘、洗碗？
4 METs	能否上一段楼梯或爬小山坡？
	能否以 6.4km/h 的速度在平地行走？
	能否短距离跑步？
	能否在家里干重活，如擦地板、提重物或搬重家具？
	能否适当进行娱乐活动，如高尔夫、保龄球、跳舞、网球双打、棒球或足球？
>10 METs	能否参与剧烈运动，如游泳、网球单打或滑雪？

说明：MET 指代谢当量，一个 MET 代表静息时的氧耗

图23–1　体能状态评估（METs评分体系）

表2　体能状态和心功能储备评估

体能状态	心功能储备
＞10METs	优
4～10METs	良好
＜4METs	差

根据专家共识、指南和既往评估经验，存在不稳定心脏病是择期或限期手术的禁忌，可以总结为以下几条：不稳定心绞痛、严重的心律失常、有明显症状的心瓣膜疾病、近期心肌梗死（30天以内）。其中，最为麻醉医生忽略和混淆的是不稳定心绞痛，所谓不稳定心绞痛有明确定义：①原有的稳定型心绞痛，在1月内疼痛发作的频率增加、程度加重、时限延长、诱发因素变化，硝酸酯类药物缓解作用减弱；②1个月之内新发生的心绞痛，并可因较轻负荷所诱发；③静息状态下或轻负荷即可诱发，发作时表现出ST段抬高的变异型心绞痛。术前访视该患者否认不稳定心绞痛的发作。再依据其心脏彩色多普勒超声和心电图、动态心电图检查结果、临床症状，排除严重心律失常、瓣膜疾病等禁忌。

（4）排除禁忌的基础上，同时考虑患者存在的冠心病的危险因素和冠心病治疗（包括药物、支架植入）对围术期的影响来调整治疗。以本患者为例，专家共识和指南给出的建议包括：①既往经皮冠状动脉介入手术（PCI）后，行非心脏择期手术的时机分别是裸支架植入术后4周，一代药物洗脱支架植入12个月后，二代药物洗脱支架植入至少6个月以后，并且在PCI术后保持双抗血小板（阿司匹林+P2Y12受体阻断剂，如氯吡格雷）的治疗。该患冠脉支架植入术后＞1年，可以接受疝修补术，而要考虑抗血小板治疗的调整，总的原则是权衡手术出血风险和支架内再栓塞、血栓的风险。问诊得知患者PCI术后在心内专科的随诊考虑其存在冠心病的高危因素，故嘱其持续服用阿司匹林和氯吡格雷。另外，患者有多发腔梗病史，综合考虑氯吡格雷所致的术中出血增加与围术期出血并发症的关系多有报道、术者的技术熟练程度和指南建议，故调整患者抗血小板治疗为术前停用氯吡格雷至少5天，维持阿司匹林口服，并且和术者达成共识。②β受体阻滞剂，术前已经服用β受体阻滞剂的缺血性心脏病患者应继续服用常规剂量，包括手术日晨和整个围术期，以尽量减少心动过速或局部缺血。但不建议预防性使用β受体阻滞剂，除非心内专家会诊后认为有非常明显的指征。当然更不建议已经服用的在术前临时停用，受体的反跳会加重缺血可能。③他汀被证明对预防急性心血管事件有效且临时加用亦无明显不良反应，该患者应维持他汀口服。

心肌损伤标记物并非该患者术前评估的必要资料，但鉴于患者的心血管危险因素存在，观察肌钙蛋白T、N端脑钠肽前体的变化趋势，有助于发现围术期心肌损害（perioperative myocardial impair, PMI）的存在，它们也是心血管事件的独立危险因素。

该患者在心功能良好的情况下，没有活动性心脏病的表现，接受中低危择期→限期手术，且经过心血管药物治疗调整，心血管系统不存在麻醉和手术的禁忌。围术期急性心肌梗死的病理基础为两型：Ⅰ型是由斑块破裂、血栓形成所致，Ⅱ型是由心肌氧供氧耗失衡所导致。术中管理原则主要遵循提高心肌氧供、降低心肌氧耗以预防心肌缺血的发生。鉴于该患者术中平稳，且本次讨论目的主要在于术前评估，在此不做赘述。

3. 术前如何评估和处理合并的甲状腺基础疾病？

患者的另一个主要合并症是甲状腺病史，既往30余年前诊断“甲亢”而行“甲状腺部分切除”，术后随访过程中渐发现“亚临床甲减”（即甲功见TSH升高，而缺乏甲减的临床表现），遵医嘱服用左甲状腺素片，并坚持不定期监测甲功。入院前2月发现甲功异常，内分泌门诊给予甲状腺超声及甲状腺核素扫描检查，综合结果诊断为甲亢复发，遂加用甲巯咪唑抗甲状腺治疗，治疗1月复查甲功有改善。患者因“腹股沟斜疝”入院再次复查甲功，呈现为显著甲减，内分泌会诊后停用甲巯咪唑并调整左甲状腺素口服剂量。

考虑到患者近期甲功的显著波动及其治疗调整时间短暂、甲功与心血管关系密切、手术应激造成甲功剧烈变化的高风险，进行详细的医患和医医沟通后延期手术。一方面继续调整和监测甲功，另一方面，交代患者及其家属在延期过程中观察腹股沟斜疝变化，如出现疝嵌顿相关表现应立即返院。患者出院后半月和1月时分别复查甲功如表23-5（框a、b）所示，甲功改善再次返院行“腹腔镜腹股沟斜疝修补术”，手术顺利。

表23-5 甲功检查参考范围及实测值

项目	参考范围	实测值（入院前2月门诊）	实测值（入院前1月门诊）	实测值（第一次入院时）	框a（出院后半月）	框b（出院后1月）
促甲状腺激素（TSH）	0.35～4.94mIU/L	0.02	<0.01	62.14	53.20	19.29
三磷甲状原氨酸（T3）	0.89～2.44nmol/L	1.70	7.8	0.54	1.28	1.6
游离三碘甲状原氨酸（FT3）	2.63～5.70pmol/L	5.52	4.86	<1.54	2.97	3.83
甲状腺素（T4）	62.68～150.84nmol/L	19.95	16.23	<12.87	40.16	74.9
血清游离甲状腺素（FT4）	9～19.05pmol/L	16.23	<5.15	5.89	11.75	
甲状腺球蛋白（TG）	3.5～77.0ng/mL	>500.00	24.06	24.79	14.96	8.42
甲状腺过氧化物酶抗体（aTPO）	<5.61IU/mL	>1000.00	>1000.00	>1000.00	>1000.00	>1000.00
促甲状腺激素受体抗体（aTSHR）	<1.75IU/mL	0.73	1.21		3.03	

有关甲状腺功能指标的解读请住培医生自行复习。

我们本病例的讨论重点在以下几点：

（1）甲状腺肿大对气道的影响：患者否认呼吸困难、饮水呛咳、声嘶等症状；查体甲状腺肿大不及Ⅰ度；正常甲状腺侧叶的超声径线为长3～5cm，宽2～3cm，厚1～2cm，患者的超声检查右叶肿大较为明显；颈部平片未见明显气管受压，故甲状腺所致插管困难不明显。但鉴于患者体型偏胖，第一次入院时我们即叮嘱其进行呼吸功能锻炼，包括间断深呼吸、咳嗽咳痰等以增加呼吸功能储备。

（2）甲减对围术期的影响：查阅资料，我们没有找到明确的需要停止手术的TSH水平，但均认为严重的甲减需要推迟择期手术。患者否认甲减相关症状，再次入院时甲功已明显改善，处于亚临床甲减状态。和内分泌医生的共同意见是手术应激仍有诱发甲亢发作的可能，而高水平的甲状腺激素会诱发冠心病缺血发作，故当前状态不存在手术的绝对禁忌，权衡利弊可施行手术。但仍应该了解甲减带来的风险：①由于舌体增大、水肿存在潜在困难气道的问题；②可能合并存在皮质激素水平不足，而皮质激素水平低下会造成血管压力感受反应不好、加重容量不足等；③代谢能力下降，包括麻醉药物代谢减慢，导致麻醉过深、苏醒延迟等。

（3）甲亢危象：手术应激是诱发甲亢危象的围术期常见原因。单纯的抗甲状腺药物治疗，甲亢治愈率约40%，复发率高达50%～60%。该患者在近期有甲亢复发基础，故麻醉医生仍不能忽视可能出现的甲亢危象。这是一类以高代谢为特征的症候群，多于术后6～18h出现，表现为腹泻、呕吐、高热、心动过速、心衰、休克、谵妄等，术中出现的不明原因的快速性心律失常和发热也需注意，尚需要与恶性高热、抗精神病药恶性综合征相鉴别。治疗原则为一方面去除诱发因素，尽量减少手术创伤、出血等，而麻醉主要注意深度适宜、内环境稳定、术后镇痛良好；另一方面抑制甲状腺激素合成、释放、转化；还有支持治疗，如补充糖皮质激素、稳定体温、防治心律失常、心衰、保护脏器功能等。对于该患者，诱导前已给予氢化可的松泵注，气管插管同时留置胃管以备抗甲状腺药物的注药，体温监测和保温、有创血压监测、血气监测和准备抢救药于手边，手术结束前已桥接静脉镇痛泵。

（4）潜在的自身免疫性疾病。甲亢可能是患者潜在的自身免疫性疾病的一个器官表现，麻醉医生应当认识到自免疾病是系统性疾病，可以累及多个器官。

（5）甲状腺功能与冠心病的相互影响：该患者的甲亢和甲减均是在复诊监测中发现的，均无相关的临床表现，并没有诱发不稳定心脏病的发作和心功能失代偿的表现，从客观辅助检查来看，也不存在手术的心血管禁忌证。所以重要的是慎重的术前评估、围术期加强监测和预防。

三、病例总结

（1）随着人口老龄化和医疗卫生事业的发展，有多种合并症的老年患者接受手术的情况越来越多见。

（2）具备围术期医学理念、团队协作精神、良好的沟通能力是对手术团队医生的要求。

（3）麻醉住培医师应当努力奠定扎实的基础理论技能，培养综合思维的能力，更新知识和利用好指南等临床工具，才能保证执业规范。

（4）“只有小手术，没有小麻醉”是外科领域共识，只有针对患者的实际情况做个体化的病情评估和麻醉方案才能保证围术期安全。

四、病例考核

1. 你认为ASA分级当中没有涵盖的围术期风险因素是以下哪个？（单选题）：E

A. 患者术前全身性疾病的总体把握
B. 患者术前器官功能的总体把握
C. 对围术期不良事件的总体预计
D. 明确要求“急诊”或“非急诊”的判断
E. 对不同手术的复杂程度与创伤程度的总体把握

2. 围术期急性心梗的病理基础为两型，分别是：（多选题）AB

A. I型是由斑块破裂、血栓形成所致
B. II型是由心肌氧供氧耗失衡所导致
C. I型是由心肌氧供氧耗失衡所导致
D. II型是由斑块破裂、血栓形成所致
E. 围术期支架内再栓塞

3. 诊断亚临床甲减的敏感特异的检验指标是以下哪项？（单选题）B

A. T4　　B. TSH　　C. T3　　D. TG　　E. aTG、aTPO

五、参考文献

[1] Lee A. Fleisher, Kirsten E. Fleischmann, Andrew D. Auerbach, et al. Wijeysundera. 2014 ACC/AHA Guideline on Perioperative Cardiovascular Evaluation and Management of Patients Undergoing Noncardiac Surgery[J]. Journal of the American College of Cardiology, 2014, 64(22).

[2] Steen Dalby Kristensen, Juhani Knuuti, Antti Saraste, et al. 2014 ESC/ESA Guidelines on Non-cardiac Surgery: Cardiovascular Assessment and Management[J]. Revista Española de Cardiología (English Edition), 2014, 67(12).

[3] 邓小明, 姚尚龙, 于布为, 主编. 现代麻醉学. 第4版. 北京:人民卫生出版社, 2014.

[4] 王俊科, 马虹, 张铁铮, 主译. 麻省总医院临床麻醉手册. 第9版. 北京: 科学出版社, 2018.

（林岚）

第二十四章
恶性高热病例

一、临床病例

【病例】男，29岁，93kg，择期行双侧甲状腺肿块切除术。既往否认高血压、糖尿病、冠心病，否认家族遗传史，否认手术外伤史，否认食物过敏史，亦无肌肉或神经疾病家族史，患者此前从未接受过全身麻醉，实验室和影像学检查未见明显特殊。患者入室生命体征：血压134/70mmHg，心率88次/min，$SpO_2$95%，腋下温度37℃。常规麻醉诱导，静脉注射咪达唑仑3mg、依托咪酯20mg、芬太尼0.3mg、维库溴铵8mg，行气管插管。手术开始时$P_{ET}CO_2$ 30mmHg、SpO_2 98%～100%，术中予以静吸复合麻醉：静脉泵入丙泊酚、瑞芬太尼+异氟烷持续吸入（1%～1.5%）维持手术。手术进行80min后患者心率由65次/min快速上升至120次/min，$P_{ET}CO_2$迅速升高，急查血气分析：pH值7.01，PaO_2 78mmHg，$PaCO_2$ 72mmHg，同时伴有全身肌肉僵直，虽增加了一倍的分钟通气量，但$EtCO_2$仍进行性上升至120mmHg；体温快速升至42.0℃。继而出现血压持续降低，SpO_2从100%降至80%。

问题：

1. 此患者可能发生了什么并发症？恶性高热的定义及发病率是什么？
2. 什么是恶性高热易感者？
3. 恶性高热的病因及诱发因素是什么？
4. 恶性高热的病理生理改变是什么？
5. 恶性高热的临床特点是什么？
6. 如何诊断和鉴别诊断恶性高热？
7. 如何预防和救治恶性高热？
8. 如何早期识别恶性高热？

二、病例讨论

1. 估计此患者可能发生了什么并发症？恶性高热的定义及发病率是什么？

此患者可能发生了一种严重的麻醉并发症：恶性高热。

定义：恶性高热（Malignant Hyperthermia，MH）是以中心体温升高、呼吸急促、高碳酸血症、肌肉僵直、酸中毒和高钾血症等为特征的高代谢临床综合征，是一种威胁生命的家族性骨骼肌代谢亢进疾病，可继发于接触特殊麻醉药。

Denborough和Lovell在1960年首先报道了恶性高热。

发病率：据各国文献报道，恶性高热的发生呈世界性分布，无种族特异性，多发于儿童和青少年。儿童接触麻醉药后发病率为1∶15000，成人接触麻醉药后发病率为1∶100000～1∶50000。所有已报道的恶性高热病例中小于15岁的儿童占50%以上。

2. 什么是恶性高热易感者？

具有恶性高热家族史，尤其是一级亲缘关系亲属患病的家族史，是本病易感的一个强烈提示信号。脊柱后突等一些非特异性症状被认为与恶性高热有关，尽管此观点尚缺乏有力的科学证据。但是，已知少数几种肌病和恶性高热易感性有关，包括中央轴空病、King-Denborough综合征和多小核疾病。然而，多数对恶性高热易感的患者并没有明显的骨骼肌疾病或阳性家族史。

3. 恶性高热的病因及诱发因素是什么？

恶性高热是一种具有混合外显特征的常染色体显性遗传病，但也有呈常染色体隐性遗传形式者，然而不是所有的有此基因异常的患者在第一次接受触发药物均会发病，有些易感者在反复接触触发剂后才发生症状。在易感家族中，其编码肌浆网上钙离子通道[ryanodine受体（RYR）]的基因发生多位点突变导致ryanodine受体发生缺失或缺陷。RYR可分3种类型：RYR_1、RYR_2、RYR_3，其中与恶性高热有关的是RYR_1。主要分布于骨骼肌细胞的肌质网终末池、外周血中的B淋巴细胞和T淋巴细胞。约50%恶性高热是由RYR_1基因突变所致，其他部位的基因异常主要起调节作用。

有部分研究证明还显示，细胞膜上的钠离子通道结构的改变与脂肪酸都可能参与了恶性高热的发生。脂肪酸通过作用于骨骼肌细胞膜上的钠离子通道，使得膜两侧的电生理发生改变，间接导致骨骼肌细胞钙离子通道的改变，从而参与恶性高热的发生。另外，脂肪酸还可明显降低高体温下氟烷诱导钙离子释放的阈值。

可能诱发恶性高热的麻醉药物包括：除了氧化亚氮以外的所有强效吸入性麻醉药物及去极化肌松药氯化琥珀胆碱均是恶性高热的诱发因素。酰胺类局麻药曾被列入，但现在已经不认为其可诱发恶性高热。丙泊酚和氯胺酮也可安全使用，非去极化肌松药能阻滞氯化琥珀胆碱激发恶性高热的效应，亦可减弱挥发性麻醉药的激发作用，而且其神经肌肉阻滞的拮抗不会激发恶性高热的发作。另外，机体处于应激状态时，如运动、热应激、缺氧、恐惧和兴奋时亦可能激发恶性高热。

4. 恶性高热的病理生理改变是什么？

恶性高热临床综合征是由于骨骼肌内异常失控的细胞内钙水平增高引起。正常情况下，肌浆网（sarcoplasmic reticulum,SR）内钙释放起源于肌膜的去极化，后者从T管传到二氢吡啶受体，进一步活化RYR的钙通道，引起钙释放。在钙离子扩散到细肌丝后，钙离子结合到肌钙蛋白的钙调节点引起正常的兴奋收缩耦联。当发生恶性高热时，钙离子从肌浆网高频释放，导致肌细胞持续的高代谢状态，随后细胞完整性破坏。这种高代谢状态使乳酸生成增加，腺苷三磷酸（adenosine triphosphate,ATP）消耗增高，增加二氧化碳的释放，增加氧耗，同时肌肉持续收缩并继发产热增加。在临床病程的后期，ATP生成停止，导致细胞内膜的泵衰竭。随后细胞内电解质外渗，这其中包括钾离子和钙离子，酶类如肌酸磷酸激酶，大量的代谢性酸性物质以及肌红蛋白。晚期会发生致命性心律失常、终末器官损伤并最终死亡。

5. 恶性高热的临床特点是什么？

恶性高热的临床表现为吸入性麻醉药或琥珀胆碱触发的机体失控过度的高代谢状态。恶性高热常见的临床表现有如下几点：

（1）特异性临床表现

①正常持续通气状态下出现呼气末二氧化碳增高（最灵敏且最具特异性的临床表现）。

②全身僵直（具有极高特异性）。

③咬肌强直（masseter muscle rigidity，MMR）。

④体温升高（往往高热达40℃以上）。

（2）非特异性临床表现

①心动过速（最早也是贯穿始终的临床表现，但没有特异性）。

②呼吸急促。

③心律失常。

④皮肤花斑。

⑤大量出汗。

⑥血压改变。

（3）高钾性心搏骤停

文献报道，一些未被诊断的肌病（特别是Duchenne肌营养不良或Becker肌营养不良）患儿应用恶性高热触发药物后出现了高钾性心搏骤停。这种反应不是由类似于恶性高热特有的病例生理变化所导致，而是由于肌膜破坏引起高钾血症。其处理类似于高钾血症，包括应用葡萄糖和胰岛素、氯化钙或葡萄糖酸钙，过度通气等。

（4）实验室检查

①动脉血气分析：低氧血症，高碳酸血症（$PaCO_2$可超过100mmHg），混合型酸中毒（动脉血pH值可低于7.0）。

②电解质紊乱：早期呈高钾、高钠、高钙、高磷血症；随后血钾、血钙呈下降趋势，甚至低于正常水平。

③肌酸激酶（CK）异常升高（＞2000 U/L）：发病后12～24h内达峰值，主要以

CK-MB同工酶升高为主。

④血小板减少：可出现弥散性血管内凝血（DIC）。

⑤血肌红蛋白升高：尿液中也可检出肌红蛋白。

⑥肌肉收缩试验：对疑似病例进行骨骼肌活检，进行肌挛缩检测。

⑦其他检查：目前有应用31p磁共振分光镜以监测肌肉代谢的异常。

6. 如何诊断和鉴别诊断恶性高热?

（1）诊断金标准：氟烷和咖啡因骨骼肌收缩试验（caffeine halothane contracture test，CHCT)，该试验一般在8岁以上、体重超过20kg的患者中实施。具体操作程序：取患者肌肉活检标本（股四头肌最佳）暴露于一定浓度的氟烷和咖啡因测定肌肉张力。

（2）临床诊断：根据2017版《中国防治恶性高热专家共识》可通过临床表现和血生化检查进行恶性高热的诊断评估，评估指标、相应评分见表24-1。

表24-1　恶性高热的临床评分标准

项目	指标	标准	得分
Ⅰ强直	全身肌强直(全身麻醉后)	15	15
	咬肌痉挛(琥珀胆碱后)	15	
Ⅱ肌细胞破坏	CK＞20000球珀胆减诱导后	15	
	CK＞10000吸入麻碑药	15	
	围术期咖啡色尿	10	10
	尿肌红蛋白＞60μg/L	5	
	血清肌红蛋白＞170μg/L	5	
	血/血浆/血清K^+＞6mmol/L (除外肾源性)	3	
Ⅲ酸中毒	PCO_2＞55mmHg (控制呼吸下)	15	15
	$PaCO_2$＞60mmHg (控制呼吸下)	15	
	$P_{ET}CO_2$＞55mmHg (自主呼吸)	15	
	$PaCO_2$＞60mmHg(自主呼吸)	15	
	高碳酸血定	15	
	呼吸急促	10	
Ⅳ体温升高	体温快速升高	15	15
	围术期体温增高＞38.8℃	10	
Ⅴ心律失常	窦性心动过速(＞100次/min)	3	3
	室性心动过速或空颤	3	
Ⅵ其他指标	动脉BE＜-8mmol/L	10	
	pH值＜7.25	10	10
	丹曲林后代谢或呼吸酸中毒迅速好转	5	
	阳性MH家族史	10	
	静息血清CK开高(阳性MH东族史)	10	
	以上由项只记一个最高分		

根据恶性高热临床评分结果判断：0分，极不可能；3～9分，不可能；10～19分，接近于可能；20～34分，较大的可能性；35～49分，很可能；＞50分，几乎肯定。该例患者评分＞50分，则恶性高热的临床诊断成立。

（3）恶性高热的鉴别诊断

①抗精神病药恶性综合征（NMS）：

NMS是一种与使用抗精神病药相关的危及生命的代谢紊乱。与NMS相关的代表药包括氟哌啶醇和氟哌利多，但使用任何抗精神病药的患者均有风险。NMS在发病后有肌肉强直收缩，其临床表现也与恶性高热非常相似，但两种疾病发病原因与机制完全不同。NMS有四大临床主征：肌强直、高热、植物神经功能紊乱及精神异常。表现为肌肉强直和横纹肌溶解症，中枢神经系统出现锥体外系征、意识改变和癫痫发作等。全身的症状包括体温过高（＞38℃）、血压不稳、心动过速、呼吸急促和多汗。

②中央核肌病（CCD）

CCD为散发性，患者出生后即起病，多表现为“软婴儿”，此后运动发育迟缓，可伴有脊柱侧弯、先天性髋关节脱位、四肢关节挛缩等。肌张力低下，腱反射正常或减弱、消失，智力正常。重症患儿不能站立，坐立不稳，多数病例进展缓慢，重者常因呼吸困难和肺部感染而死亡。血清肌酸磷酸激酶多正常或轻微升高，肌电图正常或呈肌源性损害。

③横纹肌溶解症

围手术期引起横纹肌损害和溶解的因素很多。恶性高热与非麻醉用药所引起的横纹肌损害区别在于：恶性高热易感者的骨骼肌细胞膜存在先天缺陷，平常虽无正常表现，但在诱发药物的作用下可出现骨骼肌强直收缩，从而出现横纹肌溶解的表现；而其他非麻醉用药诱发横纹肌溶解的可能机制多为药物对骨骼肌细胞膜的直接损害（如降脂药）或递质异常（如抗精神病药恶性综合征）等，骨骼肌本身并不存在先天异常。

④其他

甲状腺危象：未经治疗的甲状腺亢进患者可能会发生甲状腺危象，由手术或创伤所诱发，甲状腺危象与热性高热重叠的症状，包括心动过速，心律失常，高热。甲状腺危象患者还可能会发生低血压和心血管衰退，但甲状腺危象患者不会存在肌肉体征：全身强直，咬肌痉挛，横纹肌溶解和高血钾。

腹腔镜手术期间CO_2吸收增加：在腹腔镜手术期间，增加每分钟呼吸通气量无法纠正的高碳酸血症，可能是由二氧化碳持续吸收引起，如果患者存在皮下气肿或已知二氧化碳被充入了患者组织中，就会出现类似恶性高热的临床症状。在腹腔镜手术期间，临床医生常常会发现患者发生了心动过速和高血压，但并不会存在肌肉体征（全身肌肉强直，咬肌痉挛，横纹肌溶解和高钾血症）和代谢性酸中毒。

7. 如何预防和救治恶性高热?

（1）术前

①麻醉前访视需询问相关病史：包括有无特殊麻醉史，恶性高热相关家族史，恶性高热相关肌病史等。其中需注意的是，有CCD及其他肌病史的患者麻醉前需在神经科完善相关检查后，明确诊断及治疗方案，并且因为其发生恶性高热的风险较高，该

类患者也应当作为恶性高热综合征患者对待。

②对于必须接受全麻的恶性高热综合征，应严格避免使用相关触发药物，选用其他静脉麻醉药实施麻醉。

③配备未使用过挥发性麻醉药的“清洁”麻醉机也必不可少，虽然前述吸入麻醉剂引发恶性高热是呈剂量依赖性的，但我们尚不清楚各吸入麻醉剂具体的触发阈值，所以只有“清洁”麻醉机的使用才是安全的。

④应有足够剂量的丹曲林备用，而不提倡预防性使用。

（2）术中

①停止触发药物使用：一旦疑诊恶性高热，应当立即停止琥珀酰胆碱和挥发性吸入麻醉剂的使用，采用其他静脉麻醉药物维持麻醉状态，并尽快结束手术操作。对吸入麻醉剂诱发的恶性高热，在呼吸回路中接入活性炭吸附装置，可以在2min内将吸入麻醉剂基本清除干净。

②丹曲林：是特异性RYR_1受体拮抗剂，是目前公认的治疗恶性高热发作的特效药，它能够关闭RYR_1 受体的异常开放，迅速减少肌质网释放Ca^{2+}，从而终止恶性高热发作。由于丹曲林的高脂溶性及低亲水性特性，现多以20mg丹曲林冻干粉加入3g 甘露醇以增加其水溶性。首次推荐剂量为2mg/kg，则正常体重成人首次大多需要8 ~ 10 瓶(20mg/瓶)，每瓶用 60mL 蒸馏水稀释后静脉注射。丹曲林每5 min可重复使用，直至临床症状缓解，总量最高可达20mg/kg。

③对症处理：主要包括快速降温、维持循环系统功能和内环境稳定。应当持续监测血气分析、电解质、肌红蛋白、心肌酶谱的动态变化，以评估病情进展和转归。在获得丹曲林困难的情况下，以物理降温为基础的综合对症支持措施极为重要，除常规体表降温外，还应当立即实施胃管、肛管和尿管置入，并同时以4℃生理盐水持续灌洗。在降温幅度方面，欧洲恶性高热小组处理指南推荐的目标是 38.5℃以下，但由于国内获得丹曲林困难，最好能将体温降至36℃以下。此外，早期就应当重视肾脏功能保护，积极补液和利尿，适当碱化尿液，预防肌红蛋白血症并发肾功能损害。

（3）术后

弥散性血管内凝血综合征是恶性高热最主要的并发症，尤其是当患者的体温超过了41℃的情况下，其他并发症包括肾功能衰竭、高钾血症及间隔综合征。由于肌肉广泛的破坏，患者可能出现持续多日物理病诉肌肉疼痛和疼痛性痉挛。在发作控制后应继续给予丹曲林至少36h，每4 ~ 6h一次，每次1mg/kg，并根据临床观察调整。血浆肌酸激酶必须持续监测直至恢复正常水平。其他需持续监测至正常的指标有：动脉血气、电解质及凝血功能。体温应和其他生命体征一样持续监测。治疗后的病例仍有近25%的复发恶性高热。

对于恶性高热易感者（恶性高热S）的术后管理，传统观点认为，在没有使用触发性麻醉剂的情况下，恶性高热S 也仍需在重症监护室中留察4h，现多认为这是没有必要的。

8. 如何早期识别恶性高热？

（1）当患者早期出现以下临床表现（一紧二高）时应高度怀疑恶性高热的发

生：①肌肉（尤其是咬肌）紧；②体温迅速升高，大汗，皮肤红斑；③呼末CO_2迅速明显升高；同时伴有心动过速、钠石灰变色和严重酸中毒。其原因是急性细胞内钙水平失控，导致难以控制的骨骼肌代谢增强，并进展至横纹肌溶解。

（2）琥珀胆碱给药后出现咬肌强直的意义

咬肌强直（MMR）是指在琥珀胆碱给药后出现的患者下颌肌肉的强直。约30%的恶性高热病例中出现咬肌强直是恶性高热发病的前兆。在未出现临床恶性高热症状的病例中，出现咬肌强直的患者术后发生肌红蛋白尿的情况也是很常见的。咬肌强直可发生在各不同年龄段的患者，并且与恶性高热综合征表现的严重程度无关。但是咬肌强直在儿童中的发生较成人更为常见，尤其是在应用吸入麻醉药进行诱导的患儿中。文献报道，在成人中，咬肌强直出现在应用琥珀胆碱后，而在应用氟烷/琥珀胆碱进行麻醉诱导的儿童中，有1%的患儿出现了咬肌强直。一旦出现咬肌强直，择期手术应推迟进行，同时患者应在重症监护室(ICU)严密观察24h，特别要注意肌红蛋白尿。

如果是在一个急诊手术过程中，则应将麻醉药物和用品更换成非恶性高热触发的，并注意观察恶性高热早期征象，同时备好丹曲林及其他恶性高热紧急处理措施。应建议患者及其家族成员进行恶性高热易感性检测。

三、病例总结

（1）恶性高热是以中心体温升高、呼吸急促、高碳酸血症、肌肉僵直、酸中毒和高钾血症等为特征的高代谢临床综合征，是一种威胁生命的家族性骨骼肌代谢亢进疾病，可继发于接触特殊麻醉药。

（2）在恶性高热易感家族中，其编码肌浆网上钙离子通道[ryanodine受体（RYR）]的基因发生多位点突变导致ryanodine受体发生缺失或缺陷。约50%恶性高热是由RYR_1基因突变所致。

（3）恶性高热临床综合征是由骨骼肌内异常失控的细胞内钙水平增高引起。当发生恶性高热时，钙离子从肌浆网高频释放，导致肌细胞持续的高代谢状态，随后细胞完整性破坏。这种高代谢状态使乳酸生成增加，腺苷三磷酸（adenosine triphosphate,ATP）消耗增高，增加二氧化碳的释放，增加氧耗，同时肌肉持续收缩并继发产热增加。

（4）恶性高热的特异性临床表现：

①正常持续通气状态下出现呼气末二氧化碳增高（最灵敏且最具特异性的临床表现）。

②全身僵直（具有极高特异性）。

③咬肌强直（masseter muscle rigidity，MMR）。

④体温升高（往往高热达40℃以上）。

（5）氟烷和咖啡因骨骼肌收缩试验是恶性高热的诊断金标准。

（6）丹曲林是特异性RYR_1受体拮抗剂，是目前公认的治疗恶性高热发作的特效药。它能够关闭RYR_1受体的异常开放，迅速减少肌质网释放Ca^{2+}，从而终止恶性高热发作。

（7）当患者早期出现以下临床表现（一紧二高）时应高度怀疑恶性高热的发生：①肌肉（尤其是咬肌）紧；②体温迅速升高；③呼末CO_2迅速明显升高。

四、病例考核

1. 恶性高热临床综合征是由骨骼肌内异常失控的细胞内哪种离子增高引起？（单选题）D

A. 钠　　B. 钾　　C. 镁　　D. 钙

2. 恶性高热发作的特效药是：（单选题）D

A. 钠石灰　　B. 琥珀酰胆碱　　C. 吸入麻醉药　　D. 丹曲林

3. 恶性高热的特异性临床表现：（多选题）ABCD

A. 正常持续通气状态下出现呼气末CO_2增高

B. 全身僵直（具有极高特异性）

C. 咬肌强直

D. 体温升高（往往高热达40℃以上）

五、参考文献

[1] Gronert GA, Pessah IN, Muldoon S, et al. Malignant hyperthermia. In: Miller RD, ed.Miller′s Anesthesia.6th, ed. New York:Elsevier Science Churchill Livingstong, 2005 : 1169-1190.

[2] Strazis KP, Fox AW. Malignant hyperthermia: a review of published cases. Analg1993；77（2）:297-304.

[3] Rosenberg H, Brandom BW, Sambuughin NK, et al. Malignant hyperthermia and other pharmacogenetics discorders.In:Barash P, Cullen B, Stoelting R, EDS.Clinic anesthesia, 5th, ed. Philadelphia: Lippincott Williams & Wilkins, 2006 : 529-556.

[4] Kleopa K, Rosenberg H, Heiman-Patterson T. Malignant hyperthermia-like episode in Becker muscle dystrophy.Anesthesiology 2000; 93 : 1535-1557.

[5] Bachand M, Vachon N, Boisvert M, et, al. Clinical reassessment of malignant hyperthermia in Abitibi-Temiscamingue. Can J Anaesth 1997;44(7):696-701.

[6] Caroff SN, Mann SC. Neuroleptic malignant syndrome.Med Clin North Am 1993;77(1):185-202.www.nmsis.org.

[7] Gronert GA, Rosenberg H. Malignant of patients in whom trismus occurs following succinylcholine. Anesthesiology 1988;68 : 653-655.

（彭静　王忠慧）